《ཕན་གྲོགས་ཡིད་ཀྱི་དགའ་སྟོན་》དཔེ་ཚོགས་ རྩོམ་སྒྲིག་པར་སྐྲུན་ཨུ་ལྷན།

ཀྲུའུ་རིན། ཧུང་ཐའོ།
ཀྲུའུ་རིན་གཞོན་པ། དབང་ཆེན།
ལས་གཞིའི་གཙོ་སྐྱོང་། མགོན་པོ་དར་རྒྱས།
ཁོངས་མི། ཚངས་པོ། ཡོང་ཧུང་། རྣམ་རྒྱལ་ཚེ་རིང་།
རྩོམ་སྒྲིག་འགན་འཁུར་བ། རྣམ་རྒྱལ་ཚེ་རིང་། ཚེ་རིང་སྐྱིད།
ཉི་མ་སྒྲོལ་མ། འབྲུག་རྒྱལ་མཁར། གཡུ་སྒྲོན།
པར་སྐྲུན་ལས་ཞབས་པ། ཕང་ཞུའེ། ཀྲང་ཞིན། ཧུང་ཐེན་ཀོ།

《ཕན་གྲོགས་ཡིད་ཀྱི་དགའ་སྟོན་》དཔེ་ཚོགས་ཀྱི་ རྩོམ་སྒྲིག་ཚོགས་ཆུང་།

གཙོ་སྒྲིག་པ། རིན་ཆེན་རྒྱལ། ཤེར་དོན།
གཙོ་སྒྲིག་གཞོན་པ། གངས་དགའ།
ཁོངས་མི། སྒྲོལ་དཀར། པདྨ་ནོར་བུ། རིན་ཆེན་སྐྱིད། མི་འགྱུར།
དཀའ་ཐུབ་འཚོ། ནོར་བུ་དོན་འགྲུབ། རྡོ་རྗེ་སྒྲོལ་མ།

འགོ་བརྗོད།

ཆོས་ཀྱི་རྒྱལ་པོ་སངས་རྒྱས་བཅོམ་ལྡན་འདས། །
བདུད་དང་མུ་སྟེགས་རྒོལ་བ་ཟིལ་གནོན་པ། །
ཤཱཀྱ་སེང་གེའི་ཞབས་ཀྱི་པདྨོ་ལ། །
གུས་པས་གཙུག་གིས་རྟག་ཏུ་ཕྱག་འཚལ་ལོ། །

འཇམ་དཔལ་གཞོན་ནུ་རང་བྱུང་ཡེ་ཤེས་སྐུ། །
སྙིང་ལ་དབྱེར་མེད་བཞུགས་པའི་འོད་ཟེར་གྱིས། །
འཁྲུལ་སྣང་མུན་པའི་སྨག་རུམ་མ་ལུས་པ། །
མཉམ་ཉིད་བདེ་ཆེན་དབྱིངས་སུ་དག་པར་མཛོད། །

ཞེས་ཡུལ་དམ་པ་ལ་ཤིས་པ་བརྗོད་པ་སྔོན་དུ་སོང་ནས་ད་ལྟ་འཛམ་གླིང་ཡུལ་གྲུ་ཀུན་ཏུ་ཞིབ་འཇུག་གནང་མུས་མཆིས་པའི་བོད་ཀྱི་གསོ་བ་རིག་པ་སྟེ་གཞན་རྗེས་སུ་འཛིན་པའི་རིག་གཞུང་འདིའི་ཇང་གཞིའི་སྐོར་དང་། དཀའ་གནད་ཀྱི་སྐོར། དོགས་གནད་ཀྱི་སྐོར། གཙོ་གནད་ཀྱི་སྐོར་བཅས་དང་། གསོ་བ་རིག་པ་དང་འབྲེལ་ཆེ་བའི་ནང་དོན་རིག་པ་ཕྱུང་ཁམས་སྐྱེ་མཆེད་རྟེན་འབྲེལ་གྱི་སྐོར་དང་། རྒྱུན་ཤེས་ཀྱི་སྐོར་སོགས་མཁས་པའི་དབང་པོ་རྟ་མགྲིན་རྒྱལ་ལགས་ཀྱིས་ལོ་ངོ་དུ་མའི་སློབ་ཁྲིད་ཀྱི་འབྲས་རྟགས་དང་ཆེད་རྩོམ་མི་

ཐུང་བ་ཞིག་དང་། ཕོ་བོས་ཀྱང་རབ་འབྱམས་མཐར་ཕྱིན་སློབ་མའི་ཞིབ་འཇུག་དཔྱད་འབྲས་ལ་གཞི་བཅོལ་ནས་དྲི་བ་དྲིས་ལན་གྱི་ཚུལ་དུ་བསྡུས་པའི་གསོ་བ་རིག་པ་ལས་བརྩམས་པའི་དྲིས་ལན་དཔག་བསམ་ལྗོན་པ་ཞེས་པ་འདིས་བོད་ཀྱི་གསོ་བ་རིག་པའི་བསྟན་པ་འཛིན་སྐྱོང་སྤེལ་གསུམ་ཐད་ནུས་པ་ཅུང་ཟད་རེ་འདོན་ཐུབ་པའི་སྨོན་འདུན་དང་བཅས་༢༠༡༡ལོའི་ཟླ་༡ཚེས་༡༤ཉིན་མཚོ་སྔོན་སློབ་ཆེན་བོད་ལུགས་གསོ་རིག་སློབ་གླིང་གི་དགེ་མིང་འཛིན་པ་བཀྲ་ཤིས་དོན་གྲུབ་ཀྱིས་གནའ་མཁར་ཟི་ལིང་དུ་སྦྱར་བའོ། །

དགེ་རྒན་ཆེན་མོ་ཧྲ་མཁྲིན་རྒྱལ་གྱི་ལོ་རྒྱུས་མདོར་བསྡུས།

དགེ་རྒན་ཆེན་མོ་ཧྲ་མཁྲིན་རྒྱལ་ནི་༡༩༥༧ལོའི་ཟླ་༦པར་མདོ་སྨད་རེབ་གོང་ཡུལ་གྱི་རྒྱལ་བུ་ཧླངས་ཚང་ལས་འགྱུ་རུ་ཞེས་པའི་ཡུལ་དུ་སྐྱེས། རང་ལོ་བརྒྱད་པའི་སྟེང་སློབ་ཆུང་དུ་ཞུགས་ཏེ་ཡི་གེ་འབྲི་ཀློག་སོགས་བསླབས། དགེ་བའི་བཤེས་གཉེན་དུ་རོང་པོ་དགོན་ཆེན་གྱི་སྨན་རམ་དྲུང་ཡིག་རྒྱ་མཚོ་དང་། ཨ་ཁུ་འོད་ཟེར་ཚང་། དགེ་བཤེས་ཆེན་པོ་དཔྱིག་གཉེན་སོགས་བསྟེན་ནས་བོད་ཀྱི་གསོ་བ་རིག་པའི་གཞུང་ལུགས་ལག་ལེན་དང་བཅས་པར་སྦྱངས་པ་མཐར་ཕྱིན་མཛད་པ་དང་། ཁྱད་པར་དུ་མདོ་སྨད་དུ་མཁས་པའི་གྲགས་པ་རབ་ཏུ་རྒྱས་པའི་ཤིང་བཟའ་སྐལ་བཟང་ཆོས་ཀྱི་རྒྱལ་མཚན་གྱི་དྲུང་ནས་རྒྱུད་ཆུང་གསུམ་དང་མན་ངག་རྒྱུད་ཀྱི་ཉེས་གསུམ་གསོ་བའི་འཆད་ཚུལ་ཐུན་མོང་མ་ཡིན་པ་རྣམས་གསན་བསམ་གནང་བའི་སྐལ་བ་ཐོབ། གཞན་རེབ་གོང་ཡུལ་གྱི་མཁས་བཙུན་གསར་སྙིང་ཕལ་མོ་ཆེའི་ཞབས་ལ་གཏུགས་ནས་བསྡུས་གྲྭ་དང་། ཚད་མ། དབུ་མ། ཕར་ཕྱིན། མངོན་པ། ལམ་རིམ་སོགས་དང་། བཀའ་མདོ་རྒྱུད་གཉིས་ལ་བག་ཆགས་འཇོག་གང་ཐུབ་མཛད། ༡༩༨༩ལོ་ནས་རྨ་ལྷོ་ཁུལ་འཕྲོད་བསྟེན་སློབ་གྲྭའི་གསོ་རིག་སློབ་གསོའི་དགེ་རྒན་གྱི་ཕྱག་ལས་བཞེས་ནས་སློབ་མ་དྲུག་བརྒྱ་ལྷག་སྐྱིད་སྲིང་མཛད། ༡༩༩༠ལོར་བོད་ལྗོངས་གསོ་རིག་སློབ་གླིང་དུ་ཁྲི་རུ་ཚེ་རྣམ་མཆོག་དང་མཁན་ཆེན་ཚུལ་ཁྲིམས་རྒྱལ་མཚན་རྣམ་གཉིས་ཀྱི་དྲུང་དུ་གསོ་བ་རིག་པའི་དཀའ་གནད་དང་། རྒྱུད་རྒྱལ་གསང་བ་སྙིང་པོའི་འགྲེལ་ཆེན་གསུམ། མན་ངག་ལྷ་བའི་ཕྲེང་བ་དང་གཞན་དགའི་སྤྱོད་འགྲེལ། སྔ་སྦྱོར་དོན་བདུན་སོགས་ཐོབ་པར་དཀའ་བའི་གཞུང་ལུགས་རྣམས་

ནོག་ཆོས་སུ་བསྒྲལ། ༡༩༩༨ ལོར་མཚོ་སྔོན་བོད་ལུགས་གསོ་རིག་སློབ་གླིང་དུ་གདན་ཞུས་ལྟར་ཕེབས་ནས་བོད་ལུགས་གསོ་རིག་གི་མཐོ་རིམ་སློབ་གསོའི་ལས་དོན་ལ་ཕྱུག་རྗེས་མི་དམན་པ་བཞག། སྔ་གཞུག་ཏུ་ཆེད་ཚན་དང་དངོས་གཞི། རབ་འབྱམས་ཞིབ་འཇུག་སློབ་མ་དང་། འབུམ་རམས་ཞིབ་འཇུག་སློབ་མ་བཅས་སོ་སོར་གསོ་རིག་གཞུང་ལུགས་གཙོས་མི་ཕམ་མཁས་འཇུག་དང་། ས་པཎ་གྱི་ཚད་མ་རིགས་གཏེར་སོགས་འཆད་ཁྲིད་མཛད་དེ་བོད་ཀྱི་གསོ་བ་རིག་པའི་རྐང་འཛིན་པ་མང་པོ་སྐྱེད་སྲིང་མཛད། བརྩམས་ཆོས་སུ་སྐྱེམ་པ་ཚེ་དབང་གི་རྒྱུད་བཞིའི་འགྲེལ་ཆེན་ཞུ་དག་པར་སྐྲུན་དང་། ཚ་བ་གསོ་བ་དང་ཕུང་ཁམས་སྐྱེ་མཆེད་ཀྱི་རྣམ་གཞག་སོགས་སློབ་དེབ་རྩོམ་སྒྲིག་མཛད། ཆེད་རྩོམ་ལ་རླུང་མཁྲིས་བད་ཀན་གསུམ་གྱི་རྣམ་གཞག་དང་ཟབ་མོ་སྔགས་རྒྱུད་ནས་གསུངས་པའི་རླུང་གི་གོ་དོན་སོགས་ཉི་ཤུ་ལྷག་སྤེལ་བ་དང་། རྒྱལ་སྤྱི་དང་ཞིང་ཆེན་རིམ་པའི་བྱ་དགའ་དང་མཚན་སྙན་གང་མང་ཐོབ་མྱོང་། ཁོང་གིས་མཚོ་སྔོན་སློབ་ཆེན་བོད་ལུགས་གསོ་རིག་སློབ་གླིང་གི་དགེ་རྒན་ཆེན་མོ་དང་། རབ་འབྱམས་ཞིབ་འཇུག་སློབ་མའི་སློབ་དཔོན། འབུམ་རམས་ཞིབ་འཇུག་སློབ་མའི་སློབ་དཔོན། མཚོ་སྔོན་ཞིང་ཆེན་བོད་ཀྱི་གསོ་རིག་སློབ་ཚོགས་ཀྱི་རྒྱུན་ལས་ལས་འཛིན་པ། ཀྲུང་གོའི་བོད་ཀྱི་གསོ་རིག་དུས་དེབ་ཀྱི་བློ་འདྲི་མཁས་ཆེན་བཅས་ཀྱི་འགན་བཞེས་ནས་བོད་ཀྱི་གསོ་རིག་སློབ་གསོ་གོང་སྤེལ་གཏོང་ཆེད་ཉིན་མཚན་དབྱེར་མེད་དུ་སྐུ་ནུས་ཡོད་དགུ་བཏོན་ནས་ཕྱུག་རྗེས་ཆེན་པོ་བཞག་ཡོད་དོ། །

བོད་ཀྱི་གསོ་བ་རིག་པའི་བསྟན་པ་གོང་དུ་སྤེལ་བའི་ཐུར་རྣམ་ཐར་གྲགས་པའི་འོད་དཀར་གྱིས་གངས་ལྗོངས་སྐྱེ་རྒུའི་ཚ་གདུང་འཛིལ་བའི་འཕྲིན་ལས་མཐའ་དག་རེ་ཞིག་གྲུབ་སྟེ་བོད་རབ་བྱུང་བཅུ་བདུན་པའི་ས་ཕྲི་ལོ་སྟེ་དགུང་ལོ་དོན་གཉིས་བཞེས་པའི་ཕྱི་ལོ༢༠༡༩ ལོའི་ཟླ་༡པའི་ཚེས༤ཉིན་གྱི་ཉིན་གུང་གི་ཆུ་ཚོད་༡༢པའི་ཡས་མས་སུ་གཟུགས་སྐུའི་བཀོད་པ་རེ་ཞིག་བསྡུ་བའི་ཚུལ་བསྟན་ཏོ། །

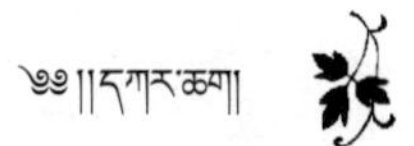

དཀར་ཆག།

ཚ་རྒྱུད་ཐད་ཀྱི་པཻ་སྟོན་གཞུང་ལ་དོགས་སློང་མཛད་པའི་ལན་གསལ་པོར་བཤད་པ།

༄༅། །ན་མོ་གུ་རུ་ཧྲཱི་ཁ་ཧྲཱི།

སྨད་བྱུང་ཡོན་ཏན་འབུམ་གྱི་ཟླ་རིས་ཀྱིས། །
འགྲོ་ཀུན་གདུང་བ་སེལ་བའི་བྱེད་པོ་མཆོག །
ལྷར་བཅས་འཛིག་རྟེན་ཀུན་ཏུ་གྲགས་པའི་དཔལ། །
གཡུ་ཐོག་མགོན་པོ་ཚེ་རབས་གཏན་གྱི་སྐྱབས། །
གཞན་དག་རྗེས་སུ་གཟུང་བའི་གཉིས་འཐུང་སྐྱེ། །
ཡོག་སྨྲ་ཚར་གཅོད་རྡོ་རྗེའི་མཚོན་གདེངས་ཤིང་། །
རང་ཉིད་ཀུན་ཤེས་རིག་པའི་མིག་སྟོང་ཅན། །
ས་ཡི་ལྷ་དབང་ས་རའི་བཀའ་དྲིན་དྲན། །
དུག་གསུམ་བུད་ཤིང་འབར་བ་ལས་མཆེད་པའི། །
མི་ཟད་ཟུག་རྔུའི་མེ་ལྕེ་གཡོ་བའི་དཔལ། །
གསོ་བྱེད་ཐབས་ཚུལ་དུ་མའི་ཆུ་གཏེར་གྱིས། །
རྣམ་པར་སྨད་པའི་དྲན་དབང་ཚོགས་ཀྱིས་སྐྱོངས། །

ཞེས་ཤིས་པ་བརྗོད་པའི་ཚིག་གིས་མདུན་བསུས་ཏེ། འདིར་བརྗོད་པར་བྱ་བ་ནི་མདོ་སྨད་མང་གཞུང་ནས་ཡིན་པའི་ལྷ་རྗེ་མཁས་དབང་བྱམས་པ་འཕྲིན་ལས་ཞུ་བས། རང་རེ་མཚོ་སྔོན་འཛིན་མའི་

ཁྱིན་ལ་གནས་པའི་འཚོ་མཛད་ཡོངས་ལ། རྩ་རྒྱུད་ཐད་ཀྱི་འགྲེལ་ཆེན་པོའི་སྟོན་གཞུང་ལ་དོགས་པ་སློང་བའི་དྲི་ཚིག་བརྒྱ་ཞིས་པའི་གྲངས་སུ་བྱས་ཏེ་ཕུལ་བ་འདི་ལྟར།

ཨོཾ་སྭ་སྟི། ཡན་ལག་བརྒྱད་ལྡན་རིན་ཆེན་འབྱུང་བའི་མཚོ། །ཐོས་བརྩོན་མན་ཧྲ་ར་ཡིས་བསྲུབས་པ་ལས། །ཚེ་རིག་བདུད་རྩིས་གཏམས་པའི་ཀ་ལ་ཤ །ལེགས་པར་རྙེད་འདི་དམ་པའི་དྲིན་ལས་ཏེ། །བཀའ་བསྟན་ཚད་མའི་གླེགས་བུ་མཐོང་ཙམ་ནས། །མི་བཟོད་ཞུགས་ལ་སྦྱང་བའི་སྐབས་ཉིད་ནའང་། །རིག་བྱེད་འདི་ཀོ་མ་ནོངས་སྨན་གྱི་བླ། །སྐྱིགས་མའི་མགོན་པོར་བསྔགས་པ་དོན་དང་བཅས། །གངས་ལྗོངས་གསོ་རིག་པཎྜའི་ཟེ་བ་ལ། །ཡང་ཡང་ཟློས་པས་བློ་གྲོས་ལུས་བརྟས་པ། །ཟུག་རྔུས་མནར་རྣམས་སྐྱོབ་པའི་དར་དེར་དབྱངས། །སྒྲོགས་མཁས་སྨྲང་རྩེའི་བུ་རྣམས་སྐྱེད་པ་ལ། །བློ་གྲོས་ལེགས་ལྡན་སྤྱོས་ཀྱི་སྣང་པོའི་ལྡེ། །ལེགས་བཤད་ལི་ཤིའི་ཡལ་འདབ་ལ་བདར་བས། །དོན་ལྡན་དབུགས་ཀྱི་མངར་ཆ་འཐུལ་མིན་ཡང་། །དྲི་ཚིག་ཁ་དྲི་ལུང་མ་བསྟན་ཞིག་སྤྲོ། །མཚོ་སྟོན་འཛིན་མའི་སྤྲོ་ལ་ཡོངས་སྨིན་པའི། །འཚོ་བྱེད་སྨྲ་བའི་མཁས་དབང་པད་མོའི་ནགས། །དོགས་སློང་བསེར་བུས་ཙུང་ཟད་སྐྱུལ་ཙམ་གྱིས། །དོན་ལྡན་བསུང་ཞིམ་འཐུལ་ལ་སུ་ཞིག་བསྙོན། །

དེ་ཡང་། གསོ་བ་རིག་པའི་གཞུང་ལུགས་ཆེན་པོ་དཔལ་ལྡན་

རྒྱུད་བཞི་ཞེས་ཡོངས་སུ་གྲགས་པ་ལས་རང་ལ་དོགས་པ་བྱུང་བ་དག་མཁས་དབང་རྣམས་ཀྱི་སྙན་སྒྲོན་དུ་འབུལ་བར་བྱེད་པ་ལ།

དྲི་བ་དང་པོ། རྩ་བ་ཐུགས་ཀྱི་རྒྱུད་ཀྱི་གླེང་གཞིའི་མགོར། འདི་སྐད་བདག་གིས་བཤད་པའི་དུས་གཅིག་ན་ཞེས་བླ་བྲང་པར་མ་དང་དབུས་པར་དང་ཀུན་གཟིགས་བུ་དང་ས་རའི་བི་སྟོན་སོགས་སུ་ཡོད་ལ། སྐུ་འབུམ་པར་མ་དང་མེས་པོའི་ཞལ་ལུང་དུ་ཐོས་པ་དུས་གཅིག་ཅེས་ཡོད། བི་སྟོན་ལུངས་ཁུངས་སྙིང་རྒྱུད་སྟོད་མེད་དུ་བཞེད་ལ། ཞལ་ལུང་ལས་རྒྱུད་དེ་སྟོད་པ་ཅན་དུ་བཤད་པས་ཁུངས་མ་ཡིན་ནོ། །ཞེས་གསུངས་ལ། བི་སྟོན་ལས། རིགས་པ་སྡུད་པ་པོ་ཡིད་ལས་སྐྱེས་སྟོན་པ་སྨན་གྱི་བླ་དང་རྒྱུད་གཅིག་པས་བཤད་དུ་བསྒྱུར་བ་འཐད་པར། རྟགས་གཉིས་ལས། འཆད་པ་པོ་ང་ཆོས་ཀྱང་ང་། །རང་གི་ཚོགས་ལྡན་ཉན་པོ་ང་། །ཞེས་དང་། གསང་སྒྲུབ་ལས། རྒྱུད་འཆད་པ་དེ་ཐུགས་རྡོ་རྗེ་འཆད་པོ་དེ། །སྡུད་པའང་དེ་ཞེས་སོགས་ཀྱིས་སྒྲུབ་པར་མཛད་དོ། །དེས་ན། གསང་སྔགས་ཀྱི་མདོ་སྡེ་སྡུད་པ་པོ་ཕྱག་ན་རྡོ་རྗེའང་། རྒྱུད་ཀྱི་སྟོན་པ་རྡོ་རྗེ་འཆང་དང་རྒྱུད་གཅིག་པས། གསར་མའི་རྒྱུད་རྣམས་ལ་བཤད་དུ་བསྒྱུར་ཡོད་ཚོག་པ་ལ་དེ་ཡོད་པར་གསུང་སྐད་མི་འདུག་པས་རྒྱུ་མཚན་མ་ངེས་པ་ཡིན་ནོ། །ཡང་མེས་པོའི་ཞལ་ལུང་ལས་ལེགས་སྦྱར་གྱི་སྐད་ལ་ཤྲཏའམ་སྲུ་ཏ་ཞེས་པ་གང་རུང་ཡོད་ཕྱིན་ཆད་ལོ་ཙཱ་བས་བཤད་ཅེས་པར་བསྒྱུར་མི་སྲིད་དེ། འདི་གཉིས་བཤད་པ་ལ་

འཇུག་པའི་སྐབས་མེད་པའི་ཕྱིར་ཞེས་དང་། ཤྲ་ཏ་འམ་སྲུ་ཏ་གཉིས་ཀ་ཐོས་པའི་སྐད་དོད་དངོས་བསྟན་ཡིན་པས་ཐོས་པ་པོ་ནར་བསྒྱུར་དགོས་ཤིང་། ལོ་ཙྪ་བས་དོན་སྒྱུར་མཛད་ཅེས་སྒྲ་བ་ནི་རྣ་འབྱིན་པའི་གཏམ་མོ་ཞེས་གསུངས་པས། བཤད་དང་ཐོས་གཉིས་གང་འཐད་ལྟར་དུ་བཞེད་ལགས།

དྲི་བ་དང་པོ་འདིས་དོགས་སློང་གསུམ་མཛད་པ་སྟེ། དང་པོ་འདི་སྐད་བདག་གིས་བཤད་པའི་དུས་གཅིག་ན་ཞེས་བླ་བྲང་པར་མ་དང་། དབུས་པར་དང་། ཀུན་གཟིགས་བུ་དང་། ས་རའི་པེ་སྔོན་དང་བཞི་ཡོད་པ་དང་། སྐུ་འབུམ་པར་མ་དང་། ཞལ་ལུང་དང་གཉིས་ཀར་འདི་སྐད་བདག་གིས་ཐོས་པ་དུས་གཅིག་ན་ཞེས་པ་ལ་བཤད་པའི་དུས་གཅིག་ན་ཞེས་བཀོད་མེད་པས། ཕྱི་མ་འདི་རང་ལུགས་ལྟར་བྱས་ནས། སྔམ་ལྟར་བསྒྲུབས་པའི་སྒྲུབ་བྱེད་པེ་སྔོན་དུ་ལུང་དང་རིགས་པ་གཉིས་བཀོད་པའི་ལུང་གི་ཁུངས་ནི་སྔ་འགྱུར་བའི་རྒྱུད་ཡིན་ལ་རྒྱུད་དེ་རྫོང་པ་ཅན་དུ་དོགས་པ་དང་རིགས་པ་ནི་ཕྱི་འགྱུར་གྱི་རྒྱུད་དེ། བརྟག་གཉིས་དང་། གསང་བ་གྲུབ་པའི་དགོངས་བཞེད་ཀྱིས་བསྒྲུབས་ཀྱང་གསར་རྒྱུད་རྣམས་ཀྱི་ནང་ན་མེད་པས་མ་ངེས་པ་ཡིན་ཞེས་དོགས་པ་དང་། སྒྲ་བསྒྱུར་ཚུལ་ཏེ་བཤད་ཅེས་བསྒྱུར་ན་འཇུག་པའི་སྐབས་མེད་པ་དང་། དོན་བསྒྱུར་མཛད་ཅེས་ན་རྣ་འབྱིན་པར་སྨྲས་པའི་དོགས་པ་ལ།

དང་པོའི་ལན་ནི། སྔོན་དུས་གྲུབ་པའི་ཁྲུ་མཆོག་རྒྱལ་བ་ཟུར་

པོ་ཆེ་ཤཱཀྱ་འབྱུང་གནས་ཞུ་བས་ལོ་ཙཱ་བ་ཆེན་པོར་འགོས་ཁུག་པ་ལྷས་བཙས་ཟུར་བའི་ཆོས་གྲལ་ནས་ཕུད་པས་ཞེ་ནད་ཀྱིས་སྔ་འགྱུར་ལ་འཕྱམས་ཡིག་པོར་བ་ལས་སྒྱུ་འཕྲུལ་གསང་བ་སྙིང་པོ་ལོ་ཙཱ་བ་རྨ་རིན་ཆེན་མཆོག་གི་བརྩམས་ཆོས་ཡིན་ཞེས་བསྒྲགས་པ་ལ། རྒྱུས་མི་ཤེས་པ་དག་གིས་གཡམ་རྒྱུག་གིས་ཆོས་ཡང་དག་པ་མ་ཡིན་སྙམ་དུ་འཛིན་པ་བྱུང་ཞིང་། ཕྱིས་སུའང་དེ་ལྟར་ལད་ཟློས་བྱེད་པ་དུ་མ་ཡོད་པར་བརྟེན་རྗེ་ཟུར་མཁར་པས་རྒྱུད་དེ་རྗོད་པ་ཅན་དུ་བཤད་པས་ཁུངས་མ་ཡིན་ནོ་ཞེས་གསུངས་མོད། སྔ་འགྱུར་ཆོས་འབྱུང་དང་རྒྱུད་འགྲེལ་རྣམས་སུ་འདི་ལྟར་བཀོད་དེ། སྒྱུ་འཕྲུལ་གསང་བ་སྙིང་པོའི་རྒྱ་དཔེ་སློབ་དཔོན་པདྨའི་ཕྱག་དཔེ་དངོས། ཕྱིས་སུ་བསམ་ཡས་ནས་ཁ་ཆེའི་པཎྜི་ཏ་ཆེན་པོ་ཤཱཀྱ་ཤྲཱིས་སྐྱེད་པ་རེམ་གྱིས་ཧ་སྟོན་གཟི་བརྗིད་འབར་གྱིས་ལག་ནས་དཔལ་སྣར་ཐང་པ་བཅོམ་ལྡན་རལ་གྲིའི་ཕྱག་ཏུ་བྱུང་བ་ཆེས་ཆེར་དགྱེས་པས། གསང་སྙིང་སྒྲུབ་པ་རྒྱན་གྱི་མེ་ཏོག་མཛད་ཅིང་། ཡར་འབྲོག་ཤ་གད་ལོ་ཙཱ་བ་ཤེས་རབ་བཟང་པོ་ལ་སྟོན་གྱི་རྒྱ་དཔེ་འདི་ལྟར་འདུག་པས་འབྲུ་ལེན་གྱིས་སྐུར་ཞེས་བསྐྲིངས་པའི་གསུངས་བཞིན་བྲིས་ཏེ་ཕྱིས་ཕུལ་བའི་ཡི་གེའི་མཇུག་ཏུ། རྒྱུད་ཀུན་སྙིང་པོ་དཔལ་ལྡན་འདུས་པ་དང་། །དབྱེར་མེད་རྒྱུད་ཆེན་འདི་ལྟ་བུ་དང་གཞན། །ཟབ་མོའི་ཆོས་དང་ཐེག་ཆེན་ཆོས་རྣམས་ལ། །མཇལ་ནས་བཀའ་བཞིན་བསྒྲུབ་པ་བྱེད་པར་ཤོག །ཅེས་བྲིས་ཤིང་། དེ་ནས་བྱང་རིག་པ་ཤེས་རབ་རྒྱ་མཚོས་རྒྱ་དཔེ་

བཅོམ་ལྡན་རལ་གྲིའི་ཕྱག་ནས་གཡར་ཏེ་ཐར་བ་ལོ་ཙཱ་བའི་དྲུང་དུ་བསྟམས་ཏེ་བསྒྱུར་བར་བསྐུལ་བཞིན། ཐར་ལོས་གསར་འགྱུར་མཛད་པའི་འགྱུར་བྱང་དུ། རྒྱུད་རྒྱལ་དཔལ་ལྡན་གསང་བའི་སྙིང་པོ་འདི། །འཛིན་པའི་མཁས་གྲུབ་ཉིད་ལ་བཀའ་ཉིད་དུ། །རྩོད་པ་མེད་མོད་འོན་ཀྱང་ སྔ་དུས་སུ། །སྐད་གཉིས་སྨྲ་བ་ལྷས་བཙས་ལ་སོགས་པས། །བོད་ཀྱིས་བྱས་ཞེས་གངས་ཅན་འདིར་བསྒྲགས་པས། །མཁས་རློམ་འགའ་ཡང་ཐེ་ཚོམ་གནས་སུ་གྱུར། །དུས་ཕྱིས་གངས་རིའི་ཁྲོད་འདིར་མཁས་པའི་མཆོག །ཟབ་དང་རྒྱ་ཆེའི་གསུངས་རབ་རྣམ་འབྱེད་ཅིང་། །བསྟན་པའི་ཁུར་འཛིན་མཁས་པའི་འདུན་ས་ན། །རྒྱལ་མཚན་ལྷར་མཐོ་དཔལ་ལྡན་རལ་གྲི་ཡིས། །རྒྱ་དཔེ་ལེགས་སྙེད་རྩོད་བྲལ་ཉི་ཟླ་ལྟར། །ཀུན་ལ་གསལ་མཛད་གཙུག་གི་རྒྱན་དུ་མཆོད། །དེ་ཕྱིར་འདི་ན་རྟོག་གེ་སྨྲ་བ་རྣམས། །ཆུ་རླབས་བཞིན་དུ་ངལ་བ་དོན་མེད་འགྱུར། །ཞེས་དང་། བསྟན་པའི་ཉི་མ་ཕན་བདེའི་འོད་ཟེར་ཅན། །ཤ་རིའི་རྗེ་ནས་ནུབ་ཕྱོགས་ས་འཛིན་རྩེར། །ཉེ་བའི་དུས་འདིར་འདི་འདྲའི་རྒྱུད་ཟབ་མོ། །འཆད་ཉན་སྒོམ་པར་བརྩོན་པ་དེ་དག་གི །བསོད་ནམས་ཚད་ཀྱིས་གཟུང་བར་མི་ནུས་པས། །ཚིག་དོན་མཁས་པས་གཞན་ལ་བཤད་པར་བྱ། །ཞེས་སོགས་རྒྱ་ཆེར་གསུངས་ཤིང་། གསང་སྙིང་གི་རྒྱ་དཔེ་ཐོག་ནས་མང་རབ་ཟགས་པའི་ལྷག་མ་ནི། ཐམས་ཅད་མཁྱེན་པ་འགོས་ལོ་གཞོན་ནུ་དཔལ་བའི་ཕྱག་ཏུ་བྱུང་ཞེས་དེབ་སྔོན་

ཏུ་གསལ། དེ་ལྟར་རྒྱུད་རྒྱལ་གསང་བའི་སྙིང་པོ་མ་དག་པ་དང་བོད་མར་བསྒྲགས་པའི་རྫུན་ཕུགས། བཅོམ་ལྡན་རལ་གྲི། པཎ་ཆེན་ཤཱཀྱ་ཤྲཱི། ཐར་པ་ལོ་ཙཱ་བ། འགོས་ལོ་གཞོན་ནུ་དཔལ་བ། ཤ་གད་ལོ་ཙཱ་བ་སོགས་ཀྱིས་ཕྱག་ཏུ་རྒྱ་དཔེ་དངོས་སོན་པས་གཏིབས་ཤིང་། ཁྱད་པར་ཕྱིས་འགྱུར་ཙམ་ལ་མཁས་པའི་མཆོག་བསྟན་པའི་བྱེ་དོར་བ་ཆེན་པོ་རིག་པའི་རལ་གྲིས་གསང་སྙིང་སྒྲུབ་པ་རྒྱན་གྱི་མེ་ཏོག་མཛད་པ་འདི་ལྟ་བུ་ལེགས་ན། རྗེ་བཟུར་མཁར་བས། རྒྱུ་དེ་རྩོད་པ་ཅན་དུ་བཤད་པས་ཁུངས་མ་ཡིན་ནོ་ཞེས་ཚིག་རྐང་གཅིག་གིས་ཨུ་ཚུགས་ཀྱིས་ལུང་ཁུངས་མ་དག་པར་བསྒྲུབ་ཨེ་ཐུབ་བསམ་པར་རིགས་སོ། །གཞན་ཡང་རྩོད་པ་བྱུང་ཚད་མ་དག་པར་བྱེད་དགོས་ན། ཉན་ཐོས་གྲུབ་མཐའ་སྨྲ་བས་ཐེག་ཆེན་སྤྱིའི་བཀའ་སངས་རྒྱས་ཀྱི་བཀའ་མ་ཡིན་པར་བསྒྲགས་པ་དང་། བོད་དུ་ཕྱི་འགྱུར་ལའང་རྗེ་རེད་མདའ་བས་བླ་མེད་དུས་ཀྱི་འཁོར་ལོ་ལ་ཐེ་ཚོམ་བཀོད་པ་དང་། ཚལ་པ་སི་ཏུ་སྨོན་ལམ་རྡོ་རྗེའི་གངས་ཅན་དུ་འགྱུར་རོ་ཅོག་གི་གསུང་རབ་རྣམས་བཞེངས་པའི་ཞུ་དག་ལ་ཀུན་གཟིགས་བུ་སྟོན་བྱོན་པར་མཛད་ནས་སྙིང་མ་མདོ་རྒྱུ་སེམས་གསུམ་དང་སྒྲུབ་སྡེའི་སྐོར་བཅས་རྒྱུད་གཞུང་ཚད་གྲུབ་ཏུ་བཞེད་ནས་བཀའ་འགྱུར་རྒྱུད་འབུམ་ཁྲོད་དུ་བཞུགས་པར་མཛད་པའི་ཕྱིར་དང་། གསར་མའི་ར་ལི་སོ་གཉིས་ཡོངས་རྫོགས། གཉིས་མེད་རྣམ་རྒྱལ་སོགས་སངས་རྒྱས་ཀྱི་བཀའ་མ་ཡིན་པར་བསྒྲུབས་ནས་དོར་བར་མཛད་པ་སོགས་ཀྱི་ལོ་རྒྱུས་ཀྱང་

ཡོད་པའི་ཕྱིར་རོ། །

གཉིས་པ་རིགས་པ་ནི། བི་རྫོན་ཏ། སྟོན་པ་སྡུད་པ་པོ་དང་ཐ་མི་དད་ན་བཤད་དུ་བསྒྱུར་བ་སྒྲ་འགྱུར་རྡོ་རྗེ་ཐེག་པའི་རྩོད་བྲལ་རྒྱ་གཞུང་ངོས་སུ་བཞུགས་པ་གསང་བ་སྙིང་པོ་ལྷ་བུ་དང་། སྡུད་པ་པོ་ཐ་དད་པའི་ཁྱད་པར་འདུག་ན་ཐོས་སུ་བསྒྱུར་ལ་ཚུལ་འདི་ཡང་གསུངས་སྤྲུལ་ཡིད་ལས་སྐྱེས་སྟོན་པ་རིག་པའི་ཡེ་ཤེས་མཆེད་བཞི་དང་ཐ་མི་དད་པའི་ཕྱིར་ན་བཤད་དུ་འཐད་ལ། དེ་ཡང་རྒྱུད་བརྟག་པ་གཉིས་པ་ལས། འཆད་པ་པོ་ང་ཆོས་ཀྱང་ང་། །རང་གི་ཚོགས་ལྡན་ཉན་པ་ང་། །ཞེས་དང་། གསང་བ་གྲུབ་པ་ལས། རྒྱུད་འཆད་པ་དེ་ཐུགས་རྡོ་རྗེ། །འཆད་པ་པོ་དེ་སྡུད་པའང་དེ། །ཞེས་གསུངས་པ་ལྟར་བསྒྲུབ་བྱ་ལ་རྒྱུད་འཆད་པོ་དང་སྡུད་པ་པོ་གཉིས་རྒྱུད་གཅིག་ཡིན་པ་བཀོད། སྒྲུབ་བྱེད་ལ་རྒྱུད་བརྟག་གཉིས་དང་གསང་བ་གྲུབ་པའི་ལུང་བཤད་མ་ཐག་པ་དེས་སྒྲུབ་ན། འདིར་དྲི་བ་མཛད་པས་རྒྱུད་ཀྱི་ལུང་འདི་གཉིས་ཀྱིས་བསྒྲུབ་བྱ་དེ། སྒྲུབ་ཐུབ་མིན་ལ་མ་དཔྱད་པར། གསར་རྒྱུད་རྣམས་ལ་བཤད་དུ་བསྒྱུར་མེད་པས་རྒྱུ་མཚན་མ་ངེས་པ་ཡིན་ཟེར་བ་ནི། འདུས་བྱས་ཀྱི་རྟགས་ཀྱིས་སྒྲ་མི་རྟག་པར་བསྒྲུབས་ཀྱང་སྒྲ་ཞེས་པའི་མིང་གི་ཆ་ཤས་ན་མི་རྟག་པ་ཞེས་པ་བཀོད་མེད་པས་མ་ངེས་པ་ཡིན་ནོ་ཟེར་བ་དང་ཀུན་ནས་མཚུངས་པ་མ་ཡིན་ནམ། དེས་ན་བཤད་པ་པོ་དེ་ང་ཡིན། ཉན་པ་པོ་དེའང་ང་ཡིན་ན། གཉིས་ཀ་ང་ཡིན་པ་ལ། ངས་ཉན་པའམ་ཐོས་ཞེས་

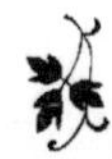

སྤྱིར་ན་རྒྱུད་ཡང་དག་པ་ཡིན་པ་དང་། ངས་བཤད་ཅེས་སྤྱིར་ན་རྒྱུད་ཡང་དག་པ་མ་ཡིན་པར་འགྲོ་བའི་རྒྱུ་མཚན་བརྟག་གཉིས་སོགས་གོང་དུ་དྲངས་མ་ཐག་པའི་རྒྱུད་ཀྱི་དགོངས་པ་དང་མཐུན་པར་སྒྲུབས་དང་གསལ་པོར་འགྱུར་རོ། །ཡང་ཁ་ཅིག་གིས་འདིར་འདི་སྐད་བདག་གིས་ཐོས་པ་དུས་གཅིག་ན་ཞེས་མ་སྨོས་པས་གླེང་གཞི་ལོག་པའི་སྐྱོན་ཡོད་ཅེང་ཟེར་ཡང་། དེ་ལྟར་ན་བདེ་མཆོག་རྩ་རྒྱུད་ལས། དེ་ནས་གསང་བ་བཤད་པར་བྱ་ཞེས་དང་། མཚན་བརྗོད་ལས། དེ་ནས་དཔལ་ལྡན་རྡོ་རྗེ་འཆང་ཞེས་སོགས་གསུངས་པའི་ཕྱིར་ན་མ་ངེས་པ་ཡིན་ནོ། །

གསུམ་པ་སྒྲ་བསྒྱུར་ཚུལ་གྱི་ལན་ནི། ལོ་ཆེན་ཆོས་དཔལ་གྱིས། སཾསྐྲི་ཏའི་སྐད་དུ། ཨེ་ཝཾ་མ་ཡཱ། ཞེས་ཐུན་མིན་གྱི་གླེང་གཞི་དབང་བཙན་པར་བྱས་ཏེ། འདི་སྐད་བདག་གིས་བཤད་པའི་དུས་ན་ཞེས་འགྱུར་གྱི་རྒྱུད་གཞུང་ཐམས་ཅད་ལེགས་པར་སྦྱར་བའི་སྐད་ལ་ཨེ་ཝཾ་མ་ཡཱ་བྱ་བ་ལས། བཤད་དང་ཐོས་སོགས་རྣམ་དབྱེ་གཞི་མི་མཐུན་པ་མེད་ཅེས་མཁས་པ་ཁ་ཅིག་གིས་གསུངས་མོད། འཐད་པར་མ་མཐོང་སྟེ། འདི་སྐད་བདག་གིས་ཐོས་པ་དུས་གཅིག་ན། ཞེས་པའི་རྒྱ་དཔེ་རྣམས་སུ་ཨེ་ཝཾ་མ་ཡ་ཤྲུ་ཏ་མེ་ཀ་སྨི་ན་ས་མ་ལེ་ཞེས་འབྱུང་བའི་ཕྱིར་རོ། །ཐར་བ་ལོ་ཙཱ་བའི་འགྱུར་དུའང་། འདི་སྐད་བདག་གིས་བཤད་པའི་དུས་གཅིག་ན་ཞེས་འབྱུང་སྟེ། མ་ཡ་ཉིད་ཨ་སྨད་ལ་ཏྭ་བྱིན་པའི་རྣམ་འགྱུར་དུ་མཛད་དེ་བསྒྱུར་བའི་ཕྱིར་རོ། །དེས་ན་ཐར་

ཡོས་ནི་སྐྲ་བསྒྱུར་གཙོ་བོར་མཛད་ལ། སྔོན་གྱི་ལོ་ཆེན་རྣམས་ཀྱིས་བཤད་རྒྱུད་ཀྱི་ཡི་གེ་བསྡུས་བཤད་ལྟར། དོན་འགྱུར་གཙོ་བོར་མཛད་པར་མངོན་ནོ། །འདིར་གང་བཞག་ཅེ་ན། ཐུགས་ཐིག་ལས། ཡི་གེ་བཞི་ཡིས་ཤེས་པར་འགྱུར་ཞེས་པ་ལྟར་ཨེ་ཝ་མ་ཡ་བཞིས་སྟོན་པའི་དབང་དུ་བྱ་སྟེ། དེ་ལ་ཨེ་ཝམ་ནི་འདི་སྐད་དང་། འདི་ལྟར་དང་། དེ་བཞིན་སོགས་ལ་འཇུག་པ་ལས། འདིར་ཨེ་ནི་ཨི་ཏ་ལ་བདུན་པའི་ཏྲ་སྦྱར་བའི་རྣམ་འགྱུར་དུ་བྱས་ཏེ་འདི་དང་། ཝམ་ནི་ཝ་ཙའི་ཕྱིང་དོན་ལས་སྐད། མ་ཡའི་སྒྲ་ནི་རང་བཞིན་དང་སྒྱུ་མ་དང་། བདག་དང་། འབྱུང་བ་སོགས་ལ་འཇུག་པ་ལས་འདིར་འབྱུང་བ་གཟུང་སྟེ། བཤད་པའི་དུས་ན་ཞེས་བསྒྱུར་བར་བཤད་དོ། །དེས་ན་དོན་སྒྱུར་ཞེས་པ་བསྟན་བྱའི་དོན་ཇི་བཞིན་ཡོང་དུ་ཚུད་ནས་ཚིག་དེ་ཉིད་རྒྱ་བོད་སྐད་རིགས་མི་འདྲ་ཡང་དོན་འདྲ་བས་ཚིག་དོན་གཉིས་ཀ་མ་ཉམས་པར་བསྒྱུར་བ་ལ་ཟེར་བ་ཡིན། དཔེར་ན་གོ་སྒྲ་གཅིག་ལའང་། ས་དང་བ་ལང་དང་རྡོ་རྗེ་སོགས་དོན་དགུ་ལ་འཇུག་པ་ཡོད་མོད་ཀྱི། སྐབས་དེའི་གོ་སྒྲ་གང་ལ་འཇུག་པའི་དོན་ཉིད་མ་ཤེས་ན་འགྱུར་ཉེས་འོང་བས། ཕྱིས་ཀྱི་ཚིག་འགྱུར་ཕལ་ཆེར་དོན་ནོར་ཞིང་སྙེབ་མི་ལེགས་པ་བྱུང་བ་ཡིན། སྔར་ལོ་པཎ་འཛོམས་ནས་བོད་སྐད་དུ་བསྒྱུར། སླར་ཡང་མ་ནོར་བར་ཞུས་དག་བྱས། དེ་འཆད་ཉན་གྱིས་གཏན་ལ་ཕབ་པ་ཡིན་པས། སྔ་འགྱུར་ཟོལ་མེད་ཡིན་ན་ཡིད་ཆེས་སུ་རུང་བ་ཉིད་དེ། འདུལ་བ་དང་མདོ་སྡེ་གཞུང་

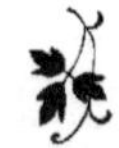

ཐམས་ཅད་བཞིན་ནོ། །དེས་ན་ཟུར་མཁར་བས་དོན་བསྒྱུར་བྱས་ཟེར་བ་ནི་རྒྱ་འཕྲིན་པའི་གཏམ་མོ་ཞེས་གསུངས་པ་ཡང་དེ་ཙམ་དུ་ཟད་དོ། །

དྲི་བ་གཉིས་པ། སྨན་གྱི་གྲོང་ཁྱེར་ལྟ་ན་སྡུག་ཅེས་པའི་འདོད་ཚུལ་མང་པོ་ཞལ་ལུང་དུ་བཀག་པ་ལྟར། ཐུན་མོང་བ་ལྟར་པི་ཏོན་ཀྱང་དེ་ལྟར་བཞེད་སྣམ་ལ། ཡང་པི་ཏོན་ལས། དོན་དམ་གནས་འདི་ཉིད་གཡུ་ཐོག་ཡོན་ཏན་མགོན་པོར་སྨན་རྒྱལ་གྱིས་གསུངས་པར། ཕྱི་ཡི་གྲོང་ཁྱེར་ལྟ་ན་སྡུག་ཅེས་འདི། །རྒྱ་གར་ཡུལ་དང་ནུབ་ཕྱོགས་ཨོ་རྒྱན་ཡུལ། །འོག་མིན་གནས་དང་རི་རབ་རྩེ་ལ་སོགས། །མཆོག་སྤྲུལ་གནས་དེར་གང་ཡང་གསོལ་བཏབ་ན། །སྐལ་ལྡན་བུ་དང་མཇལ་བར་ངེས་པ་ཡིན། །ཞེས་གདུལ་བྱ་ཐུན་མོང་མ་ཡིན་པ་ལ་གང་འདོད་དུ་མཇལ་རྒྱུ་ཡོད་པ་དང་། ཡང་པི་ཏོན་ལས། ཕྱི་ཡི་གྲོང་ཁྱེར་ལྟ་ན་སྡུག་ནི་ཕྱིར་བཏང་ལྟར་བརྗོད་ན་ཞེས་པ་ནས་སྨན་གྱི་ནགས་སུ་ལོ་བཞི་སྟེ་ཞེས་གསུངས་པ་ལྟར་སྨན་གྱི་ནགས་སུ་ཡོད་པ་ནི་གདུལ་བྱ་ཐུན་མོང་བ་ལ་སྣང་རྒྱུའི་གྲོང་ཁྱེར་ལྟ་ན་སྡུག་ཏུ་བཤད་འདུག་ལ། དེས་ན་སྔ་རབས་པ་མང་པོ་ལ་འདོད་ཚུལ་མི་མཐུན་པ་དེ་འདྲ་མང་པོ་ཡོང་དགོས་དོན་ཡང་ཅི་ལ་ཡོད། ཡང་ན་གདུལ་བྱ་ཐུན་མོང་བ་ལ་སྣང་མིན་ཇི་ལྟར་ཡང་། དང་པོར་གསུངས་པ་སྨན་ནགས་ཡིན་ཟེར་ནའང་འཐད་དཀའ་སྟེ། པི་ཏོན་ལས་སྔ་རབས་རྫ་བ་སོགས་འདོད་པ་ལྟར། རྗེ་བླ་མ་ཕྱག་ན་པད་མོ་ཉིད་ཀྱི་

བཀའ་ལ་ཡང་། ནུབ་ཕྱོགས་ཨོ་ཊེ་ཡ་ནའི་ཡུལ། པདྨ་འོད་དུ་གསུངས་པ་དོན་དུ་འཐད་ཅིང་ཞེས་གསུངས་པའི་ཕྱིར། དེ་གདུལ་བྱ་མོས་པའི་དབང་གིས་ཡིན་ཟེར་ན། རྩ་བ་དང་ཀུན་གཟིགས་ལྷུ་བའི་བཞེད་པ་ལྟར། ཨོ་རྒྱན་དམིགས་ཀྱིས་བཀར་བ་ལ་དགོས་པ་མེད་འདུག་པས། ཇི་ལྟར་བྱེད་ལགས།

དྲི་བ་གཉིས་པ་ལ། པཻ་སྔོན་དུ་ཕྱི་ཡི་གྲོང་ཁྱེར་ལྟ་ན་སྡུག་ནི་སྲི་བཏང་ལྟར་བརྗོད་ན་ཞེས་པ་ནས་སྨན་གྱི་ནགས་སུ་ལོ་བཞི་སྐྱེ་ཞེས་གསུངས་པ་ལྟར། སྨན་གྱི་ནགས་སུ་ཡོད་པ་ནི་གདུལ་བྱ་ཐུན་མོང་པ་ལ་སྣང་རྒྱུའི་གྲོང་ཁྱེར་ལྟ་ན་སྡུག་ཏུ་བཤད་འདུག་ལ། དེས་ན་སྔ་རབས་པ་མང་པོ་ལ་འདོད་ཚུལ་མི་མཐུན་པ་དེ་འདྲ་མང་པོ་ཡོད་དགོས་དོན་ཅི་ཡིན་ཞེས་དང་། ཡང་སྔ་རབས་རྩ་བ་སོགས་འདོད་པ་ལྟར་རྗེ་བླ་མ་ཕྱག་ན་པདྨོ་ཉིད་ཀྱི་བཀའ་ལ་ཡང་། ནུབ་ཕྱོགས་ཨོ་ཌི་ཡ་ནའི་ཡུལ་པདྨ་འོད་དུ་གསུངས་པ་དོན་དུ་འཐད་ཞེས་གསུངས་པའི་ཕྱིར། དེ་གདུལ་བྱ་མོས་པའི་དབང་གིས་ཡིན་ཟེར་ན། རྩ་བ་སོགས་ཀྱིས་ཨོ་རྒྱན་དམིགས་ཀྱིས་བཀར་བ་ལ་དགོས་པ་མེད་པར་འདུག་པས་ཇི་ལྟར་ཞེས་དྲི་བ་ལ། ལན་ནི་སྡེ་སྲིད་ཆེན་པོས་ཕྱི་ཡི་གྲོང་ཁྱེར་ལྟ་ན་སྡུག་གི་ཐད་འདིར། སྣང་ཚུལ་ལ་ས་བཅད་གཉིས་བཞག་སྟེ། དང་པོ་ནི་གང་ཟག་མོས་པའི་རྗེས་སུ་འགྲོ་བའི་སྣང་ཚུལ་ཞིག་དང་། གཉིས་པ་ནི་སྟོན་པའི་སྐུ་ཚེ་ཚོགས་སུ་བྱས་ཏེ་སྲིར་བཏང་གི་བཤད་པ་ཞིག་སྟེ་དབྱེ་བ་དེ་ལྟར་དུ་མཛད་པས། སྐབས་འདིའི་དྲི་

པ་དེ་དག་གི་ལན་བཏབས་ཟིན་ཀྱང་། རེ་རེའི་དབང་དུ་བྱས་ན། དྲི་བ་མཛད་པས། འདོད་ཚུལ་མི་འདྲ་བ་མང་པོ་ཡོད་དགོས་དོན་ཅི་ཞེས་པ་ལ་དེ་ནི་གང་ཟག་སོ་སོའི་མོས་པ་དབང་བཙན་དུ་སོང་བས་སོ་སོར་དེ་ལྟར་དུ་སྣང་བ་ཡིན་ནོ། །དེ་ཡང་སྨན་གྱི་རྒྱལ་པོས་རྗེ་གཡུ་ཐོག་པ་ལ། རྒྱ་གར་ཡུལ་དང་ནུབ་ཕྱོགས་ཨོ་རྒྱན་ཡུལ། །འོག་མིན་གནས་དང་རི་རབ་རྩེ་ལ་སོགས། །མཆོག་སྤྲུལ་གནས་དེར་གང་ཡང་གསོལ་བཏབ་ན། །སྐལ་ལྡན་བུ་དང་མཇལ་བར་ངེས་པ་ཡིན། །ཞེས་གསུངས་པའི་དགོངས་བཞེད་ལྟར་གྱི་ལན་བཏབ་པ་ཡིན་ནོ། །

གོང་དུ་བཤད་པའི་གདུལ་བྱ་ཐུན་མོང་ལ་སྣང་རྒྱུའི་གྲོང་ཁྱེར་ལྟ་ན་སྡུག་ནི་སྤྱིར་བཏང་གི་བཤད་པ་དེ། དེ་ཡང་རྒྱུད་གསུང་བ་པོ་གཞན་ཞིག་ཡིན་ན་ནི། བསྟན་པ་གཅིག་ལ་སྟོན་པ་གཉིས་བྱོན་པའི་སྐྱོན་འབྱུང་ལ། བདག་ཅག་གི་སྟོན་པས་གསུངས་ན། སྐུ་ཚེ་ཚོགས་སུ་བྱས་པ། སྨན་གྱི་ནགས་སུ་ལོ་བཞི་བཞུགས་ཞེས་པའི་གནས་སྐབས་དེར། སྟོན་པ་སྨན་བླའི་སྐུར་བཞེངས་པ་དང་། གྲོང་ཁྱེར་ལྟ་ན་སྡུག་གསར་དུ་སྤྲུལ་ནས་གསུངས་པར་འདོད་པ་དང་། གསུངས་ཟིན་ནས་སྤྲུལ་བ་བསྡུས་པ་སོགས་ཕྱིས་ཀྱི་མཁས་དབང་དུ་མ་དང་གཅིག་མཐུན་དུ་གསུངས་སོ། །

དེ་ཡང་གདུལ་བྱའི་མོས་པའི་རྗེས་སུ་འགྲོ་བའི་སྣང་ཚུལ་འདི་ནི། སྤྱིར་བཏང་ལྟར་བརྗོད་པའི་སྨན་ནགས་གསུངས་ལ་གནོད་པ་མ་ཡིན་ཏེ། ནང་གི་གྲོང་ཁྱེར་ལྟ་ན་སྡུག་བཤད་པའི་སྐབས། རང་

གནས་གང་ཡིན་རང་ཉིད་བཻ་ཧེ་ཏུ་ཞེས་གསུངས་པ། སྨན་གྱི་ནགས་སུ་ལྷ་ན་སྡུག་བཤད་པ་ལ་མི་གནོད་པ་བཞིན་ནོ། །དྲི་བ་མཛད་པས། གདུལ་བྱ་ཐུན་མོང་ལ་སྣང་མིན་ཇི་ལྟར་ཡང་། དང་པོར་གསུངས་པ་སྨན་ནགས་ཡིན་ཟེར་ན་འཐད་དཀའ་སྟེ། སྟ་རབས་ཇ་བ་སོགས་ཐུབ་ཕྱོགས་ཨོ་ཌི་ཡ་ནའི་ཡུལ་པདྨ་འོད་དུ་གསུངས་པ་དོན་དུ་འཐད་ཅེས་གསུངས་པའི་ཕྱིར་ཟེར་བ་དང་། མོས་སྣང་དང་སྤྱིར་བཏང་གཉིས་བསྲེས་པ་སྟེ། གོང་དུ་བརྗོད་མ་ཐག་པ་དེའང་འཐུས་སོ། །ཡང་དེ་གདུལ་བྱ་མོས་པའི་དབང་གིས་ཡིན་ཟེར་ན། ཇ་བ་སོགས་ཀྱིས་ཨོ་རྒྱན་དམིགས་ཀྱིས་བཀར་བ་ལ་དོགས་པ་མེད་འདུག་པས་ཞེས་ཟེར་བ་དང་། དམིགས་ཀྱིས་བཀར་བ་ནི་མོས་པའི་དབང་དུ་བྱས་པས་མཚན་གཞི་བཞག་པ་སྟེ་གདུལ་བྱ་དེ་དག་གི་མོས་ངོར་དེ་ལྟར་སྣང་བའི་ཕྱིར་སྨན་ནགས་སྤྱིར་བཏང་གི་དབང་དུ་བྱས་ནས་བཤད་པས་དེ་ལ་གནོད་པ་ཡོད་པ་མ་ཡིན་ནོ། །དེ་ལྟ་བས་ན་སྡེ་སྲིད་ཆེན་པོའི་དགོངས་བཞེད་འདི་ནི་འགྲེལ་ཆེན་གཞན་དུ་མ་ཐོན་པ་ཞིག་གོ །

དྲི་བ་གསུམ་པ། སྦྱོར་ངད་ལྡན་ཏེ་ཤར་གྱི་རི་ལ། ཨ་རུ་ར་སོགས་ཡོན་ཏན་བཅུ་བདུན་སྟེང་། མེས་པོའི་ཞལ་ལུང་དང་བཻ་སྔོན་གཉིས་ཀར་གཤེར་བ་དང་། སྒོང་བ་དང་། སྦོམ་པ་གསུམ་བསྟན་ནས་ནད་ཀྱི་མཚན་ཉིད་ཉེ་ཤུའི་གཉེན་པོར་སྦྱར་ལ། ཤེལ་ཕྲེང་ལས། ཕྱི་རབས་པ་ཁ་ཅིག་ནས་ཡོན་ཏན་བཅུ་བདུན་ནད་ཀྱི་

མཚན་ཉིད་ཉེ་ཤུའི་གཉེན་པོར་མ་འདང་བས་དྲི་མནམ་པའི་གཉེན་པོར་གཞེར་བ་དང་། འབྱུར་བག་གི་གཉེན་པོར་སྒྲུང་བོ་དང་། ཕྲ་བའི་གཉེན་པོར་སྦྲམ་པ་དང་གསུམ་གློ་བུར་དུ་བསྣན་ནས་ཡོན་ཏན་ཉེ་ཤུ་ཁ་བསྐང་འདུག་པ་ཁྱབ་ཆུང་ལ། ཡོན་ཏན་བཅུ་བདུན་ལ་ལྷག་པའི་གཞེར་བ་དང་། སྒྲུང་བ། སྦྲམ་པ། ཟེར་བ་འདི་འདྲ་མ་བཤད་པས། སྣོན་པ་མི་འཐད་ལ། སྣོན་ཡང་མི་དགོས་ཏེ། སླ་བ་ལས་གཞེར་བ་དེ་དང་དོན་གཅིག་པས་མི་དགོས། རྩུབ་དང་སྒྲུང་པ་དོན་གཅིག་པས་མི་དགོས། སྲ་བ་དང་། སྒྲུང་བ་དོན་གཅིག་པས་མི་དགོས་ཞེས་བཤད་ལ། འོག་ཏུ་བཤད་རྒྱུད་སྐབས། གཞུང་སྔ་མ་གཉིས་རུང་མཐུན་གཉེན་པོ་གཅིག་ཚོག་སྦྱུར་ནས་འདི་འདྲ་དྲངས་པ་མེད་པས་ཇེ་ལྟར་ལགས།

དྲི་བ་གསུམ་པ་ལ། སྤོས་ངད་ལྡན་ཏེ་ཤར་གྱི་རི་ལ། ཨ་རུ་ར་རྣམ་པ་ལྔ་ལ་ཡོན་ཏན་བཅུ་བདུན་སྐྱེ། མེས་ཞལ་དང་། བེ་སྟོན་ཏེ་འགྲེལ་ཆེན་གཉིས་ཀར། གཞེར་བ་དང་། སྒྲུང་བ་དང་། སྦྲམ་པ་གསུམ་བསྣན་ནས་ནད་ཀྱི་མཚན་ཉིད་ཉེ་ཤུའི་གཉེན་པོར་སྦྱུར་ལ། ཤེལ་ཕྲེང་ལས། ཡོན་ཏན་བཅུ་བདུན་གྱིས་ནད་ཀྱི་མཚན་ཉིད་ཉེ་ཤུའི་གཉེན་པོར་མ་འདང་པས། དྲི་མནམ་པའི་གཉེན་པོར་གཞེར་བ་དང་། འབྱུར་བག་གི་གཉེན་པོར་སྒྲུང་བ་དང་། ཕྲ་བའི་གཉེན་པོར་སྦྲམ་པ་དང་གསུམ་གློ་བུར་དུ་བསྣན་ཏེ་ཡོན་ཏན་ཉེ་ཤུ་བཤད་པ་ཁྱབ་ཆུང་ལ། བསྣོན་མི་དགོས་པའི་རྒྱུ་མཚན་དང་བཤད་རྒྱུད་དུ་འང

གཉེན་པོ་གཅིག་ཚོག་སྨྲར་ནས་འདི་འདྲ་དྲངས་མེད་པ་ཅི་ཞེས་པའི་ལན་ནི། ཨ་རུ་རའི་ཡོན་ཏན་བརྗོད་པའི་སྐབས་སུ་རོ་དྲུག་དང་ལྡན་པ། ནུས་པ་བརྒྱད་དང་ལྡན་པ། ཞུ་རྗེས་གསུམ་དང་ལྡན་པ། ཡོན་ཏན་བཅུ་བདུན་རྫོགས་པ། ནད་ཀྱི་རིགས་སུ་གྱུར་པ་ཐམས་ཅད་སེལ་བ། ཞེས་པའི་སྐབས་ཀྱི་ནད་ཀྱི་རིགས་སུ་གྱུར་པ་ཐམས་ཅད་གནད་མཚན་ཉིད་ཉི་ཤུ་ལ་གཏུག་ནས་དེའི་གཉེན་པོར་གྱུར་པ་ཡོན་ཏན་བཅུ་བདུན་མ་ཚང་བ་མེད་པར་རྫོགས་པ་འདི་དཔལ་ལྡན་རྒྱུད་ཀྱི་དགོངས་པ་ཡིན་མོད། འདིར་ནད་ཀྱི་མཚན་ཉིད་རེ་རེ་ལ་གཉེན་པོ་རེ་རེ་རྒྱས་བཤད་བྱ་བར་འདོད་ནས། ཡན་ལག་བརྒྱད་པར། ཡོན་ཏན་ལྗི་རྩུལ་བསིལ་དང་སྣུམ། །འཇམ་དང་སྐ་བ་མཉེན་དང་བརྟན། །ཕྲ་དང་བཅས་ཤིང་སྐམ་བག་ཅན། །དེ་བཟློག་པ་ནི་ཉི་ཤུ་ཡིན། །ཞེས་པ་ལྟར་ཟློག་པ་ནི་ཟླ་ཟེར་ལས། ཡང་བ་དང་། རྣོ་བ་དང་། ཚ་བ་དང་། སྐྱ་བ་དང་། རྩུབ་པ་དང་། སླ་བ་དང་། སྲ་བ་དང་། གཡོ་བ་དང་། སྦོམ་པ་དང་། སླ་གབ་ནལ་ནལ་པོ་རྣམས་ཡིན་ནོ། །ཞེས་ཡོན་ཏན་ཉི་ཤུ་བཤད་པ་ལྟར་མཚན་ཉིད་ཉི་ཤུའི་ལྡོག་ཆ་རེ་རེ་ལ་ཡོན་ཏན་གྱི་ལྡོག་ཆ་རེ་རེ་བྲང་སྒྲིག་གི་ཚུལ་དུ་བཀོད་ན་རྗེས་འཇུག་རྣམས་ལ་ངེས་ཤེས་སྐྱེ་སླ་བར་དགོངས་ནས་དེ་ལྟར་བཤད་པར་འཁྲུམས་སོ། །མཐར་ཐུག་སླ་བ་གཞེར་བ་དང་དོན་གཅིག། གྲོང་བ་རྩུབ་དང་བྱེད་ལས་གཅིག་མཐུན་དུ་བྱས། སྦོམ་པ་ནི་ཕྲ་མོའི་བུ་ག་སྣུམ་གྱིས་འགེང་ཞེས་པ་སྣུམ་གྱི་འགྲོས་དང་དོན་

གཅིག་མཐུན་དུ་བྱས་ཏེ་ནད་ཀྱི་མཚན་ཉིད་ཉེ་ཤུའི་གཉེན་པོར་ཡོན་ཏན་བཅུ་བདུན་གནད་དུ་བཀར་ནས་སྟོན་པ་ནི་དཔལ་ལྡན་རྒྱུད་ཀྱི་ཁྱད་ཆོས་ཟླ་ན་མེད་པ་ཡིན་ནོ། །དེ་ལྟར་བྱས་ན་གོང་འོག་ཐམས་ཅད་དུ་དགོངས་འགལ་ཅི་ཡང་མེད་དོ་སྙམ་མོ། །

དྲི་བ་བཞི་པ། འཁོར་སྐྱེ་བཞིའི་ལྔའི་འཁོར་ལས། ལྔའི་སྨན་པ་ཐ་སྐར་གྱི་བུ་ཞེས་པ། བེ་རྫོན་ལས། སྐར་མ་ཐ་སྐར་ལས་སྐྱེས་པས་དེ་ལྟར་དུ་གྲགས་པ། གཟུགས་ཁམས་པའི་ལྷ་བརྒྱ་བྱིན་དང་མཚུངས་ཙམ་ལ། ཞེས་ཡོད་པས། བརྒྱ་བྱིན་གཟུགས་ཁམས་པ་ཡིན་ཟེར་རམ། བརྒྱ་བྱིན་དང་མིང་མཚུངས་པའི་གཟུགས་ཁམས་པ་ཞིག་ཡོད་པའི་དོན་ཟེར། སུམ་ཅུ་རྩ་གསུམ་པའི་ལྷ་ཡིན་པས་དང་པོ་མི་འཐད་ལ། གཉིས་པ་ལྟར་ན་ཡང་ཐ་སྐར་གྱི་བུ་གཉིས་འདོད་ཁམས་ཀྱི་ལྷ་ཡིན་པས་གཟུགས་ཁམས་ཀྱི་ལྷ་དང་ཆ་ལུགས་མཚུངས་པར་སྦྱབ་དོན་ཡང་མེད་ལ། དེ་ཡང་མིག་སྟོང་ནི་ཡོད་པ་མ་ཡིན་པ་ལྟར་དང་། ཞེས་པས་ཀྱང་གསལ། གོང་དུ་འཛམ་དཔལ་ཞིང་གི་འཁོར་ན་ཡོད་པའི་བྱང་སེམས་ཕལ་ཆེར་ཆ་བྱད་འཛམ་དབྱངས་ཀྱི་སྐུའི་ཆ་བྱད་དང་འདྲ་བ་དང་། ཚངས་རིགས་པའི་ལྷ་རྣམས་ཀྱང་ཕལ་ཆེར་ཚངས་པའི་ཆ་བྱད་འདྲ་རུང་ཙམ་དུ་སྦྱབ་པས་ཀྱང་། འདོད་ཁམས་པའི་ལྷ་བརྒྱ་བྱིན་དུ་འགྱུབ་སྙམ་ལ། ཡི་གེ་མ་དག་གམ་སྙམ་ན། དཔྱུས་དཔར། སྡེ་དགེའི་དཔར་མ་གཉིས་ཀར་དེ་བཞིན་ཡོད་པས་ཇི་ལྟར་ལགས།

དྲི་བ་བཞི་པ་ལ། ལྷའི་འཁོར་གྱི་མཚན་གཞི་ནི། ལྷའི་སྨན་པ་སྐྱེ་དགུའི་བདག་པོ་མྱུར་བ་དང་། ལྷའི་སྨན་པ་ཐ་སྐར་དང་། ལྷའི་དབང་པོ་བརྒྱ་བྱིན་དང་། ལྷ་མོ་བདུད་རྩི་མ་སོགས་པ་ཞེས་དངོས་སུ་མཚན་ནས་སྨོས་པ་བཞི་ཡོད་ལ། དེ་ཡང་དང་པོ་ལྷའི་སྨན་པ་སྐྱེ་དགུའི་བདག་པོ་མྱུར་བ་གཟུགས་ཁམས་པ་དང་། གཞན་གསུམ་འདོད་ཁམས་པ་ཡིན། ལྷན་གཅིག་ཏུ་འཛོམས་པའི་གནས་ནི། འདོད་པར་གཏོགས་པའི་གྲོང་ཁྱེར་ལྟ་ན་སྡུག་ཡིན་པ་ན། འདོད་པར་གཏོགས་པའི་ལྷ་རྣམས་ནི་རང་རང་གི་ངང་ཚུལ་གྱིས་ལྷགས་ལ། སྐྱེ་དགུའི་བདག་པོ་མྱུར་བ་ནི་རང་གི་གནས་གཟུགས་ཁམས་ནས་འདོད་པ་ཁམས་སུ་ལྷགས་དགོས་ན། ཚུལ་ཇི་ལྟ་བུ་ལྷགས་ཞེ་ན། གཟུགས་ཁམས་པའི་ལྷ་དེ། འདོད་ཁམས་པའི་ལྷ་བརྒྱ་བྱིན་དང་མཚུངས་ཙམ་ལ། མིག་སྟོང་ནི་ཡོད་པ་མ་ཡིན་པ་ལྟར་གཤེགས་ཞེས་པའི་དོན་ཡིན་པས། པེ་ཧྲོན་དུ། འདོད་ཁམས་ཀྱི་ལྷའི་སྨན་པ་ཐ་སྐར་གྱི་བུ་གཉིས་ནི་སྐར་མ་ཐ་སྐར་ལས་སྐྱེས་པས་དེ་སྐད་དུ་གྲགས་པ། གཟུགས་ཁམས་པའི་ལྷ་བརྒྱ་བྱིན་དང་མཚུངས་ཙམ་ཞེས་གོ་རིམ་ལྟར་དུ་མ་འགྲེལ་བ་དང་ཚིག་གི་གཅོད་མཚམས་ཀྱིས་ནོངས་ནས་དོགས་པ་བྱུང་སོད། སྡེ་སྲིད་ཆེན་པོའི་དགོངས་པ་ནི་ལྷའི་འཁོར་ལ་ས་མཚམས་མི་འདྲ་བ་གཉིས་ཀྱི་སྒོ་ནས་བསྟན་པར་འདོད་ནས། ལྷའི་འཁོར་ནི་འདི་ལྟ་བུ་ཡོད་དེ། གཟུགས་ཁམས་ཀྱི་ལྷའི་སྨན་པ་སྐྱེ་དགུའི་བདག་པོ་མྱུར་བ་ཞེས་སོགས་ཀྱིས། གཟུགས་

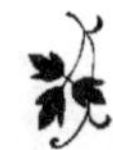

ཁམས་ཀྱི་ལྷའི་ངེས་ཚིག་དང་ཆ་བྱད། དཔེ་དང་བཅས་པའི་སྒོ་ནས་གཏན་ལ་ཕབ་ནས། འདོད་ཁམས་ཀྱི་ལྷའི་སྨན་པ་ཐ་སྐར་གྱི་བུ་ཞེས་པ་འདོད་ཁམས་ཀྱི་ལྷའི་སྨན་པ་དང་པོ་ཐ་སྐར་གྱི་བུ་བགྲངས་ནས་དེར་ངེས་ཚིག་གི་སྒོ་ནས་བཤད། དེ་ནས་གཟུགས་ཁམས་པའི་ལྷ་འདོད་ཁམས་དུ་ལྷགས་ན། ངང་ཚུལ་ཇི་ལྟ་བུའི་སྒོ་ནས་ལྷགས་ཚུལ་སོགས་ཀོ་རིམ་ལྟར་འགྲེལ་བར་མཛོད་ནོ། །

དྲི་བ་ལྔ་པ། པི་སྟོན་དུ། འཁོར་རྣམ་པ་བཞི་པོས་སོ་སོར་རང་གི་སྟོན་པ་སྨན་གྱི་བླ་མའི་ལུགས་འབབ་ཞིག་ཏུ་གོ་བར་ཟད་དོ་ཞེས་དང་། ཞལ་ལུང་དུ་ཡང་དེ་བཞིན་ཡོད་ལ། དེ་འདྲའི་གསུངས་གཅིག་པོའི་ངོ་བོར་གྱུར་པའི་དབང་ཕྱུག་ནག་པོའི་རྒྱུད་ཡོད་དགོས་ཏེ། ཕྱི་རྒྱུད་དུ་ཕྱི་བའི་འཁོར་ལ་དབང་ཕྱུག་ནག་པོའི་རྒྱུད་ཅེས་གསུངས་པས་སོ། །དེས་ན་མགོན་པོ་བྱམས་པས་བསྟན་བཅོས་དྲུག་བྲལ་གསུམ་དུ་འདོད། ཅེས་གསུངས་པ་ལྟར། དེའི་རང་ལྟོག་ཕྱི་བའི་གཞུང་མིན་ཟེར་རམ། དེའི་ངོ་བོར་གྱུར་པའི་བསྟན་བཅོས་རྣམ་དག་ཡོད་ཟེར། སྤྱིར་གསོ་རིག་རྒྱུད་བཞི་འདི་ལ་སྟག་ལོ་སོགས་བཀར་ཁས་མི་ལེན་པ་མང་པོ་ཡོད་མོད། ལོ་རྒྱུས་ལྟར། འདི་སྟོན་རྒྱ་ནག་ནས་བསྒྱུར་བ་དང་། གཏེར་དུ་སྦས་པ་སོགས་བཤད་པས། བསྒྲེ་ལྷད་རྙོག་ཛོལ་ཅན་དུ་སོང་བར་སྙམས་མ་དགོས་མོད། གཡུ་ཐོག་ཡོན་ཏན་མགོན་པོས་འབྲུལ་སེལ་མཛད་པ་ནས་བཟུང་། བསྟན་བཅོས་རྣམ་དག་ཏུ་ཁས་ལེན་དགོས་ལ། རྒྱ་གཞུང་ལ་མི་འབྱུང་བའི་

ཚིག་མང་བའང་སྤྱར་དེ་འདྲའི་སྐྱོན་གྱིས་ཡིན་པ་ལས། འགྲེལ་བ་མཁན་པོ་རྣམས་ཀྱིས་རང་ཕྱོགས་བཀར་བཞེད་འདུག་པས། འདི་དག་ལ་ཞིབ་ཆ་ཇི་ལྟར་འབྱེད་ལགས།

དྲི་བ་ལྔ་པ་འདི་ལ། འཁོར་རྣམ་པ་བཞི་པོས་རང་རང་གི་ལུགས་སུ་གོ་བ་ལ་དོགས་པས། དེ་ལྟར་དུ་གོ་ན་མགོན་པོ་བྱམས་པས་བསྟན་བཅོས་ཀྱི་མཚན་ཉིད་དུ་དྲུག་བྲལ་གསུམ་ལྡན་དུ་འདོད་པས་ཁྱབ་མ་ཁྱབ་ལ་དོགས་པ་དང་། སྦྱོར་རྒྱུད་འདི་བཀའ་ཡིན་མིན་དང་། རྒྱ་གཞུང་ལ་མི་འབྱུང་བའི་ཚིག་མང་བས་དྲི་མ་ཅན་དུ་དོགས་པ་གསུམ་བྱུང་ནས་དྲི་བ་མཛད་པ་ལ།

དང་པོ་ལ་ནི། ཞལ་ལུང་ལས། སྟོན་པའི་གསུངས་པའི་ཚིག་རྒྱུན་གཅིག་པོ་དེ་ཉིད་འཁོར་སྡེ་བཞི་པོ་རང་རང་གི་མོས་པ་དང་རྗེས་སུ་མཐུན་པར་གོ་བ་ཡིན་ཏེ། ལྷ་རྣམས་ཀྱིས་གསོ་བྱེད་འབུམ་པ་དང་། དྲང་སྲོང་རྣམས་ཀྱིས་ཙ་ར་ཀ་སྡེ་བརྒྱད་དང་། ཕྱི་རོལ་བ་རྣམས་ཀྱིས་དབང་ཕྱུག་ནག་པོའི་རྒྱུད་དང་། ནང་པ་རྣམས་ཀྱིས་རིགས་གསུམ་མགོན་པོའི་སྐོར་དུ་གོ་ཞིང་གླེགས་བམ་དུ་བསྡུས་པའི་ཕྱིར་རོ། །ཞེས་གསུངས་པའི་ཕྱིར་ན། དྲི་བ་མཛད་པས། དབང་ཕྱུག་ནག་པོའི་རྒྱུད་ཡོད་དགོས་ཏེ། ཞེས་བསླུབ་དགོས་པ་མ་ཡིན་ཏེ། དངོས་སུ་ཚིག་ཟིན་ལ་ཡོད་པའི་ཕྱིར་རོ། །ཚུལ་འདི་ནི་རྫོགས་པའི་སངས་རྒྱས་རྣམས་ཀྱིས་གསུངས་རྗེས་སུ་བསྟན་པའི་ཆོ་འཕྲུལ་གྱིས་སྟོན་ཚུལ་ཏེ། ཇི་སྐད་དུ། གསུངས་གཅིག་གིས་ནི་གསུངས་བརྒྱར་

ལྟར། །ཞེས་དང་། འདི་ལྟར་སེམས་ཅན་ཀུན་གྱི་སོ་སོའི་ཚིག །མ་འོངས་དུས་གཅིག་ཞུས་ཞུས་ཀྱང་། །གསུང་དབྱངས་གཅིག་གིས་ལན་ཀྱང་འདེབས། །ཞེས་གསུངས་པ་ལྟར་རོ། །

གཉིས་པའི་ལན་ནི། ཇི་སྐད་དུ། དོན་མེད་དོན་ལོག་དོན་དང་ལྡན། །ཐོས་རྟོད་སྒྲུབ་པ་ལྷུར་ལེན་དང་། །ངན་གཡོ་བརྗེ་བྲལ་སྡུག་བསྔལ་སྤོང་། །བསྟན་བཅོས་དྲུག་བྲལ་གསུམ་དུ་འདོད། །ཅེས་གསུངས་པ་ལྟར་ཕྱི་བའི་ངན་པ་དྲུག་དང་མ་འབྲེལ་ཞིང་དོན་དང་ལྡན་པ། བསྒྲུབ་པ་ལྷུར་ལེན། སྡུག་བསྔལ་སྤོངས་པ་གསུམ་གྱིས་ནི་ནང་བའི་བསྟན་བཅོས་ཡང་དག་ཐམས་ཅད་ལ་ཁྱབ་ཀྱང་གཞན་སྡེ་ལ་མ་ཁྱབ་པར་འདོད་དེ། སྐབས་འདིར་དྲི་བ་མཛད་པས། དེའི་རང་ལྟོག་ཕྱི་བའི་གཞུང་མིན་ཟེར་རམ། དེའི་ངོ་བོར་གྱུར་པའི་བསྟན་བཅོས་རྣམ་དག་ཡོད་ཟེར། ཞེས་ངོ་བོ་དང་ལྟོག་ཕྱོགས་ཀྱི་སྒོ་ནས་དྲི་བ་མཛད་ཀྱང་། དེའི་ལན་ནི་ཞལ་ལུང་གིས་བཏབ་སྟེ། ཞལ་ལུང་ལས། དཔེར་ན་དངོས་པོ་ཆུ་གཅིག་པོ་ལ། འགྲོ་བ་རིགས་དྲུག་གི་མཐོང་ཚུལ་མི་འདྲ་བ་རེ་རེ་བཞིན་དུ་ཤེས་པར་བྱའོ། །ཞེས་གསུངས་པའི་ཕྱིར་རོ། །འདི་ལ་ཡང་སྟོན་པའི་གསུངས་པ་དེ་དབང་ཕྱུག་ནག་པོ་རྒྱུད་དུ་གོ་ན་སྟོན་པའི་གསུངས་དེའང་མ་དག་ཡིན་ནམ་སྙམ་པའི་དོགས་པ་སྐྱེ་སྲིད་ཀྱང་། མོས་པའི་དབང་གིས་ཞེས་གདུལ་བྱའི་རྒྱུད་ཀྱི་ཁམས་དབང་མོས་པ་ལ་རག་ལས་བར་དཔེ་དང་བཅས་པ་གསུངས་པའི་ཕྱིར་རོ། །

གསུམ་པའི་ལན་ནི། རྒྱུད་འདི་སྟོན་པའི་བཀའ་ཡིན་མིན་གྱི་ཐད་དུ། སྟོན་ གྱི་ ཆོས་ འབྱུང་ རྣམས་ ལས་ འདི་ ལྟར་ བཞེད་ དེ། བསྟན་པ་སྔ་དར་གྱི་དུས་སུ་ལོ་ཆེན་བཻ་རོ་ཙ་ན་ཆེ་ཟླ་བ་མངོན་དགའ་ལ་ཞུས་ནས། ལོ་རྒྱན་ཆེན་པོ་དང་ཆོས་རྒྱལ་ལ་ཕུལ་ཞིང་གཡུ་ཐོག་སྙིང་མ་སོགས་ལ་གནང་བ་བསམ་ཡས་དབུ་རྩེར་གཏེར་དུ་སྦས་པ་དགེ་བཤེས་གྲྭ་བ་མངོན་ཤེས་ཀྱི་བཏོན་ནས་དབུས་པ་དར་གྲགས་ལ་གནང་། དེས་རོག་སྟོན་དཀོན་མཆོག་སྐྱབས་ལ་གནང་། དེས་གཡུ་ཐོག་ཡོན་ཏན་མགོན་པོ་ལ་ཕུལ་བར་གྲགས་ཏེ་སྤྱིར་འདི་ལ་བརྒྱུད་ཚུལ་མང་སྟེ། བརྒྱུད་ཚུལ་ཐམས་ཅད་གཡུ་ཐོག་ཡོན་ཏན་མགོན་པོ་ལ་བཞུགས་སོ། །འདི་དང་མཁས་པ་ཁ་ཅིག་གིས། རྩ་རྒྱུད་སྔོན་ནས་ནང་ངོས་འཛིན་པ་ནི་རྒྱ་གར་འཕགས་པའི་ཡུལ་ན་བཤད་པ་མེད། བོད་ཀྱི་སྨན་པ་བྱང་ཆུབ་སེམས་དཔས་མཛད་ཅེས་ཟེར་ སྟེ། གཡུ་ཐོག་པས་བརྩམས་བར་བཞེད་པ་དང་། ཡང་གཡུ་ཐོག་སྨན་པའི་རྒྱལ་པོར་སྤྲུལ་ནས་གསུངས་པ་ཡིན་ཟེར་བ་སོགས་སྐད་ཡང་གསེར་འོད་དམ་པའི་འགྱུར་གཅིག་ཏུ། རིགས་ཀྱི་ལྷ་མོ་བྱང་ཆུབ་ཡང་དག་པར་སྤྱོད་པ་ལ་ཚོགས་དཔོན་གྱི་བུ་ཆུ་འབེབས་ཀྱིས་ནད་རབ་ཏུ་ཞི་བར་བྱས་པའི་ལེའུ་བཀའ་བསྩལ་ཏེ། དེའི་ཚེ་དེ་དུས་ན་སངས་རྒྱས་སྨན་གྱི་བླ་རུ་སྐུ་སྤྲུལ་ནས་གསོ་བ་རིག་པ་བདུད་རྩི་སྙིང་པོ་ཡན་ལག་བརྒྱད་པ་བཀའ་བསྩལ་ཏེ་ཞེས་དང་། སློབ་དཔོན་བཀའ་ཡི་ཐང་ཡིག་ལས། རྒྱ་གར་པདྨ་ཅན་གྱི་ཡུལ་ཁམས་ནས། །བདུད་རྩི་སྙིང་པོའི་

རྒྱུད་དང་མན་ངག་རྒྱུད། །བཀའ་ནི་ཡན་ལག་བརྒྱད་པའི་རྒྱུད་ཉིད་བསྟན། །ཞེས་སོགས་གསུངས་པའི་ཕྱིར་ན། སྤྱིར་རྒྱུད་བཀའ་ཡིན་པ་ཆོས་རྒྱལ་གདུང་རྒྱུད་ནས་རིམ་པར་བརྒྱུད་ནས་གཏེར་དུ་མ་སོང་བའི་བརྒྱུད་ཚུལ་ཡོད་པར་བཤད་པ་དང་། གྲྭ་མདོན་གྱིས་གཏེར་མ་ཡིན་པ་གྲྭ་བའི་གཏེར་འབྱུང་དང་། རྒྱུད་བཞིའི་ལུང་གི་བརྒྱུད་ཡིག་སོགས་ཀྱིས་གསལ་བ་ལྟར་མི་དབང་སྡེ་སྲིད་ཞབས་ཀྱིས་བཞེད་པ་བླ་ན་མེད་པའོ། །

འདིར་དྲི་བ་མཛད་པས། རྒྱུད་འདི་བསྒྱུར་བ་དང་། གཏེར་དུ་སྦས་པ་སོགས་བཤད་པས་བསྲེ་སླད་རྙོག་ཛོབ་ཅན་དུ་སོང་བར་སྨྲས་མ་དགོས་ཞེས་བྲིས་ཀྱང་། ལོ་ཙཱ་བས་བསྒྱུར་བ་ཐམས་ཅད་རྙོག་ཛོབ་ཅན་ཡིན་ན་བཀའ་བསྟན་འདི་ཙམ་དུ་བཞུགས་པ་ཐམས་ཅད་བསྒྱུར་ཆོས་ཡིན་པས་རྙོག་ཛོབ་ཅན་དུ་སོང་བ་མ་ཡིན་ནམ། །གཏེར་དུ་སྦས་པ་ནི་མི་མངོན་པར་རྒྱས་བཏབ་པས་བསྲེ་སླད་དང་རྙོག་ཛོབ་ཅན་དུ་བྱ་བའི་གཞི་མེད་པའི་ཕྱིར་རོ། །གཏེར་དུ་སྦ་བའི་དགོས་པ་ལ་བྱིན་རླབས་ཀྱི་ཚན་ཁ་མི་ཉམས་པ་དང་བསྲེ་སླད་རང་བཟོ་འགོག་པའི་ཆེད་དུ་ཡིན་ནོ། །

སྤྱིར་གཏེར་ཆོས་ཞེས་པ་དེ། ས་ཆོས་རྫོ་ཆོས་ཞེས་འགའ་ཞིག་གི་རྣམ་པར་རྟོག་པ་ལ་ཤར་བ་དེ་ལྟར་མ་ཡིན་ཏེ། སྟོན་འཕགས་པའི་ཡུལ་དུ་གྲུབ་ཆེན་ས་ར་ཧ་པ་དང་། དགའ་རབ་རྡོ་རྗེ་དང་། བི་རཱུ་པ། ཧ་མཆོག། ཀླུ་སྒྲུབ། པདྨ་འབྱུང་གནས། མཆོ་

སྐྱེས། རོལ་བའི་རྡོ་རྗེ། སྤྱོད་འཆང་དབང་པོ་སོགས་ཀྱིས་སྤྱན་དྲངས་པར་བཤད་པའི་རྒྱུད་སྡེ་རྣམས་ཀུང་དོན་དུ་གཏེར་ཆོས་ཡིན་ཏེ། དེའི་གོ་བ་ཡང་རེ་ཞིག་དབང་པོའི་མངོན་སུམ་དུ་མི་སྣང་བའི་སྐློག་སྒྱུར་ཞིག་ལ་བཤད་པའི་ཕྱིར་རོ། །དེའི་ཕྱིར་མཚོན་བྱེད་ཡི་གེའི་རྒྱུད་རྣམས་རེ་ཞིག་བསྟན་པའི་སྣོད་མ་གཟིགས་པས་མི་མངོན་པའི་དབྱིངས་སུ་རྒྱས་བཏབ་ནས་མཁའ་འགྲོ་མ་རྣམས་ཀྱིས་གཉེར་བྱེད་ཅིང་བསྲུངས་པ་ལ་གྲུབ་པའི་སྐྱེས་བུ་དེ་དག་ལ་ལྷག་པའི་ལྷས་ལུང་བསྟན་ཞིང་དུས་ལ་བབས་པ་ན་ཨོ་རྒྱན་གྱི་གནས་ཧྨཛ་གླི་སོགས་སྦུགས་ཀྱི་ཕོ་བྲང་ཆེན་པོ་རྣམས་མཁའ་འགྲོ་མའི་ཚོགས་ཀྱིས་གནང་བ་བྱིན་ཅིང་དབང་བསྐུར། གཏད་རྒྱ་བཀྲོལ་ནས་རྒྱུད་ཀྱི་གླེགས་བམ་བྱིན་པ་ན་རང་གིས་ཉམས་སུ་བསྟར། སྣོད་ལྡན་གྱི་སློབ་མ་གཞན་ལའང་ཙུང་ཟད་རེ་བསྟན་པ་ཡིན། དེ་བཞིན་དུ་བོད་ཀྱི་དབང་དུ་བྱས་ནས་སློབ་དཔོན་ཐམས་ཅད་གཟིགས་པས་ཕྱི་རབས་ཀྱི་གདུལ་བྱའི་སྣང་ཚུལ་ཇི་ལྟ་བར་མཁྱེན་ནས་ཟབ་ཅིང་རྒྱ་ཆེ་བའི་རྒྱུད་སྡེ་རྣམས་ལ་སྒྲུབ་ཐབས་ལས་ཚོགས་མན་ངག་སོགས་ལམ་གྱི་ཆ་རྐྱེན་ཚང་བ་རེ་མཛད་ཅིང་ཤོག་སེར་ཚིག་རྒྱུད་དུ་བཀོད་ནས། རིའི་སུལ། བྲག་གི་སྒྲོམ། གཡང་ཞག་གི་མཚོ་ལ་སོགས་པར་གཏེར་བདག་མི་མ་ཡིན་སོ་སོ་ལ་གཉེར་དུ་གཏད་ནས། མ་འོངས་པ་ན་ལས་སྐལ་དང་ལྡན་པའི་གང་ཟག་ཉིད་ལ་དབང་བ་དེས་ཐོབ་པར་ཤོག་ཅིག་ཅེས་པའི་སྨོན་ལམ་གྱིས་གཏད་རྒྱ་དང་བཅས་པས་མི་སྣང་

བར་སྦས་པ། དུས་ཕྱིས་སྐལ་བ་དང་ལྡན་པའི་སྐྱེས་བུ་ལ་སྨིན་ལམ་གྱི་མཐུ་སད། དུས་རྟགས་དང་ལུང་བསྟན་འཛོམས། སློབ་དཔོན་ཆེན་པོས་དངོས་སུ་ཞལ་བསྟན་ཅིང་དབང་བསྐུར། མཚོན་བྱ་དོན་གྱི་ཡེ་ཤེས་རྒྱས་བཏབ་ཅིང་གཏད་རྒྱ་ལུང་བསྟན་དང་བཅས་པས་དབུགས་དབྱུང་བ་ལ་བརྟེན། གཏེར་བདག་བཀའ་སྲུང་རྣམས་དམ་ཚིག་དང་བརྟུལ་ཞུགས་ཀྱི་ཟེལ་གྱིས་མནན་ནས། ཆོས་དང་ནོར་གྱི་གཏེར་ཅི་རིགས་པ་གཏེར་སྟོན་གྱི་ཕྱག་ཏུ་སོན་པས། བསྟན་པ་དང་སེམས་ཅན་གྱི་དོན་རྒྱ་ཆེན་པོ་བསྒྲུབ་པ་ནི་རྒྱལ་བའི་ཕྲིན་ལས་རླབས་པོ་ཆེའི་ཕྱོགས་གཅིག་ཡིན་ཏེ། ཚ་སྣྲུང་རོལ་བའི་མདོ་ལས། ང་ཡི་བསྟན་པའི་ཆོས་ཀྱི་གཞུང་། །ཐུགས་ནས་ཐུགས་ཀྱི་གཏེར་དུ་སྦས། །ཡང་ན་ས་ཡི་སྙིང་པོ་བྱ། །ཅི་ཕྱིར་མུ་སྟེགས་ཅན་མགོ་སྐོད། །ངེས་དོན་དཀྲུགས་པར་གྱུར་ཏ་རེ། །དེ་ཕྱིར་ཚ་སྣྲུང་རྒྱུན་མི་གཅོད། །ཅེས་པ་ལ་སོགས་ཀྱིས་བདེ་བར་གཤེགས་པས་སེང་གེའི་སྒྲ་བསྒྲོན་དུ་མེད་པར་བསྒྲགས་པས་མཚོན། ལུང་ཤིན་ཏུ་མང་བར་བཞུགས་ཀྱང་འདིར་དེ་ཙམ་མོ། །རྒྱས་པར་ཤེས་འདོད་པ་ཡོད་ན་གཏེར་གྱི་རྣམ་བཤད་སོགས་ལ་ལྟོས་དང་གསལ་བར་འགྱུར་རོ། །

ཡང་དྲི་བ་མཛད་པས། རྒྱ་གཞུང་ལ་མི་འབྱུང་བའི་ཚིག་མང་བ་ལ་ལྟར་དེ་འདྲའི་སྐྱོན་ཡིན་པ་ཞེས་རྒྱ་གཞུང་ལ་འབྱུང་མི་སྲིད་པའི་ཚིག་མང་བ་དེ་སྐྱོན་ཡིན་སེམས་ཀྱང་ཚིག་མང་བ་ནི། གསོ་རིག་ཆོས་འབྱུང་དུ། གཡུ་ཐོག་ཆེན་པོས་ཙ་རྒྱུད་ཀྱི་ལེའུ་གྲངས་དང་། བཤད་

རྒྱུད་དུ་ཟ་དང་སྨན་ཟས་ལེའུ་སོགས་སུ་ཕྱོར་བུའི་བསྟན་ཁ་དང་། ཕྱི་རྒྱུད་དུ་སྨན་དཔྱད་ཟླ་བའི་རྒྱལ་པོའི་དགོངས་པ་རྩ་ཚྭའི་བརྟགས་པ་དང་མ་བུ་དགྲ་གྲོགས། ཟ་དཀར་ཡོལ་ལ་སོགས་པ་དང་། མན་རྒྱུད་དུ་དོན་གོང་མཚུངས་ཀྱི་བསྟན་ཁ་དང་ཞུ་དག་ལེགས་པར་མཛད་པ་རྣམས་ཀྱང་གཡུ་ཐོག་ཆེན་པོ་དེ་ཉིད་ངེས་དོན་དུ་རིག་འདུས་སྨན་པའི་རྒྱལ་པོའི་སྐུར་བཞེངས་པ་མ་ཟད་རྣམ་པ་གང་གི་སྒོ་ནས་ཀྱང་འཆད་རྩོད་རྩོམ་པའི་རྒྱུ་ཀུན་ཚང་ཞིང་ཞེས་དེའུ་དམར་བསྟན་འཛིན་ཕུན་ཚོགས་ཀྱི་བཞེད་པ་ལྟར་རང་ཅག་ཁ་བ་རི་བའི་ས་གཞིས་དང་འཚམ་པའི་ཡོ་བྱད་ཟས་དང་སྨན་རྫས་ཐོན་ཁུངས་སོགས་ལ་དམིགས་ནས་གང་ལ་གང་འཚམས་ཀྱིས་བསྟན་ཁ་མཛད་ཡོད་ན་རྒྱ་གཞུང་ལ་མི་འགྱུར་བའི་ཚིག་མང་བ་སྨྲོས་མ་དགོས། ཡང་ལ་ལས་བཟླ་བའི་ རྟགས་ ཀྱང་ ལེགས་ སྦྱར་ ཕོ་ ནར་ ཕྱིན་ གྱིས་ ཀླབས་ ཀྱི། གཞན་པའི་སྐད་ལ་དེ་འདྲ་ཨེ་ཡོད་སྙམ་ནས་རྒྱུད་ལ་དོགས་པ་ཟ་ན། ཡོད་དེ་ཉིང་རྒྱུད་རྣམས་སུ་རྒྱ་སྐད་དུ་རྟགས་ཕྱིན་གྱིས་བརླབས་པའི་རྟགས་སོར་བཞག་པའང་ཡོད། ཤམ་བུ་སོགས་རྟགས་དངོས་ལའང་བོད་སྐད་དུ་བྱས་པ་ཡོད་དེ། དེ་དག་རྡོ་སྦྱར་ཁྱད་དུ་འཕགས་པ་དང་སངས་རྒྱས་ལས་མི་གཞན་པའི་རྒྱལ་དབང་པདྨ་ཀ་ར་སོགས་ཀྱིས་དགོངས་པས་ཕྱིན་གྱིས་ཀླབས་ནས་བསྟན་པ་ཡིན་ལ། དེ་ལྟར་བཟློས་ན་བསླུ་བ་མེད་པ་ནི་པུ་ཏྲ་ཧྲ་དྲའི་རྟགས་ཞང་ཞུང་གི་སྐད་དུ་ཡོད་པ་བསམ་ཡས་སུ་གཏེར་དུ་སྦས་པ། ཕྱིས་ཁ་ཅིག་གིས་བཏོན་

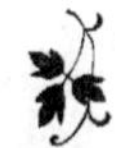

པའི་ཚེ། ལོ་ཆེན་རིན་བཟང་གིས་ལས་སྒྱུར་མཛད་པ་རྒྱ་སྐད་ཀྱི་སྡེགས་ཀྱིས་མ་གྲུབ་ལ། ཞང་ཞུང་གི་སྐད་ཀྱི་སྡེགས་ཀྱིས་ལས་དེ་གྲུབ་པས། པད་འབྱུང་དུས་གསུམ་མཁྱེན་པ་ཡིན་ནོ་ཞེས་བསྡུགས་བརྗོད་མཛད་པ་ས་སྐྱའི་མགོན་པོད་སོགས་སུ་གསུངས་པས་མཚོན་པས་ཤེས་སོ། །དེའི་ཕྱིར་མཁའ་འགྲོ་གསང་བའི་བརྡའ་དག་ལྷ་ཀླུ་གནོད་སྦྱིན་རྣམས་དང་། མི་ཡི་སྐད་ཀྱི་བྱེ་བྲག་ལེགས་སྦྱར་ཟུར་ཆག་སོགས་བཞི་དང་། བོད་སོགས་ཡུལ་སོ་སོའི་སྐད་དུ་བྱིན་གྱིས་བརླབས་པ་ཡོད་དེ། ཆོས་ཐམས་ཅད་ཀྱང་ངེས་ཚིག་སྣ་ཚོགས་ཀྱིས་མ་བསྟན་ན། སྐད་རིགས་གཅིག་གིས་ཡུལ་གཅིག་གི་སྟོན་པར་འགྱུར་གྱི། ཡུལ་ཐམས་ཅད་དུ་སྟོན་མི་ནུས་པས། ངེས་ཚིག་སོ་སོ་ཡང་དག་པར་རིག་པ་ཐོབ་པའི་སངས་རྒྱས་བྱང་སེམས་རྣམས་སྐད་སྣ་ཚོགས་ཀྱིས་སྟོན་པ་ནི། ལྷ་ཡི་སྐད་དང་ཀླུ་དང་གནོད་སྦྱིན་སྐད། །སོགས་ནས་ཐམས་ཅད་སྐད་དུ་བདག་གིས་ཆོས་སྟོན་ཏོ། །ཞེས་པའི་དོན་ལ་གཞོལ་བར་འགྱུར་རོ། །དེའི་ཕྱིར་དཔྱིག་གཉེན་ཞབས་ཀྱིས། དེའི་ཆོས་ཚུལ་ལ་ཐུབ་རྣམས་ཚད་མ་ཡིན། །ཞེས་གསུངས་པ་ལྟར་རྒྱུད་བཞིའི་མཇུག་དོན་སོགས་སུ་བྱུང་བའང་དེ་བཞིན་ནོ། །

དྲི་བ་དྲུག་པ། མཁྲིས་ཟས་སྐབས་བེ་རོྟན་ལས་བ་རའི་ཚ་དར་ཟས་ཀྱི་གྲལ་དུ་བགྲངས་ལ། བད་ཀན་སྐབས་འབྲི་ཡི་ཚ་དར་སྐམ་དུ་བཞེད། ཞལ་ལུང་ལས། འདིའི་སྐབས་སུ་བ་རའི་ཚ་དར་

ཟས་ཀྱི་ཡོངས་སུ་བསྒྱུ་བ་དང་། ཆབ་ཚ་ཇ་ལ་འདོད་པ་རྣམས་ནི་ཀློ་དང་མི་ལྡན་པའི་དོན་ཡིན་ལ། ཞོ་དར་ཟས་ཀྱི་ཐོག་མར་འབྱུང་བ་ནི་བ་རའི་མར་གསར་དང་ཚིག་བརླུམ་པར་བྱ་བའི་སྐད་དུ་ཡིན་ཡང་། དོན་དུ་ཞོ་དར་སྨིན་དུ་འོང་བ་ཡིན་ནོ། །ཞེས་གསུངས། པེ་སྲོན་རྗེས་འབྲང་རྣམས་ཀྱིས་ཟས་སྨིན་གཉིས་སུ་ཕྱེ་བའི་ཟས་ཀྱི་གྲལ་དུ་བགྲངས་འདུག་མོད། གཞུང་རང་ན་མཁྲིས་ཟས་དགུ་དྲངས་ནས་བདུན་ཟེར་བ་དང་། སྨིན་གྱི་སྐབས་སུ་གསུམ་དྲངས་ནས་ལྔ་ཟེར་བ་ལ་དཔག་ན། དོན་ལ་པེ་སྲོན་སྨིན་དུ་བཞེད་སྙམ་པས་ཇི་ལྟར་ལགས།

དྲི་བ་དྲུག་པ་ལ། པེ་སྲོན་ལས་བ་རའི་ཞོ་དར་ཟས་ཀྱི་གྲལ་དུ་བགྲངས་ལ། བད་ཀན་སྐབས་འབྲི་ཡི་ཞོ་དར་སྨིན་དུ་བཞེད་ཞེས་ཞོ་དར་ཡིན་པར་འདྲ་བ་ལ་མཁྲིས་པའི་སྐབས་ཟས་དང་། བད་ཀན་སྐབས་སྨིན་དུ་བཞེད་པ་གཉིས་འགལ་བར་འདུག་སྙམ་པའི་དོགས་པ་ལ། འགྲེལ་ཆེན་གཉིས་ཏེ་པེ་སྲོན་གྱི་ཞོ་དར་ཟས་ཀྱི་གྲལ་དུ་བགྲངས་པ་ལ་ཞལ་ལུང་གིས་སྨིན་དུ་བཞེད་པས་འགྲེལ་ཆེན་གཉིས་འགལ་བར་དོགས་པ་དང་། པེ་སྲོན་རྗེས་འབྲང་དང་བཅས་པས་རང་གཞུང་ན་མཁྲིས་ཟས་དགུ་དྲངས་ནས་བདུན་ཟེར་ནས་གཉིས་ཀྱི་མ་འདང་བའི་དོགས་པ། སྨིན་གྱི་སྐབས་སུ་གསུམ་དྲངས་ནས་ལྔ་ཞེས་གཉིས་སྒྲོ་བཏགས་པའི་དོགས་པ་བྱུང་བ་ལ། ལན་ནི་ཕྱིར་འདི་སྐབས་སུ་དྲི་བ་མཛད་པས་པེ་སྲོན་གྱི་གཞུང་དུ་གསལ་པོར་མ་སྟོས་

བས་ནོངས་ཏེ། ཞལ་ལུང་དུ་ཚ་དར་ཟས་ཀྱི་ཐོག་མར་འབྱུང་བ་ནི་བ་རའི་མར་གསར་དང་ཚིག་བཙོས་པར་བྱ་བའི་སྐད་དུ་ཡིན་ཡང་དོན་དུ་ཚ་དར་སྐྱམ་དུ་འདོད་པ་ཡིན་ནོ་ཞེས་གསལ་བཤད་མཛད་པ་དེ་བཞིན། པི་སྟོན་གཞུང་དུ་སྐྱམ་གང་ཡིན་ལ་ཚིག་གྲོགས་སྦྱར་བ་སྟེ། བ་རའི་ཚ་སྣོད་བཅས་ཀྱི་ལོ་མ། བ་རའི་དར་བ་སྣོད་དུ་བླུགས་པའི་ལོ་མ་ཞེས་མཁྲིས་པའི་སྐྱམ་ཡིན་ཚད་ལ་སྣོད་ཀྱི་ཚིག་གྲོགས་འདི་སྦྱར་འདུག་པས། འདིས་དྲི་བ་མཛད་པའི་དོགས་པ་ཐམས་ཅད་འབད་མེད་དུ་གྲོལ་བར་འགྱུར་བས་གོང་གི་དོགས་པ་རེ་རེ་ལ་ལན་གདབ་མི་དགོས་མ་ཟད། མཁས་པའི་གཞུང་ལ་དོགས་སློང་བྱས་པ་ཐམས་ཅད་སྒྲོ་སྐུར་གྱི་མཐར་ལྷུང་བའི་ཉེས་པར་གྱུར་ནས་རང་གི་མགོ་ལ་འཁོར་བ་སྟེ། བ་རའི་ཚ་དར་ཟས་ཀྱི་གྲལ་དུ་བགྲངས་མེད་པ་ལ་བགྲངས་པར་སྒྲོ་བཏགས་པའི་ཉེས་པ་དང་། ཚ་དར་ཙམ་བད་མཁྲིས་གཉིས་ཀྱི་སྐྱམ་དུ་བཞེད་པ་འདྲ་བ་ལ། དེ་གཉིས་མི་འདྲ་བར་འགལ་བར་འཛིན་པའི་ཉེས་པ། པི་སྟོན་རྗེས་འབྲང་དང་བཅས་པས་རང་གཞུང་ན་མཁྲིས་ཟས་དགུ་བགྲངས་མེད་པ་ལ་བགྲངས་པར་སྒྲོ་བཏགས་པའི་ཉེས་པ་དང་། སྐྱམ་གྱི་སྐབས་སུ་གསུམ་བགྲངས་མེད་པ་ལ་བགྲངས་པར་སྒྲོ་བཏགས་པའི་ཉེས་པ་སོགས་ཨེ་འགྱུར་བློ་ལྡན་རྣམས་ཀྱིས་དཔྱད་པར་བྱའོ། །

དྲི་བ་བདུན་པ། རྩ་རྒྱུད་ཀྱི་དཔེ་ཕལ་ཆེར་དང་། པི་སྟོན་ན། མཁྲིས་པ་མཆིན་དྲི་ལ་བརྟེན་པར་ན་གནས། །ཞེས་པར་

དཔག་ན། བརྟེན་པ་སྣོད་མཁྲིས་ལ་བསམ་འདྲ་བ་དང་དཔེ་འགའ་དང་། ཞལ་ལུང་ན། མཚིན་མཁྲིས་ལ་བརྟེན་ཞེས་ཡོད་པར་དཔག་ན། ཞེ་སྡང་སྲོག་རྩ་ཁྲག་ལ་བརྟེན་ནས་གནས། །དེ་ལས་མཁྲིས་པ་བསྐྱེད་པའི་བར་ན་གནས། །ཞེས་པ་ལྟར། ཉེས་གསུམ་ནང་གི་མཁྲིས་པ། མཚིན་མཁྲིས་དང་། སྲོག་རྩ་དང་ཁྲག་ལ་གནས་པར་བཤད་པ་འབྱུང་བས་ཇི་ལྟར་ལགས།

དྲི་བ་བདུན་པ་ལ། བའི་སྟོན་ན་མཁྲིས་པ་མཆིན་དྲི་ལ་བརྟེན་པར་ན་གནས་ཞེས་པ་ལ་དཔག་ན། བརྟེན་པ་སྣོད་མཁྲིས་ལ་བསམ་པ་འདྲ་ཞེས། རྟེན་མཆིན་དྲི་ལ་བརྟེན་པ་སྣོད་མཁྲིས་གནས་པའི་དོགས་པ་དང་གཅིག ཡང་ཞེ་སྡང་སྲོག་རྩ་ཁྲག་ལ་བརྟེན་ནས་གནས་ཞེས་བཤད་རྒྱུད་ཀྱི་ལུས་ཆགས་ཚུལ་སྐབས་ཀྱི་ཆགས་རྩ་གསུམ་ལ་བརྟེན་ཉེས་གསུམ་རྒྱུ་འབྲས་དང་བཅས་པ་གནས་པར་བཤད་པ་དེ་དང་གཅིག་ཡིན་པར་དོགས་པ་གཉིས་ལས།

དང་པོའི་ལན་ནི། འདིར་ཉེས་གསུམ་གྱི་གནས་ཀྱི་ཡལ་ག་ལས་གྱེས་པའི་ལོ་མ་བཤད་པའི་སྐབས་ཡིན་པའི་ཕྱིར་ན་དོན་སྣོད་ཀྱི་གནས་ས་སྟོན་པ་ཡིན་སླམ་པ་བློ་ལྡན་སུ་ལའང་འཆར་མི་སྲིད་པའི་ཕྱིར་རོ། །འོ་ན་མཁྲིས་པ་མཆིན་དྲི་ལ་བརྟེན་པར་ན་གནས་ཞེས་པའི་དོན་ཅི་ཞེས་ན། པར་ན་གནས་ཞེས་པའི་བར་དེ་ལུས་ཀྱི་ཡ་མཐའ་ཀླད་པ་ལ་བྱས་པ་དང་མ་མཐའ་དཔྱི་རྐེད་ལ་བྱས། བར་མཆིན་མཁྲིས་ལ་མཛད་པ་ཞིག་དང་། གློ་སྙིང་གཉིས་ཀྱི་བར་གཤམ་

དང་། མཆིན་མཁྲིས་གཉིས་ཀྱི་སྙིང་ཕྱོགས་སུ་མཆིན་དྲི་གནས་པ་དེ་ལ་བར་དུ་འཛིན་པ་གཉིས་བྱུང་བ་ལས། རྫོན་གྱི་དཔེ་རྙིང་ལ་ལར་མཁྲིས་པ་མཆིན་དྲི་ལ་བརྟེན་ཞེས་ཡོད་པ་ལ་སྡེ་སྲིད་ཆེན་པོས་དེ་ལྟར་དུ་འགྲེལ་ཏེ། སྨྲི་ལྡོག་ནས་མཁྲིས་པ་དྲོད་ཀྱི་རང་བཞིན་གློ་སྙིང་དང་མཆིན་མཁྲིས་གཉིས་ཀྱི་བར་དུ་གནས་ཞེས་འགྲེལ་ན་ཐུན་མོང་མ་ཡིན་པའི་གནད་ཞིག་སློང་བ་རྟོགས་ཐུབ་བོ། །

གཉིས་པའི་ལན་ནི། བཤད་རྒྱུད་དུ། ཆགས་པའི་རྩ་ནི་ལྟེ་བ་ལས་གསུམ་གྱེས་ཞེས་པའི་སྐབས་ཀྱི་རྩ་ཉོན་གཏི་མུག་དང་ཞེ་སྡང་དང་འདོད་ཆགས་གསུམ་ཆགས་རྩ་གསུམ་ལ་བརྟེན་ནས་ཡས་ནས་རིམ་པ་བཞིན་བད་ཀན་དང་མཁྲིས་པ་དང་རླུང་གསུམ་བསྐྱེད་ཚུལ་དང་བཅས་བར་བཤད་པ་ཡིན་པའི་ཕྱིར། འདིར་སྨྲི་ལྡོག་ནས་གནས་ས་བཤད་པའི་སྐབས་དང་མཚུངས་པ་མ་ཡིན་ནོ། །

དྲི་བ་བརྒྱད་པ། མཁྲིས་ཟས་སྐབས། སྐྱབས་དང་། ཁུར་ཚོད་ཞེས་པར། འགྲེལ་བ་རྣམས་སུ་སྐྱབས་ནི། ཁུར་སྐྱའི་ཚོད་མར་བཤད་ལ། ཁུར་ཚོད་ཟུར་དུ་དྲངས་པ་ལས་གཞན་མ་བཤད་པས། ཁུར་ནག་གི་ཚོད་མ་ལ་བྱེད་དམ། ཇི་ལྟར་ལགས་འདི་ག་རང་ཞིང་གི་གསོ་རིག་སློབ་རྣམས་ཀྱི་སྙན་དྲུང་དུ། རང་གི་སེམས་ཉིའི་དོགས་པ་གཅོད་པའི་ཕྱིར་དུ་ཞུས་པས་ཞུ་བ་ལགས་སོ། །

དྲི་བ་བརྒྱད་པ་ལ། མཁྲིས་ཟས་སྐབས་སྐྱབས་དང་ཁུར་ཚོད་ཞེས་པ་དང་། འགྲེལ་བ་རྣམས་སུ་སྐྱབས་ནི་ཁུར་སྐྱའི་ཚོད་མར་

བཤད་ལ། ཁུར་ཚོད་ཟུར་དུ་དྲངས་པ་ལས་གཞན་མ་བཤད་པས། ཁུར་ནག་གི་ཚོད་མ་ལ་བྱེད་དོ་ཞེས་པའི་ལན་ནི། པེ་སྔོན་དང་ཞལ་ལུང་གཉིས་ཀས་ཁུར་ཚོད་ཟུར་དུ་དྲངས་པ་ལས་མཚན་གཞི་ངོས་གཟུང་མེད་མོད། སྐྱེམ་འགྲེལ་ལས། སྐབས་འདི་གྲབ་མོ་དང་སོག་ཁ་པ་རྣམས་དོན་གཅིག་གོ །ཁུར་ཚོད་ནི་ཁུར་མང་གི་ཚོད་མ་རྣམས་ཟས་སོ་ཞེས་གསུངས་ཀྱང་། ཕྱིས་སུ་འགྲེལ་ཆེན་པེ་སྔོན་གྱི་བདག་པོ་ལྷ་བུར་གྱུར་པའི་མཁས་དབང་མཁྱེན་རབ་ནོར་བུས། སྐབས་དེ་ཁུར་སྐྱའི་ཚོད་མ་ཞེས་ཁུར་མང་དང་མེ་ཏོག་དཀར་པོ་འཆར་བ་དེ་ལ་བཤད་པ་དང་། ཁུར་ཚོད་ནི་ཁུར་མང་རིགས་བཞིའི་ནང་ནས་རྒྱ་ཁུར་ལོ་མའི་ཚོད་མ་ཡིན་པར་བཞེད་དོ། །

སྐབས་དང་པོ། ཪོགས་གཞན་གྱི་སྐོར།

༧. གསོ་བ་རིག་པའི་གཞུང་འདིར་རྩ་དབྱུ་མ་བཤད་པ་དེར་དགོས་པ་ཡོད་དམ་མེད།

ལན། ལུས་སྐྱེད་བྱེད་ཀྱི་རྒྱུ་རྐྱེན་ཚོགས་པ་ལ་ངེས་པ་སྐྱེད་པའི་ཕྱིར་མེད་དུ་མི་རུང་སྟེ། རྒྱུད་ལས། གང་གི་དོན་དུ་གསོ་བ་ལུས་དང་ནི། །གང་གསོ་དེ་ལས་བྱུང་བའི་ནད་དུ་བསྟན། །ཞེས་པས། གསོ་བར་བྱ་བའི་ཡུལ་ནི་ལུས་དང་ནད་གཉིས་ཡིན་ལ་ནད་ཀྱང་ལུས་ལ་བརྟེན་ནས་བྱུང་བས་ན། གཙོ་བོ་རྟེན་ལུས་ཀྱི་རྣམ་བཞག་གཏན་ལ་དབབ་དགོས། ལུས་དེ་ཡང་འགྲུབ་བྱེད་ཀྱི་རྒྱུ་དང་རྐྱེན་གྱི་ཚོགས་པ་བསམ་གྱིས་མི་ཁྱབ་ཀྱང་། དང་པོ་སྐྱེད་བྱེད། བར་དུ་གནས་བྱེད། ཐ་མར་འཇིག་བྱེད་ཀྱི་རྩ་བ་ནི་རླུང་དང་མཁྲིས་པ་བད་ཀན་གསུམ་ཡིན་པས་ཐོག་མར་ཁུ་ཁྲག་སེམས་གསུམ་ལྷན་གཅིག་ཏུ་ཚོགས་པ་ནས་དེར་གང་རྟེན་ཅིང་འབྲེལ་འབྱུང་དུ་ཡོད་མོད་ཀྱང་། མངལ་གནས་ལུས་ཀྱི་དང་པོ་ལྟེ་བ་ཆགས། །དབུག་པ་ལྟེ་བ་ལ་བརྟེན་སྲོག་རྩ་ཆགས། །ཞེས་ལྟེ་བ་ལ་བརྟེན་ནས་ཆགས་པའི་སྲོག་ཆེན་པོའི་རླུང་གནས་པའི་རྩ་དེ་ལ་རྒྱུ་དུག་གསུམ་དང་འབྲས་བུ་ཉེས་པ་གསུམ་གྱི་རྟེན་ནམ་རྩ་སྟོད་སྨད་བར་གསུམ་དུ་གྱེས་ཏེ་རྟེན་དང་

བརྟེན་པའི་ཚུལ་དུ་གནས་པར་བཤད་ལ། སྙིང་ཐུབ་ལས། སྙིང་གི་དཀྱིལ་ན་རྩའི་རྒྱལ་པོར་ཤེལ་གྱི་སྨྱུག་མ་ཞེས་ཀྱང་བྱ། ཡབ་རྫེ་དཀར་པོ་ཞེས་ཀྱང་བྱ་སྟེ། སྲོག་གི་རྟེན་དུ་གྱུར་པ་ཁ་དོག་དཀར་ལ་འཚེར་བ། རིང་ཐུང་ཚོན་གང་བ་རྟ་རྔ་བཅུ་ཚད་དུ་བཤགས་པ་ཙམ་ཞིག་གནས་ཏེ། རྩའི་རྒྱལ་པོ་དེ་ལས། དྭངས་མ་རྒྱུ་བའི་རྩའི་སློན་པོ་བཞི་གྱེས་ཏེ། དྭངས་མའི་དྭངས་མ་ཆུའི་ཐིགས་པ་ལྟ་བུ་རྒྱུ་བའི་རྩ་དང་། ཁྲག་གི་དྭངས་མ་མཚལ་ཚིག་ལ་མའི་ཐིག་པ་ལྟ་བུ་རྒྱུ་བའི་རྩ་དང་། མདངས་སམ་འོད་ཀྱི་དྭངས་མ་ཁ་དོག་སྣ་ཚོགས་སུ་སྣང་བ་འཇའ་ཚོན་ལྟ་བུ་རྒྱུ་བའི་རྩ་དང་། དབུགས་ཀྱི་དྭངས་མའི་དྭངས་མ་གསེར་ས་ལེ་སྦྲམ་ས་འོག་ཏུ་བཙུག་པའི་རླངས་པ་ལྟ་བུ་རྒྱུ་བའི་རྩ་དང་བཞིར་གྱེས་པའོ། །དེ་ཡང་། སྙིང་ནི་ལྟེ་ལ་ཉེར་གནས་ཤིང་། །རླུང་ལྟེའི་སྟེང་ནས་ཡང་དག་བྱུང་། །ལུས་ཟུངས་ཀུན་གྱི་དྭངས་མ་ནི། །རྟག་ཏུ་སྙིང་ལ་རྒྱུ་བ་ཡིན། །ཞེས་གསུངས་པའི་ཕྱིར་ན་སྲོག་པ་རྩ་ཞེས་པ་ལྟེ་བ་ལས་གྱེས་པར་གསུངས་པ་འདི་ཆོས་ཅན། དབུ་མ་ཡིན་ཏེ། རྩ་ཐམས་ཅད་ཀྱི་ཐོག་མ་ཁོ་ནར་ཆགས་པ་གང་ཞིག་འཁོར་ལོ་བཞིའམ་དྲུག་གི་སྲོག་ཤིང་ཡིན་པའི་ཕྱིར་དང་། སྲོག་རླུང་ཨ་ཡིག་ཅན་གྱི་རྟེན་ཡིན་པའི་ཕྱིར་རྟགས་དང་པོ་གྲུབ་སྟེ། སྤྱན་གཟིགས་ཀྱི་འགྲེལ་བ་ལས། སྲོག་ནི་ཀུ་ས་མ་སྟེ་ཤིན་ཏུ་སྟོང་བའོ། །ཤིན་ཏུ་ཡིད་བཟང་མའོ་ཞེས་དང་། དབུ་མར་སྲོག་རླུང་བརྟེན་པར་བྱས་པའི་ཚེ་ན་མེད་པ་ལྟར་རོ། །ཞེས་དང་། ཐོག་མར་ལུས་སྐྱེད

གཞིར་གྱུར་པ་དབུ་མ་སྲོག་རླུང་བཅས་པ་སྟེ་ཞེས་གསུངས་པའི་ཕྱིར། གཉིས་པ་གྲུབ་སྟེ། རྩོམ་འབྱུང་སོགས་ལས། རྩ་འདི་ཐམས་ཅད་ཀྱི་དབུས་ན་གནས་ཤིང་། ཐམས་ཅད་སྐྱེད་པར་གསུངས་པ་སྟེ། འཁོར་ལོ་དྲུག་གི་དབུས་ན་ནི། །ཞེས་སོགས་དང་། སྙིང་གའི་རྩ་སྐྱེས་དབུས་སོན་པ། །ཆུ་ཤིང་མེ་ཏོག་ལྟར་སྡོང་བ། །ཏན་ནི་འཕྱང་ཞིང་འོག་ཏུ་བལྟ། །ཞེས་སོགས་གསུངས་པའི་ཕྱིར་རོ། །ནང་དོན་རང་འགྲེལ་ལས། ལུས་གྲུབ་པའི་སྲོག་རླུང་རྟེན་དབུ་མ་སོགས་དང་། ད་ལྟ་ཀུན་གཞིའི་རྣམ་ཤེས་ཀྱི་རྟེན་སྲོག་ཆེན་པོའི་རླུང་གིས་གང་ནས་ཡོད་པ་དབུ་མ་སྟེ་འདི་ལ་དུས་འཁོར་ལས་སྟོང་སྒྲ་གཅན་འོག་དུས་མེར་བཤད་དེ་རླུང་ཐམས་ཅད་ཀྱི་རྩ་བ་དེར་བརྟེན་པས་སོ། །ཞེས་སོ། །

གསུམ་པ་གྲུབ་སྟེ་སམ་བུ་ཊ་ལས། སྤྱི་བོ་ལྟེ་འོག་འཁོར་ལོ་ནི། །ཨེ་ཡི་དབྱིངས་སུ་ཡང་དག་གནས། །སྙིང་དང་མགྲིན་པར་ཡང་དག་རྒྱུ། །ཞེས་གསུངས་སོ། །དེའི་མིང་ལ་སྲོག་རྩར་འདོགས་པའི་རྒྱུ་མཚན་ཡོད་དེ། སྲོག་རླུང་གི་རྟེན་རྩ་གང་ཞིག། ལུས་སྐྱེད་གནས་འདོར་བའི་རྩ་བ་ཡིན་པའི་ཕྱིར། དེ་སྐད་དུ་ཡང་ས་ར་ཧས་རླུང་འགྱུ་བ་རྩ་ཆེན་སྲོག་པ་རྩར་ཆུད་ན། ཐ་མལ་ཤེས་པ་རང་གིས་འགགས་པ་གདོན་མི་ཟ། ཞེས་སོ། །མིང་གི་རྣམ་གྲངས་ནི། ཨ་བ་དྷཱུ་ཏི། ཀུ་སུ་མ། ཀུན་འདར་མ། ཕྲ་བའི་གཟུགས། སྲོག་པ་རྩ། དབུ་མ། ནང་གི་ཤིང་གཅིག་མ། སྲོག་གི་སྐྱུད་པ། ལམ་པོ་ཆེ།

མར་སྣ་དུང་ཅན་མ། ཡར་སྣ་སྦྲ་གཅན་ཟེར་རོ། །ཡང་རླུང་གི་རྒྱུ་བ་འབྱུང་ཞེས་པ་ནི་རླུང་དེ་ཐམས་ཅད་རེ་རེ་ནས་སྲོག་གི་རླུང་ལས་སྤྲོས་པ་ཁོན་ཡིན་ཞིང་ལུས་ཁམས་ཐམས་ཅད་བསྐྱེད་པའི་རྩ་དབུ་མའམ་སྲོག་པ་རྩ་ཁོ་ནས་འབྱུང་སྟེ། སམ་བུ་ཏ་ལས། ཀང་བ་ནས་ནི་སྤྱི་མཐར་ཐུག་སྐུད་པ་གཅིག་ལས་ཡང་དག་འབྱུང་། ཞེས་དང་། སྲོག་རླུང་ནི་རྣམ་པར་ཤེས་པའི་ཁམས་ལས་འབྱུང་བ་ཡིན་པར་ཤེས་དགོས་པ་ཡིན་ནོ། །ཞེས་སོགས་གསུངས་པའི་ཕྱིར་ན། ལུས་འགྲུབ་བྱེད་ཀྱི་རྩ་བ་ཉག་གཅིག་ཏུ་གྱུར་ལ། གཞན་གྱིས་འདི་ལྟར་སྨྲ་ཐུབ་པས་གཞུང་ལུགས་འདིའི་ཁྱད་ཆོས་ཀྱང་ཡིན་པར་འཁྲུམས་སོ། །

༣. སློང་བ་རྒྱུ་དང་། མཚན་ཉིད་རྟགས། ཕན་གནོད་བསྟེན་པའི་སྒོ་ནས་བརྟག་པ་གསུམ་གྱི་བརྟག་ས་མཐར་ཐུག་དེ་གང་ཡིན།

ལན། ནད་སྐྱེད་བྱེད་ཀྱི་རྒྱུ་རྐྱེན་ལ་དགོངས་ནས་དབྱེ་བ་གསུམ་དུ་མཛད་མོད། བརྟག་གཞི་མཚན་ཉིད་ཀྱི་ཟུར་ཉེ་ཤུའི་ངོ་བོ་དང་བྱེད་ལས་ཀྱིས་བསྡུས་པའི་འཕེལ་ཟད་གསོག་ལྡང་འཁྲུགས་པ་ལ་སོགས་བརྟག་ཡུལ་དབང་པོ་ཡུལ་དང་དྲི་མ་ལ་སོགས་པའི་སྟེང་དུ་ཤར་བ་དེ། བརྟག་སྒོ་ཡུལ་དུས་རང་བཞིན་ན་ཚོད་སོགས་ཀྱི་སྒོ་ནས་དཔྱད་དགོས་པས། མཐར་ཐུག་གི་ངོས་འཛིན་ས་དེ་མཚན་ཉིད་ལས་གཞན་མེད་པའི་ཕྱིར་དེ་དག་གི་ངོ་བོ་དང་བྱེད་ལས་ཀྱི་དབང་གིས་བརྟག་བྱའི་ནད་རྣམས་དབྱེབས་དང་ཁ་དོག་གི་རྣམ་པར་ཤར་བ

གཅིག་དང་། རིག་བྱས་གཅོད་ཚུལ་ན་ལུགས་ཀྱི་རྣམ་པ་སྟོན་པ་གཉིས་དང་། དལ་སྦྱར་ལ་སོགས་རྩ་ཡི་རྣམ་འགྱུར་གྱི་སྒོ་ནས་སྟོན་པ་དང་གསུམ་ཡོད་པ་ལས། བལྟ་བ་དང་རེག་པ་དང་དྲི་བ་གསུམ་གྱི་སྒོ་ནས་གཏན་ལ་འབེབས་དགོས་པ་ཡིན་ལ། དེ་དག་སོ་སོར་མ་ཕྱེ་བར་ངེས་བྱེད་ཀྱི་མཚན་གཞི་དཀྱུས་གཅིག་ཏུ་བཀོད་ན། རླུང་འཕེལ་ན་མཚན་ཉིད་དྲུག་ལྡན་དུ་འཕེལ་མོད། འོན་ཀྱང་སོ་སོའི་མཚན་ཉིད་རེ་སྟོན་པར་བྱེད་དེ། མཚན་ཉིད་རྩུབ་པ་དང་ཕྲ་བ་ཤས་ཆེར་གྱུར་པས་དྭངས་མ་བད་ཀན་ལ་གནོད་པར་བྱས་པས་ལུས་སྐམ་པ་དང་། རླུང་གི་རང་མདོག་ནག་པ་དང་གྲང་བས་ཉེན་པས་གཉེན་པོ་དྲོད་ཡོད་པ་ལ་དགའ་བ་དང་། ཡང་གཡོ་གྲང་བ་འཕེལ་བས་ལུས་འདར། ཕྲ་བ་སྤྲོས་ཤིང་སྲ་བས་ལེགས་པར་མ་ཞུ་ནས་བཤང་བ་སྲི་བ་དང་། གྲིན་རྒྱུའི་རླུང་གི་ཡང་གཡོ་འཕེལ་བས་སྐྲ་བ་མང་བ་དང་། སྲོག་འཛིན་ལོག་པར་ཞུགས་པས་མགོ་བོ་འཁོར་བ་དང་། གཞན་ཡང་རྩ་བ་དང་ཡན་ལག་གི་རླུང་ལོག་པས། སྟོབས་དང་གཉིད་དང་དབང་པོ་རྣམས་མཐུ་ཆུང་བའོ། །མཁྲིས་པ་འཕེལ་བས་སྣོད་མཁྲིས་རྩར་ལུད་པ་དང་། མཁྲིས་པའི་རང་མདོག་གིས་བཤང་བ་དང་གཅིན་པགས་པ་དང་མིག་རྣམས་སེར་བ་དང་། འཇུ་བྱེད་ཀྱི་ཚ་རྣོའི་སྟོབས་འཕེལ་བས། བཀྲེས་པ་དང་སྐོམ་པ་དང་ལུས་ལ་ཚ་བ་རྒྱས་པ་དང་། ཡང་བ་འཕེལ་བས་གཉིད་ཆུང་བ་དང་། དྲི་ཡིས་ལུས་ལ་དྲི་ངན་རྒྱས་པ་དང་། འབྲུ་གཤེར་འཕེལ་བས་འབྲུ་བར་བྱེད་དོ། །

བད་ཀན་གྱི་མཚན་ཉིད་སྨུམ་བསིལ་འཕེལ་བས། ལུས་དྲོད་མེད་པ་དང་། བསིལ་རྟུལ་གྱིས་ཟས་མི་འཇུ་བ་དང་། ལྕི་བརྟན་གྱིས་ལུས་ལྕི་བ་དང་། རང་མདོག་དཀར་བ་དང་འཇམ་བརྟན་གྱིས་ཁོང་དུ་ཟུག་མེད་ཀྱང་མི་བདེ་བའི་ཉམས་ཀྱིས་ཁྱབ་པ་སྐྱེ་སྐྱོམས་པ་དང་། བད་ཀན་དང་མཉམ་དུ་ཤ་སྐྱེས་པས་ལུས་དང་ཡན་ལག་ལྕིད་པ་དང་། བསིལ་བ་དང་འབྱུར་བག་གིས་མཆིལ་མ་དང་ལུད་པ་མང་བ་དང་། ལྕི་བརྟན་གྱིས་གཉིད་ཆེ་བ་དང་། སྙོ་བ་དང་འགྱུལ་བར་འབྱུར་བག་ཅན་འཕེལ་བས་དབུགས་རྒྱུ་བ་མི་བདེ་བའོ། །གསུང་རབ་སྤྱི་ནས་རླུང་སྲོག་འཛིན་གྱི་ཆ་དང་། རྒྱུད་འདིར་གྱེན་རྒྱུའི་མཐུ་བྲི་ནས་དྲན་པ་མི་གསལ་བར་བཤད་དོ། །རྩའི་འཕར་སྣང་ཀྱང་། ཡང་གཡོས་ཁར་རྐྱལ་བ་དང་། ཉེ་ཡང་གིས་མགྱོགས་པ་དང་། ལྕི་རྟུལ་གྱིས་གཏིང་དུ་ཐིངས་པ་དང་། ཉེ་རྩུབ་གཡོ་བས་དྲག་པར་འཕར་བ་སོགས་ཁྲག་དང་བསྡོངས་ནས་འཕར་ཚུལ་མི་འདྲ་བའི་རིགས་མཐའ་དག་འབྱུང་ངོ་། །རྒྱུ་མཚན་དེའི་ཕྱིར་ན། ནད་རྟགས་ལ་ལ་ནི་ཟུག་ཛུ་སྦྱོར་ཚུལ་དང་། ལ་ལ་ནི་མདོག་དབྱིབས་སྟོན་ཚུལ། ལ་ལ་ནི་རླུང་ཁྲག་རྒྱུ་ཚུལ་བཅས་ཀྱི་སྒོ་ནས་མཚན་ཉིད་ལ་མཐར་ཐུག་པར་ཟད་དོ། །

༣. སྨན་རྫས་རྣམས་ཀྱི་རོ་དང་རོ་བོའི་ནུས་པ་གཉིས་ཀྱི་ཐུན་མིན་གྱི་ཁྱད་ཆོས་གང་དག་ཡིན།

ལན། དང་པོ་རོའི་ནུས་པ་ཞེས་པ་ནི་རྒྱུད་ལས། རོ་སྟེབས་ནུས་སྟེབས་ཞུ་རྗེས་སྟེབས་ཏེ་སྦྱར། ཞེས་པ་ལྟར། ཐོག་མར་འབྱུང་ལྔས་བསྐྱེད་པའི་རོ་དྲུག་ངོས་བཟུང་ནས། ཞུ་རྗེས་ཞེས་པ་ནི། མངར་དང་ལན་ཚྭའི་ཞུ་རྗེས་ནི་བད་ཀན་སྨུག་བྱེད་ཀྱི་སྐབས་སུ་ཐམས་ཅད་དུ་མངར་བ་ཕོ་ན་ཞུ་བ། མཁྲིས་པ་འཇུ་བྱེད་ཀྱི་སྐབས་སུ་ཐམས་ཅད་དུ་མངར་སྐྱུར། རླུང་མེ་མཉམ་གྱི་སྐབས་སུ་ཐམས་ཅད་དུ་མངར་ཁ་སྐྱེ་གནས་དང་མེ་དྲོད་ཀྱི་བྱེད་པ་དང་ཡང་ལྡན་ཞིང་ཕལ་ཆེར་མངར་བའི་ལས་བྱེད་དོ། །སྐྱུར་བ་ནི་རོ་སྐྱུར་བ་དང་མཚུངས་པར་ཞུ་རྗེས་ཀྱང་སྐྱུར་བ་སྟེ། སྨུག་བྱེད་ཀྱིས་སྨུག་དུས་སྐྱུར་མངར། འཇུ་བྱེད་ཀྱིས་བཞུ་དུས་སྐྱུར་བ་ཕོ་ན། མཉམ་གནས་ཀྱིས་འབྱེད་དུས་སྐྱུར་ཁ་སྟེ། གནས་དང་མེ་དྲོད་ཀྱི་བྱེད་པ་དང་ཡང་ལྡན་ཞིང་ཕལ་ཆེར་གྱིས་སྐྱུར་བའི་ལས་བྱེད་དོ། །ཁ་ཚ་བསྐ་གསུམ་ནི། མེ་དྲོད་དང་འཕྲད་པ་ལས་ཚ་བ་མེའི་རང་བཞིན་བྲི་ནས་རླུང་གི་རང་བཞིན་སྐྱེས། བསྐ་བའི་རང་བཞིན་བྲི་ནས་ཆུའི་རང་བཞིན་འཕེལ། ཆུ་རླུང་གི་རང་བཞིན་རོ་ཁ་བར་གྱུར་པ་ལས་སྨུག་བྱེད་ཀྱིས་སྨུགས་དུས་རོ་ཁ་མངར། འཇུ་བྱེད་ཀྱིས་བཞུ་དུས་ཁ་སྐྱུར། མཉམ་གནས་ཀྱིས་འབྱེད་དུས་ཁ་བ་ཕོ་ནའི་སྟོབས་ཅན་དུ་འགྱུར་རོ། །མདོར་ན་རོ་དྲུག་གི་ཞུ་རྗེས་ཀྱང་ཆུ་མེ་རླུང་གསུམ། འཇུ་བྱེད་ཀྱི་མེ་དྲོད་ཀྱང་

ཚ་མེ་རླུང་གསུམ་སྟེ། དེ་དག་གནོད་བྱའི་གནས་གང་དུ་ཕྲད་པ་དེས་ལྷན་ཅིག་བྱེད་པའི་རྐྱེན་གྱིས་ཆ་ཤས་ཆེ་ཆུང་རྣམས་བསྒྱུར་ནས་ཕན་གནོད་ཀྱི་བྱེད་པ་སྟོན་ཞིང་། ནད་ཀྱི་མཚན་ཉིད་ཀྱང་འཕེལ་ཟད་འཁྲུགས་པ་དང་ཞི་བ་དང་ཐ་མལ་དུ་གནས་པ་སོགས་ཐམས་ཅད་འདི་རྣམས་ལ་རག་ལས་སོ། །ནུས་པ་ཞེས་པའང་རོ་སྤྱིའི་རང་རྒྱུད་ལ་ཡོད་པའི་འབྱུང་བའི་རང་བཞིན་ལྕི་བ་སོགས་ཕན་གནོད་ནུས་པ་ལ་ནུས་པ་ཞེས་བྱ་ལ། དེ་རྣམས་ཀྱི་ནང་ནས་ཀྱང་རོ་ནུས་ཞུ་རྗེས་ཐམས་ཅད་དུ་ནད་སེལ་བའི་བྱ་བ་མཐར་ཕྱིན་པའི་ངང་ཚུལ་ཁྱད་ཐོན་པ་དེ་ལ་མཐུ་ཞེས་བྱའོ། །མཐུ་དེ་ཡང་ཚ་བསིལ་གཉིས་གང་དུ་གྱུར་པ་དེའི་བྱེད་པ་ཕུལ་དུ་ཕྱིན་པས་ལྟོག་ཕྱོགས་འཇོམས་པ་དེ་ལ་སྟོབས་ཞེས་བྱ་ཞིང་། ཡང་ན་བསལ་བྱ་ནད་ཀྱི་སྤྱི་བྱེ་བྲག་ལ་ལྟོས་ཏེ་ནད་ཉེས་པ་གསུམ་དུ་གནས་པ་ལ་འཇོམས་བྱེད་ཀྱི་གཉེན་པོ་ནུས་པ་བརྒྱད་ཀྱི་འགྲོ་ལྡོག་བསྟན། ཉེས་པ་གསུམ་ཡང་ཚ་གྲང་གཉིས་སུ་འདུས་པ་ལ། འཇོམས་བྱེད་ཀྱི་སྟོབས་ཀྱང་ཚ་བསིལ་གཉིས་སུ་བསྟན། ཉེས་པའི་མཚན་ཉིད་ཉི་ཤུ་ཡོད་པ་ལ། འཇོམས་བྱེད་ཀྱི་གཉེན་པོ་ཡོན་ཏན་བཅུ་བདུན་དུ་བསྟན་པ་ཡིན་ནོ། །གཉིས་པ་རོ་བོའི་ནུས་པ་ཞེས་པ་ནི། རོ་འདྲ་ཡང་ཞུ་རྗེས་དང་ནུས་པ་མི་འདྲ་བ་དང་། ནུས་པ་འདྲ་ཡང་བྱེད་ལས་མི་འདྲ་བ་དུ་མ་དག་འབྱུང་བ་ནི། སྔོན་གྱི་དྲང་སྲོང་མངོན་པར་ཤེས་པའི་སྤྱན་མངའ་བ་རྣམས་མ་གཏོགས་མཁས་པ་གཞན་གྱི་སྤྱོད་ཡུལ་མ་ཡིན་ཏེ། བྱང་བ་རིག་ལྡན་

ཆེན་པོས། དེས་ན་རོ་ལས་ཁོ་ལྡོག་པའི། །ནུས་པས་ལས་ནི་བྱེད་པ་དང་། །རོ་དང་མི་མཐུན་ཞུ་རྗེས་ལས། །བྱེད་པ་སོགས་ཀྱི་དངོས་སྟོབས་ནི། །མངོན་ཤེས་ལྡན་པའི་བྱས་པ་ཡི། །གཞུང་ལས་གསལ་བར་མ་རྫོགས་པ། །རིག་པས་མི་ཚོད་མཁས་པས་གསུངས། །ཞེས་གསུངས་པའི་ཕྱིར་རོ། །ཇོ་བོའི་ནུས་པ་འདི་ལ་ཡང་དབྱེ་ན། སྟོབས་ཀྱི་ནུས་པ་དང་། རོ་དང་ཕྱོགས་མཐུན་གྱི་ནུས་པ། དྲིའི་ནུས་པ། གཉེན་པོའི་ནུས་པ་དང་། རིགས་མཐུན་གྱི་ནུས་པ། དབྱིབས་མཐུན་གྱི་ནུས་པ། རྟེན་འབྲེལ་གྱི་ནུས་པ། སྔོན་ལམ་གྱི་ནུས་པ་སྟེ་བརྒྱད་དུ་ཡོད་དོ། །དེ་ལ་དང་པོ་སྟོབས་ཀྱི་ནུས་པ་ནི། གངས་ཅན་འཕིགས་བྱེད་ཟླ་ཉིའི་སྟོབས་ལྡན་པས། ཞེས་གསུངས་པ་ལྟར། ཚ་བསིལ་གཉིས་ཀྱི་བསྡུས་པའི་སྨན་རྫས་རྣམས་སྐྱེ་སར་སྐྱེས་པ་མཆོག་ཏུ་བཟང་ལ་འདི་ནི་རྒྱུད་དང་མན་ངག་ཐམས་ཅད་ལས་ཡོན་ཏན་གྱི་སྙིང་པོ་ནུས་པའི་སྟོབས་སུ་བསྟན་པས་ཤིན་ཏུ་གལ་ཆེའོ། །གཉིས་པ་རོ་དང་ཕྱོགས་མཐུན་གྱི་ནུས་པ་ནི། ཁྱུང་སེལ་འདི་དག་ཡིན་ཏེ་ཇོ་བོའི་ནུས་པ་ཡིན་ཡང་རོ་དང་ཕྱོགས་མཐུན་པའོ། །གསུམ་པ་དྲིའི་ནུས་པ་ནི། ག་བུར་དང་ཙནྡ་དཀར་པོ་ཤིང་ཀུན་ཁ་ཆེའི་གུར་གུམ་སྣ་རྩེ་སོགས་ཏེ་རྩེ་སྨན་དྲི་དང་ལྡན་ཚེ་ནུས་པ་སྨན་དུ་འགྱུར་ལ་དྲི་མ་ཡལ་ནས་རོ་ཡོད་ཀྱང་སྨན་ནུས་མི་འབྱུང་། བཞི་པ་གཉེན་པོའི་ནུས་པ་ནི། ཕག་སྣས་གཉན་ལྡོག་ལ་ཕན་པ་དང་། སྲམ་གྱི་ཤ་ཚིལ་གྱིས་གྲི་བར་ཉ་རུས་ཟུག་པ་ལ་ཕན་པ། ཆུ་

བལ་དང་ཆུར་གནས་མཁྲིས་པས་མེ་ཆོག་རྨ་ལ་ཕན་པ་དང་། གཟིག་དང་འབྲུག་རུས་ཀྱིས་ཁྱིའི་སོས་བཏབ་པའི་རྨ་ལ་ཕན་པ་དང་། ཞྭ་རྩེས་སྐྲུལ་དུག་ལ་ཕན་པ། གཞན་ཡང་འབྱུང་པོའི་གདོན་ལ་གཉེན་པོ་སྐྱོད་པའི་རྫས་རྣམས་ལྟ་བུའོ། །ལྔ་པ་རིགས་མཐུན་གྱི་ནུས་པ་ནི། མགོ་གཟེར་ལ་ཐོད་རུས་དང་། མིག་ལ་སྦྲུལ་མིག། ལྕེ་སྐྲངས་ལ་སྤྱང་ལྕེ། མགུལ་ལྷྭ་ལ་ལུག་གི་སྙེ་ཚེར། གློ་ནད་ལ་ཕ་དང་ཁྱུག་ཏ་རེའུ་ཉེ་འཕུང་གི་གློ་བ། མཆིན་དུག་ལ་བྱ་མོ་སྟག་ལོ་བཙུ་གཉིས་ལོན་པ་གྱི་ཤིའི་མཆིན་པ། མཁྲིས་ནད་ལ་མཁྲིས་པ་སྣ་ཚོགས་ཚོགས་ཀྱིས་ཕན་པ་དང་། མཁལ་ཚད་ལ་ཐོང་ཚེར་གྱི་མཁལ་མ། རྒྱུ་གཟེར་ལ་གཡི་དང་གྲུམ་པའི་རྒྱུ་མ་རྣམས་ཀྱིས་ཕན་པ་ལྟ་བུའོ། །དྲུག་པ་དཔྱིབས་མཐུན་གྱི་ནུས་པ་ནི། ལྐད་པ་ལ་རྗེ་ལྐད་དང་། སྙིང་མཆིན་མཁལ་མཆེར་གྱི་ནད་ལ་ཉེ་ཤ་བཞི་བོ་སོ་སོས་ཕན་པ་ལྟ་བུ་དང་། ཙནྡ་འབྲི་མོག་མཚལ་མཛེ་ཤིང་སོགས་དམར་པོས་ཁྲག་དང་། སྐྱེར་བ་སོགས་སེར་པོས་མཁྲིས་པར་ཕན་པ་ལྟ་བུའོ། །བདུན་པ་རྟེན་འབྲེལ་གྱི་ནུས་པ་ནི། མི་ཐོག་གི་བསད་པའི་རུས་པ་དང་། རྒྱུ་གཟེར་གྱིས་ཤི་བའི་རུས་པས་རྒྱུ་གཟེར་ལ་ཕན་པ་དང་། ཤར་བལྟའི་བྱི་སས་རྒྱུ་ཀན་ལ་ཕན་པ་དང་། རི་བོང་ལྐད་པ་དང་པད་རག་གིས་དམར་བཤལ་ལ་ཕན་པ་དང་། མགོ་ཆག་གི་རུས་པ་ཟུར་གསུམ་པས་མགོ་ཆག་ལ་ཕན་པ་ལྟ་བུའོ། །བརྒྱད་པ་སྨོན་ལམ་གྱི་ནུས་པའི་ཕན་པ་ནི། སྟོན་གྱི་སངས་རྒྱས་དང་བྱང་ཆུབ་སེམས་དཔའ་ལྷ་དང་དྲང་སྲོང་

སོགས་ཀྱིས་འགྲོ་བའི་དོན་དུ་སྨོན་ལམ་བཏབ་པའི་མཐུ་ལས་འབྱུངས་པ་དབང་པོའི་རིལ་བུ་དང་ཀ་ཁྲས་དུག་ལ་ཕན་པ་དང་། ད་ལིས་དང་དབང་ལག་བཙུད་ལེན་དུ་སྨན་པ་སོགས་ཀྱིས་མཚོན་པའོ། །དེས་ན་ངོ་བོའི་ནུས་པའི་ཕན་གནོད་བྱེད་ཚུལ་འདི་དག་ནི། དེང་རབས་འཕྲུལ་ཆས་སྤྱད་དེ་རྒྱུ་མཚན་རྟེད་ན་དེར་ཟད། གཞན་དུ་ན་བུ་མོ་སྟག་ལོ་མ་གྱི་ཤིའི་མཆིན་པས། མཆིན་ནད་དུག་ཐབས་ལ་ཕན་པའི་རྒྱུ་མཚན་གཏིང་ཐུག་པ་ཞིག་བརྗོད་དགོས་ན་སྨྲ་བའི་ལྟེ་ཤིན་ཏུ་ཐུང་ངུ་གྱུར་ལས། གོང་དུ་དྲངས་པ་ལྟར། མངོན་ཤེས་ལྡན་པའི་བྱིས་པ་ཡི། །གཞུང་ལས་གསལ་བར་མ་རྟོགས་པ། །རིག་པའི་མི་ཚོད་མཁས་པས་གསུངས། །ཞེས་པའི་ལུང་ལ་སྐྱབས་བཅོལ་དགོས་པ་ཡིན་ནོ། །

༩. ལྷ་ཚེ་སྲོག་གསུམ་གྱི་མཚན་ཉིད་དག་གི་བྱེད་ལས་དང་ནུས་པ། ཁྱད་པར་དང་འབྲེལ་བ་བཅས་ཅི་ཡོད། ཕྱི་ལུགས་ཀྱི་གཞུང་དུ་དེ་གསུམ་རེ་རེ་དབྱེ་བ་དཀར་བ་ཡོད་དམ།

ལན། གསོ་བ་རིག་པའི་རྒྱུད་གཞུང་དུ། ལྷ་རྩ་དང་ཚེ་རྩ་སྲོག་རྩ་ཞེས་རྟེན་རྩ་རིགས་རྣམ་པ་གསུམ་བཤད་ཡོད་ལ། བརྟེན་པ་ལྷ་ཚེ་སྲོག་གསུམ་རྩལ་དུ་བཏོན་ནས་བཤད་པ་མེད་ཀྱང་རྒྱུད་འགྲེལ་དང་མན་ངག་གི་ཡིག་ཆ་ལ་ལར་ཁ་བསྐང་གི་ཚུལ་དུ་བཤད་པ་སྣ་ཚོགས་ཡོད་དེ། སྲོག་ནི་ཚེ་ཡིན་དྲོད་དང་ནི། །རྣམ་ཤེས་རྟེན་གང་ཡིན་

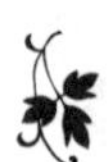

པའོ། །ཞེས་ཚེ་སྲོག་གཉིས་གཅིག་ཏུ་བཤད་པ་དང་། གཞུང་ལ་ལར་ཐ་དད་དུ་བཤད་པ་དང་། ཡང་སྲོག་རླུང་ལ་ངོས་འཛིན་པ་སོགས་བཞེད་ཚུལ་མང་ཡང་། སྐབས་ཀྱི་དྲིས་ལན་ནི། སེམས་ཅན་གང་ཡིན་ཀྱང་རྒྱུད་གཅིག་པོ་དེ་དག་གི་སྒོ་གསུམ་དབང་པོ་ཇི་སྲིད་པ་རིས་མཐུན་པར་གནས་པའི་རྩ་བ་སྡོམ་པའི་སྐྲད་ལྟ་བུ་སྙིང་པོར་གྱུར་པའི་དྭངས་མའི་རླུང་དེ་སྲོག་གི་མཚན་ཉིད། དེ་གནས་པའི་ཡུན་གྱི་ཚད་དེ་ཚེའི་མཚན་ཉིད། དེ་སེམས་དང་འགྲོགས་ནས་འཕོ་བའི་ཚད་དེ་བླའི་མཚན་ཉིད་དོ། །ངེས་ཚིག་གམ་བྱེད་ལས་ཀྱི་སྒོ་ནས་བརྗོད་ན་དབང་པོ་ཐམས་ཅད་ཀྱི་གཞི་འཛིན་པའི་རྩ་བ་ཡིན་པས་ན་སྲོག། དེ་མ་ཉམས་པ་སྲིད་དུ་འཚོ་བའི་རྒྱུན་གནས་པས་ན་ཚེ། དེ་ཉིད་ཀྱི་ཆ་ལས་རླུང་སེམས་འཕོ་བའི་དབང་གིས་ནང་དུ་ལུས་ལ་འཕོ་ཞིང་གཡོ་བའི་ཚུལ་གྱིས་གནས་ལ་རགས་ལུས་སུ་མེད་པར་རླུང་སེམས་ཀྱི་ཆར་གྱུར་པ་དེར་བླ་ཞེས་བྱའོ། །འབྲེལ་བ་ནི་ཇི་སྐད་དུ། ཆོས་གང་ཆོས་གཞན་མི་འདོར་བ། །འབྲེལ་བ་རྣམས་ཀྱི་སྤྱིའི་མཚན་ཉིད། །ཅེས་གསུངས་པའི་དོན་ལྟར་དེ་ལས་དེ་བྱུང་གི་འབྲེལ་བ་གྲུབ་པོ། །གཞན་ཡང་མར་ཁུ་ལྟ་བུའི་ཚེ་དང་། སྡོང་བུ་ལྟ་བུའི་སྲོག། མར་མེ་ལྟ་བུའི་བླ་ཞེས་བཤད་དོ། །དེ་ལྟར་ངོ་བོ་དང་བྱེད་ལས། འབྲེལ་བ། དཔེ་བརྗོད་བཞིའི་སྒོ་ནས་དྲིས་ལན་གནད་བསྡུས་ཙམ་བཤད་དོ། །རྒྱས་པར་ཤེས་འདོད་ན་མ་ཧཱ་ཡོ་གའི་རྒྱུད་འགྲེལ་དུ་རྗོང་འཕྲང་སྲོག་གསུམ་ལས་སྲོག་གི་སྐབས་སུ་བླ་ཚེ་སྲོག་གསུམ་གྱི་བཤད་པ་རྒྱ་ཆེར་

ཡོད་པས་དེར་གཟིགས་འཚལ། ཕྱི་ལུགས་གསོ་རིག་གི་གཞུང་དུ་རླུང་སེམས་གཉིས་ཀྱི་རྣམ་གཞག་མཛད་མེད་པས་དེ་དག་སོ་སོའི་དབྱེ་བ་དང་བྱེད་ལས་སོགས་མི་བརྗོད་པ་སྨྲས་མ་དགོས་སོ། །

༥. རང་བྱུང་གནམ་གཤིས་དྭངས་འཐིབ་ཀྱི་དབང་གིས་མིའི་ཁང་ལག་ན་བའི་རྒྱུ་མཚན་ཅི་ཡིན།

ལན། རྟེན་གཡོ་རྣམས་འབྱུང་བའི་མཚན་ཉིད་ཅན་གྱི་རྡུལ་ཕྲན་ལས་གྲུབ་ཅིང་། དེ་དག་འཕེལ་གྲི་འགྲུགས་པ་སོགས་ཀྱི་དབང་གིས་བདེ་སྡུག་སྣ་ཚོགས་འབྱུང་བ་དཔེར་ན་སྲ་ཞིང་འཐས་པའི་ས་དེ་གནོད་བྱར་བཞག་ནས། གནོད་བྱེད་མེ་ཆུ་རླུང་གསུམ་གྱི་འབྱུང་བ་རྣམས་འཕེལ་གྲི་འགྲུགས་པ་གང་རུང་དུ་གྱུར་པ་ལ་ཕྱི་འབྱུང་འགྲུགས་པ་ཞེས་བྱ་ལ། ནང་སེམས་ཅན་ཀུན་གྱི་ལུས་ཀྱང་འབྱུང་བ་ས་ལས་གྱུར་པའི་ས་ཁམས་ཤས་ཆེར་འཛིན་པའི་ལུས་ཟུངས་བདུན་དང་དྲི་མ་གསུམ་གནོད་བྱར་བཞག་ནས་དེ་དག་གི་རང་བཞིན་དུ་ཞུགས་པའི་མེ་ཆུ་རླུང་གསུམ་ལས་གྱུར་པ་ཚ་བསིལ་བཏང་སྙོམས་གསུམ་ལ་རླུང་མཁྲིས་བད་ཀན་གསུམ་དུ་བཏགས་པ་སྟེ། དེ་དག་འཕེལ་ཟད་འགྲུགས་པ་གང་རུང་དུ་གྱུར་པ་ལ་བརྟེན་ནས་ལུས་ཅན་ཀུན་ལ་རྣམ་འགྱུར་གྱི་ནད་འབྱུང་བ་ཡིན་ལ། དེས་ན་ཕྱིའི་འབྱུང་བ་ལ་རྒྱུའི་འབྱུང་བ་ཞེས་བྱ་ལ་ནང་ལུས་ཅན་ཀུན་གྱི་ལུས་ཀྱི་རང་བཞིན་དུ་གྱུར་པའི་འབྱུང་བའི་བདག་ཉིད་རྣམས་ལ་འབྱུང་བ་ལས་གྱུར་

པའམ་འབྱུང་ཁམས་ཞེས་བྱའོ། །ཕྱི་ནང་གི་འབྱུང་བའམ་རྒྱུ་འབྲས་ཀྱི་འབྱུང་བ་དེ་གཉིས་ནི་དེ་ལས་དེ་བྱུང་གི་འབྲེལ་བས་བསྡུས་པའི་ཕྱིར་ན་ཕྱི་འབྱུང་དྭངས་འཐིབས་ཀྱི་ནུས་པས་ལུས་ཅན་གྱི་འབྱུང་ཁམས་རྣམས་ལ་ཕན་གནོད་བྱས་པའི་དབང་གིས། འཕེལ་ཟད་འཁྲུགས་པ་གང་རུང་དུ་གྱུར་པ་ཡིན་ནོ། །འདི་ནི་གསོ་བྱེད་ཀྱི་གཞུང་ལས། རྐྱེན་དུས་གདོན་ཟས་སྤྱོད་བཞི་ཞེས་གྲགས་པའི་དུས་རྐྱེན་དུ་འདུ་བ་ཡིན་ལ། རྒྱས་པར་བཤད་དགོས་ན་རྒྱུ་རྐྱེན་གྱི་ཚོགས་པ་དག་ལ་ནང་གསེས་ཀྱི་དབྱེ་བ་ཤིན་ཏུ་མང་བས་རེ་ཞིག་དེ་ཙམ་མོ། །

༨. དྭངས་མ་ལེན་པའི་རྩ་དགུ་ཞེས་པ་རེ་རེ་བཞིན་འདྲེན་རྒྱུ་ཡོད།

ལན། དྭངས་མ་ལེན་པའི་རྩ་དགུ་ནི་དྭངས་མ་བདུན་རྒྱུ་བའི་རྩ་དང་དེ་བདུན་མཐར་ཕྱིན་པ་མདངས་རྒྱུ་བའི་རྩ་དང་། མཁྲིས་པའི་དྭངས་མ་ཆུ་སེར་རྒྱུ་བའི་རྩ་དང་དགུ་སྟེ་རེ་རེ་བགྲང་ན། ཟས་སྙོམ་གྱི་དྭངས་མ་རྒྱུ་བའི་རྩ་དང་། ཁྲག་གི་དྭངས་མ་རྒྱུ་བའི་རྩ་དང་། ཤའི་དྭངས་མ་རྒྱུ་བའི་རྩ་དང་། ཚིལ་གྱི་དྭངས་མ་རྒྱུ་བའི་རྩ་དང་། རུས་པའི་དྭངས་མ་རྒྱུ་བའི་རྩ་དང་། རྐང་གི་དྭངས་མ་རྒྱུ་བའི་རྩ་དང་། ཁུ་བའི་དྭངས་མ་རྒྱུ་བའི་རྩ་དང་། དེ་བདུན་མཐར་ཕྱིན་མདངས་རྒྱུ་བའི་རྩ་དང་། མཁྲིས་པའི་དྭངས་མ་ཆུ་སེར་རྒྱུ་བའི་རྩ་དང་དགུ་ཞེས་འགྲེལ་བཤད་ཁ་ཅིག་ཏུ་བཤད་དོ། །

༧. རྩ་རྒྱུད་ཀྱི་སྐབས་སུ། དེ་ལྟར་དྲུག་ཅུ་རྩ་གསུམ་གསོ་བྱའི་ནད་ཅེས་དང་། ཡང་འབྲས་བུ་སྲོག་གཅོད་པ་ཡི་ནད་དགུར་སྨིན། ཞེས་གསུངས་པའི་ཚིག་ཆ་གཉིས་བར་ལ་འགལ་བ་ཨེ་ཡོད།

ལན། རྒྱུད་འགྲེལ་སྨན་པ་མཆོག་ཐོབ་ཏུ། འདིར་སྲོག་གཅོད་ནད་དགུ་གསོ་བྱའི་ནད་དུ་བསྡུས་པ་ནི་འབྲས་བུ་དེར་སྨིན་དུ་དོགས་པ་དང་བཅས་ནས་གསོ་བ་སྨྲིམ་པ་ལ་དགོངས་པ་སྟེ། སྨན་དཔྱད་དུས་ལས་མ་འདས་བརྩོན་པས་སྨྲིམས། །ཞེས་གསུངས་པ་ལྟར། མགྲོན་པོ་ཉམ་ཉེས་སུ་དོགས་ནས་ལམ་གྱི་འཇིགས་པ་བསྟན་པ་བཞིན་ཡིན་ནོ། །ཞེས་གསུངས་སོ། །གཞན་ཡང་ནད་དགུར་སྨིན་ཞེས་པའི་ཚིག་གི་ནུས་པས། ནད་དགུ་རང་ལ་སྨིན་བྱེད་ཡོད་པ་དང་། སྨིན་བྱེད་ལ་རིམ་པ་བཞིན་རྒྱུ། རྐྱེན། འཇུག་སྒོ། གནས། རྒྱུ་ལམ་ལྔང་དུས་ཏེ་དྲུག་གི་ཚོགས་པ་སྔོན་དུ་སོང་བར་བསྟན་པའི་ཕྱིར་ན་རྒྱུ་རྐྱེན་གྱི་ཚོགས་པ་དེ་དག་གི་སྐབས་སུ་གསོ་བར་སྨྲིམ་ན་མཐར་ཐུག་གི་འབྲས་བུ་མི་སྨིན་མོད། དེ་ལྟར་བཙོས་སྐྱེད་མ་བྱས་པས་སྲོག་གཅོད་ནད་དགུ་ཞེས་འཇིགས་པར་བསྟན་པ་ཡིན་ནོ། །

༨. བོད་ཀྱི་གསོ་རིག་ལས་རླུང་མཁྲིས་བད་ཀན་གསུམ་ལ་ནད་རིགས་ཐམས་ཅད་འདུ་སྟེ། ཕྱི་ལུགས་གསོ་རིག་ལ་དེ་འདྲའི་བསྡུས་དོན་ཡོད་དམ། ཕྱི་ལུགས་གསོ་རིག་གི་ནད་རིགས་གང་དག་རླུང་གི་ཁོངས་སུ་འདུ། གང་དག་མཁྲིས་པའི་ཁོངས་སུ་འདུ། གང་དག་བད་ཀན་གྱི་ཁོངས་སུ་འདུ་བ་སོགས་རགས་ཙམ་གསུང་རོགས་ཞུ།

ལན། ང་ཚོ་བོད་པའི་གསོ་རིག་གི་གཞུང་དུ་ལུས་ལ་རྟེན་དང་བརྟེན་པ་གཉིས་སུ་ཕྱེ་སྟེ། རྟེན་ནི་ཟུངས་བདུན་དང་དྲི་མ་གསུམ་གྱི་བདག་ཉིད་ཅན་དང་། བརྟེན་པ་ནི་རླུང་མཁྲིས་བད་ཀན་གསུམ་སྟེ་མཚན་ཉིད་ཉེ་ཤུའི་རང་བཞིན་དུ་གནས་ལ་ཕབ་ནས་དེ་དག་རང་རང་གི་ལྷང་ཚད་དང་ལྡན་པ་ལ་ཐ་མལ་ནད་མེད་ཅེས་བྱ་ཞིང་། ནད་སྐྱེད་བྱེད་ཀྱི་རྐྱེན་ནི་ཟས་སྤྱོད་ལམ་དང་དབྱར་དགུན་ལ་སོགས་པའི་དུས་ཏེ་གསུམ་ནི་གོ་སླ་ལ། གདོན་རྐྱེན་ཞེས་པ་བྱེད་པ་པོའི་དབང་དུ་བྱས་ན་སྔོན་འོག་བར་གསུམ་གྱི་དེ་གསུམ་དང་། བྱེད་པའི་དབང་དུ་ན་བདག་རྐྱེན་དེ་དག་ལས་བྱུང་བའི་ཤིན་ཏུ་ཕྲ་བ་རྒྱུ་བའི་དུག་སྟེ་དེང་སང་ནད་འབུ་དང་ནད་དུག་ཟེར་བ་བཞི་ཏུ་ཡོད་ཅིང་། ནད་ཅིག་བྱུང་ན་ཤ་ཁྲག་གདོས་བཅས་ཀྱི་ལུས་ཅན་ཞིག་ཡིན་ཕྱིན་རྣམ་པར་མ་གྱུར་པའི་མཚན་ཉིད་ཉེ་ཤུས་ཉེར་ལེན་གྱི་རྒྱུ་དང་། དུས་གདོན་ཟས་སྤྱོད་བཞི་གང་རུང་གིས་ལྷན་ཅིག་བྱེད་པའི་རྐྱེན་བྱས་ནས་མ་བྱུང་བའི་ནད་གནས་ནས་མི་སྲིད་པའི་ཕྱིར་ན་གསོ་རིག་གཞན་གྱིས་གནས་ལ་ཕབ་པའི་ནད་རིགས་མཐའ་དག་རླུང་མཁྲིས་བད་ཀན་གསུམ་ལ་འདུ་བའི་ཕྱིར་རོ། །གཞན་ལུགས་ལ་འདི་ལྟ་བུའི་གནད་ཡོད་པར་མ་གྲགས་སོ། །རླུང་ལས་གྱུར་པའི་ནད་རིགས་དང་། མཁྲིས་པ་ལས་གྱུར་པའི་ནད་རིགས་དང་། བད་ཀན་ལས་གྱུར་པའི་ནད་རིགས་ཐམས་ཅད་ལ་དེ་གསུམ་གྱི་མིང་གིས་འདོགས་མི་དགོས་ཏེ། དཔེར་ན་གཟུགས་ཀྱི་ཕུང་པོ་བཤད་པའི་སྐབས་

འབྲས་གཟུགས་བཅུ་གཅིག་འབྱུང་བ་ལས་གྱུར་པ་ཡིན་ཡང་འབྱུང་བའི་མིང་གིས་འདོགས་མི་དགོས་པ་ལྟར་རོ། །དེའི་ཕྱིར་ན་ནད་ལ་མིང་འདོགས་ཚུལ་རང་གཞུང་དུ་རྒྱུའི་སྒོ་ནས་དང་། རྟེན་གྱི་སྒོ་ནས་དང་རྣམ་པའི་སྒོ་ནས་བཏགས་པ་སོགས་ནང་གསེས་ཤིན་ཏུ་མང་ཡང་གནད་བསྡུས་ན་གནོད་བྱའི་སྒོ་ནས་དང་། གནོད་བྱེད་ཀྱི་སྒོ་ནས་དང་། བྱེད་ལས་ཀྱི་སྒོ་ནས་བཏགས་པ་ཤིན་ཏུ་མང་ངོ་། །དེ་ལྟར་གསོ་རིག་གཞན་གྱིས་གཏན་ལ་ཕབ་པའི་ནད་རིགས་རང་གཞུང་དུ་བསྡུ་དགོས་ན་ནད་རིགས་དེ་དག་གི་རྒྱུ་རྐྱེན། ངོ་བོ། བྱེད་ལས། དབྱེ་བ་སོགས་ཁོང་དུ་ཆུད་པར་བྱས་ན་ད་གཟོད་ཉེས་པའི་མཚན་ཉིད་དང་ཕྱོགས་མཐུན་སྦྱར་ཏེ་ཐམས་ཅད་བསྡུ་སླ་བ་ཡིན་ནོ། །སྐབས་འདིར་མཚན་གཞི་ཙམ་བཀོད་ན་རླུང་ནད་ལ་གཏོགས་པ་ནི་རྩ་དཀར་མ་ལག་གི་ནད་རིགས་རྣམས་ཡིན་ལ། དཔེར་ན་བརྒྱལ་གཟེར་དང་ཚུ་རྩ་སུམ་མདོའི་ནད་ལྟ་བུ། མཁྲིས་པའི་ནད་ལ་གཏོགས་པ་ནི་དོན་ལྔ་སྣོད་དྲུག་སོགས་ལ་ཚ་བ་རྒྱས་པའམ་སྨུར་བར་ནད་བྱུང་བ་རྣམས་ཡིན་ལ། དཔེར་ན་སྨུར་གཉིས་མཁྲིས་ཚད་དང་མཆིན་ཚད་ལྟ་བུ། བད་ཀན་ནད་ལ་གཏོགས་པ་ནི་འཇུ་བྱེད་མ་ལག་གི་ནད་རིགས་རྣམས་ཡིན་ལ། དཔེར་ན་ཕོ་བའི་རལ་ཟྭགས་དང་ཕོ་འབྲས་ལྟ་བུའོ། །

༩. ལུས་ཀྱི་ཆགས་ཚུལ་སྐབས་སུ་ལྟེ་བ་སྒྱུར་ཐུབ་པར་གསུངས་པ་དང་། ལས་མ་བྱས་པ་དང་མི་འཕྲད་པ། །ལས་བྱས་པ་ཆུད་མི་བཟའ་བ། །ལས་ཀྱི་འབྲས་བུ་འཕེལ་ཆེ་བ། །ཞེས་བརྗོད་པ་འདི་གཉིས་འགལ་ལམ།

ལན། འདི་གཉིས་མི་འགལ་ཏེ། རྒྱུ་མཚན་ནི་ལུས་ཀྱི་ཆགས་ཚུལ་སྐབས་སུ་ལྟེ་བ་བསྒྱུར་བ་ལ་དུས་དང་ཐབས། བསྲུང་བ་སོགས་ཡོད་ལ། ཁྱད་པར་དུ་དུས་བདུན་ཕྲག་གསུམ་པར་ཕོ་མོའི་མཚན་མ་གསལ་བར་མ་གྱུར་པའི་གོང་ཐབས་འདི་བསྐྱེད་ན་སྟོབས་དང་ལྡན་པས་བུ་མོ་སྐྱེ་བའི་ལས་ཀྱང་ཟིལ་གྱིས་གནོན་པར་བྱེད་ཅིང་བུ་ཕོར་བསྒྱུར་བར་ནུས་པ་དང་། སྒྱུར་ཐབས་ལའང་རྟེན་འབྲེལ་གྱི་བསྒྱུར་བ་དང་སྨན་གྱིས་བསྒྱུར་བ་དང་། ཕྱི་ནས་བསྲུང་བས་བསྒྱུར་བ་སོགས་ཡོད། ཕྱིར་བཏང་དུ་ལས་ལས་འཇིག་རྟེན་སྣ་ཚོགས་སྐྱེ་བ་དང་། སྐྱེས་རབས་སུ། ལས་མེད་ན་ནི་སྐྱེ་བའི་མཚམས་མི་སྦྱོར། །ཞེས་པ་ལྟར་ལས་དགེ་མི་དགེ་ལུང་མ་བསྟན་སོགས་རྒྱུ་སྔ་མ་སྔ་མ་རྟེན་ཅིང་འབྲེལ་འབྱུང་གིས་ཕྱི་མ་སྐྱེ་བ་དང་། རྒྱུ་དང་རྐྱེན་ཕྲད་ཅིང་ཚོགས་པ་ལ་ལྟོས་ནས་འབྲས་བུ་འབྱུང་བ་ཡིན་མོད། འོན་ཀྱང་སྔོན་ལས་སྨིན་པ་དེ་ཡང་འཕྲུལ་རྐྱེན་ལ་རག་ལས་ཡོད་པར་གསུངས་པས་བསྒྱུར་ཐུབ་པ་ཡོད་པའི་ཕྱིར་ན་འགལ་བ་ཡོད་པ་མ་ཡིན་ནོ། །

༡༠. མངལ་ལེན་པའི་དུས་ནམ་ཡིན།

ལན། བུད་མེད་གང་ཟླ་གཅིག་རིང་མངལ་དུ་ཁམས་དཀར་

དམར་འཛིན་པའི་དུས་ནི་ཞག་བཅུ་གཉིས་རིང་ཡིན་ལ། དེ་ཡང་དང་པོའི་ཞག་གསུམ་ནི། ཟླ་རེའི་བར་བསགས་པའི་ཟླ་མཚན་དེ་རླུང་གིས་ཕྱིར་དུ་འབྱིན་པ་དང་བཅུ་གཅིག་བར་རླུང་གིས་བྱེད་པས་བུ་མངལ་དུ་མི་ལེན། དེ་ནས་ཁྲག་རྙིང་པ་ཕྱིར་ཐོན། སོ་མ་སྨིན་མེད་དེ་ལ་བུ་ཆགས་ཏེ། དེ་ཡང་ཞག་གསུམ་དུ་ཁྲག་འབབ་པའི་རྗེས་ཀྱི་ཞག་གཅིག་པ། གསུམ་པ། ལྔ་པ། བདུན་པ། དགུ་པ་རྣམས་ནི་ཟླ་མཚན་དང་པོ་བྱུང་བའི་ཞག་བཞི་པ་དང་། དྲུག་པ་དང་། བརྒྱད་པ་དང་། བཅུ་པ་དང་། བཅུ་གཉིས་པ་རྣམས་ཡིན་ཏེ། དེ་དུས་འདོད་པ་བསྟེན་ན་ཟླ་མཚན་ཉུང་བ་སོགས་དང་རླུང་གིས་བྱེད་པས་བུ་རུ་སྐྱེ་བར་འགྱུར་ཏེ། ཞག་གསུམ་ཟླ་མཚན་འཛག་པའི་རྗེས་ཀྱི་ཞག་གཉིས་པ་དང་། བཞི་པ་དང་། དྲུག་པ་དང་། བརྒྱད་པ་རྣམས་ནི། དང་པོའི་ཞག་ལྔ་པ་དང་། བདུན་པ་དང་། དགུ་པ། བཅུ་གཅིག་པ་རྣམས་ཡིན་པས་བུ་མོར་འགྱུར་ཞེས་བྱ་བའི་དོན་ཡིན་ལ། དེའང་རྟེན་འབྲེལ་གྱི་དབང་གིས་ཚ་གྲངས་ལ་བུ་མོ་དང་ཡ་གྲངས་ལ་བུ་ཕོར་འགྱུར་ཞེས་བྱའོ། །

༡༡. རྒྱ་ཆེན་གཉིས་ནས་ནག་ཅིང་དྲི་བྲལ་བ་ཞེས་དང་། ཟླ་མཚན་ཆོས་ཁུ་རི་བོང་ཁྲག་འདྲ་བ་ཞེས་རྒྱུད་དུ་གསུངས་པར་དེ་གཉིས་གོང་འོག་འགལ་ལམ། རྒྱུ་མཚན་གང་ཡིན།

ལན། མི་འགལ་ཏེ། འདིར་ཟླ་མཚན་ཕྱིར་འཛག་དུས་ཐུར་སེལ

རླུང་གིས་དེད་པས་ཁ་དོག་ཅུང་ནག་ཅིང་དྲི་དང་བྲལ་བ་འབྱུང་ཞེས་ཟླ་མཚན་བབས་པའི་ཞག་དང་པོའི་སྐབས་ལ་བཤད་ཅིང་། ལུས་ཕྱིར་འཛག་པའི་རྒྱུན་ཆད་ནས་སྐྱེས་པ་དང་འདུས་པའི་དུས་སུ་བསམ་སེའུ་ནས་བབས་པའི་ཁམས་དམར་དེ་ནི་ནད་གཞན་དང་མ་འདྲེས་པ་རི་བོང་གི་ཁྲག་ལྟར་དམར་བ་འབྱུང་ཞེས་པའི་དོན་ཡིན་ནོ། །

༧༢. སྐྱེ་གནས་མི་མཐུན་པ་དག་འབྱུང་བའི་རྒྱུ་མཚན་ཅི།

ལན། སྐྱེ་གནས་མི་མཐུན་པ་ཙོལ་སོང་དང་། གྲོད་པ་ཤ་ཐུམ་ལ་སོགས་སྐྱེ་བ་དང་། སྐྱེ་གནས་མཐུན་ཡང་མིའི་ཐུང་དང་། ཞ་སྒུར་སོགས་གཟུགས་མི་སྡུག་པ་འབྱུང་དོན་ནི་ཁུ་ཁྲག་གཉིས་ལ་རླུང་ལ་སོགས་པའི་ནད་སྐྱོན་སྦགས་པ་དང་། འབྱུང་བའི་ཆ་ཤས་གང་ཅུང་ཡོངས་སུ་མ་རྫོགས་པ་དང་། སྔོན་ལས་བཅས་ལས་སྐྱེ་བར་འགྱུར་རོ། །

༧༣. འདོད་ཆགས་ཞེ་སྡང་གཏི་མུག་གསུམ་ལས་འདུ་བ་རྣམ་གསུམ་སྐྱེད་ཚུལ་ཇི་ལྟར་ཡིན།

ལན། དེ་ནི་མཚུངས་ལྡན་དུ་སྐྱེད་པ་ཡིན་ཏེ། རྒྱུ་འདོད་ཆགས་དང་རླུང་གི་གཡོ་བ་གཉིས་ཆོས་མཚུངས་པས་རླུང་བསྐྱེད་དེ། སེམས་ལ་འཕོ་འགྱུར་སླ་བའི་འདོད་ཆགས་ནི་གཡོ་བའི་རྣམ་པར་གནས་པ་དེས་མཚུངས་ལྡན་གྱི་རྒྱུ་བྱས་ནས་ཉེས་པའི་རང་བཞིན་

ཡང་དེ་དང་ཆོས་མཐུན་པའི་ཡང་གཡོའི་མཚན་ཉིད་ཅན་ཡིན་པས་ན་རླུང་སྐྱེད་དོ། །རྒྱུ་ཞེ་སྡང་ཁྲག་འཁྲུགས་པ་ལ་བརྟེན་ནས་མཁྲིས་པ་བསྐྱེད་དེ། ཞེ་སྡང་ནི་ཚ་ཞིང་འབར་བའི་རྣམ་པར་གནས་པ་དེས་མཚུངས་ལྡན་གྱི་རྒྱུ་བྱས་ནས་ཉེས་པའི་རང་བཞིན་དེ་དང་ཆོས་མཐུན་པའི་ཚ་ལ་རྣོ་བའི་མཚན་ཉིད་ཅན་ཡིན་པས་ན་མཁྲིས་པ་སྐྱེད་དོ། །རྒྱུ་གཏི་མུག་དང་བད་ཀན་གྱི་རྟུལ་བ་གཉིས་ཆོས་མཚུངས་པས་བད་ཀན་སྐྱེད་དེ། གཏི་མུག་ནི་ལྕི་རྟུལ་གྱི་རྣམ་པར་གནས་པ་དེས་མཚུངས་ལྡན་གྱི་རྒྱུ་བྱས་ནས་ཉེས་པའི་རང་བཞིན་ཡང་དེ་དང་ཆོས་མཐུན་པའི་ལྕི་རྟུལ་གྱི་མཚན་ཉིད་ཅན་ཡིན་པས་ན་བད་ཀན་སྐྱེད་པ་བཅས་ཡིན་ནོ། །

༡༩. བོད་ལུགས་གསོ་རིག་ནང་ཚོགས་ནད་ཀྱི་བཅོས་ཐབས་ཇི་ལྟར་བསྟན་ཡོད་དམ།

ལན། བོད་ཀྱི་གསོ་རིག་ནང་དུ་ཚོགས་ནད་ཀྱི་བཅོས་ཐབས་ཤིན་ཏུ་མང་པོ་བསྟན་ཡོད་དེ། རླུང་ནད་གསོ་བའི་སྐབས་སུ་ཅེ་སྤྱང་མགོ་ཞེས་པའི་ཚོགས་ནད་དང་དེ་བཞིན་མཁྲིས་པ་དང་བད་ཀན་རང་བཞིན་ཅན་གྱི་ཚོགས་ནད་དང་དྲེག་དང་གྲུམ་བུ་དང་རྐང་འབམ་དང་ཆུ་སེར་རང་བཞིན་ཅན་གྱི་ཚོགས་ནད་དང་། རྩ་དཀར་དང་ལྷན་སྐྱེས་རྩ་དང་མཚོན་གྱིས་རྨས་པའི་ཚོགས་ནད་རྣམས་རང་རང་གི་རྒྱུ་རྐྱེན་དང་དབྱེ་བ་བཅོས་ཐབས་ཧ་ཅང་མང་ལ། འདིར་དེ་དག

ལས་མཚན་གཞི་ཙམ་ཞིག་བཀོད་ན། གྲུམ་ནད་རྒྱུ་རྐྱེན་དབྱེ་བ་རྟགས་བཅས་བཞི། །དེ་ཡང་ཚད་པའི་ནད་རིགས་གང་ཡང་རུང་། །བཙུད་ཤོར་ཉེན་གཉིད་གཏར་ཐུས་དྲག་ཤུལ་གྱིས། །ཚ་བ་བྱེར་ཞིང་ཕལ་ཆེར་སྨད་དུ་ལྷུངས། །ཆུ་སེར་བསྒོངས་ཟླར་བཅས་པ་ཚོགས་ལ་ཞེན། །ཤ་རུས་རྩ་རྒྱུས་ལ་ཁྱབ་གྲུམ་ནད་འགྱུར། །དབྱེ་བ་ཤ་ཧྲེམ་རུས་ཧྲེམ་རྩ་ཧྲེམ་དང་། །ཆུ་ཧྲེམ་ཧྲེམ་དཀར་ཧྲེམ་ནག་རྣམ་པ་དྲུག །མདོར་བསྡུས་གྲུམ་བུ་དཀར་ནག་གཉིས་སུ་འདུ། །ཞེས་པའི་དབྱེ་བ་དང་། སྤྱི་རྟགས་གྲང་ཤུམ་ཡུན་རིང་ཤ་ལྷགས་བསྐྱེ། །གདོང་སྐྱ་མགོ་བོ་རྨེད་པ་དཔྱི་མིག་ཟུག །ཤེད་ཆུང་སྒྱིད་སྐྱུར་ཤ་འཁྲིས་རྫུལ་ཁ་སྐྱེ། །རུས་ཚིགས་ཤ་རྒྱུས་ཁོལ་ཞིང་ཆུ་རྒྱུས་ཀྱོང་། །འགུལ་ཚེ་ལྷག་པར་ན་ཞིང་སྐད་ངན་འཚེར། །ཆུ་དམར་རྩ་འཁྱུག་ཕྲ་མགྱོགས་གཏིང་ན་རྒྱུག །དགྱེ་སྐྱུར་མི་ཐུབ་ཁྱད་པར་མཚན་མོ་ཐུ། །ཉིན་གཉིད་མི་ཐུབ་མཚན་མོ་བྱ་ལྟར་ཡེར། །བྱེ་བྲག་གྲུམ་དཀར་ཟུག་ཆུང་རྩ་ཆུ་གྲང་། །གྲུམ་ནག་ཟུག་ཆེ་མདོག་ནག་རྩ་ཆུ་ཚ། །ནད་འདི་སྟོ་ལ་ཞུགས་ན་སྐྱ་ལ་ཐོན། །སྐྱ་ལ་ཞུགས་ན་སྟོ་ལ་ཐོན་པ་ཙམ། །ཞེས་པས་ནད་རྟགས་བསྟན་ལ། བཅོས་ཐབས་དང་པོ་ཞག་ལྔའི་བར་དག་ཏུ། །བད་ཀན་ཆུ་སེར་སྨྱུང་ཕྱིར་ཆུ་སྐོལ་དང་། །འབྲས་གསུམ་སླེ་ཧྲེས་ཏིག་ཏའི་ཐང་འགའ་བསྟེན། །དེ་རྗེས་ཀླུ་བདུད་པི་ཁ་ཐལ་ག་རྗོར། །སྟོང་ཟེལ་བྲག་ཞུན་ཤུ་དག་སླེ་ཧྲེས་དང་། །བ་ཤ་ཀ་དང་སྐྱུར་རུའི་ཐོ་ཉར་བཅས། །ཀླུ་བདུད་བཅོ

བརྒྱད་ཆུ་སྐོལ་ཚན་མོས་དབྱལ། །ཆུ་སེར་ཚ་བ་ལས་གྱུར་ཚོགས་ནད་འཇོམས། །ཡང་ན། རིན་ཆེན་སྦྱོར་བ་རྡུལ་ཆུ་དུས་ཐྲལ་དང་། །མུ་ཟི་སེང་ལྡེང་ཁཊྚབཟང་པོ་དྲུག །ཆུ་སེར་སྨན་གསུམ་གུལ་ནག་བྲ་ཁྱུང་ལྔ། །ཚ་ན་གི་ཤང་གྲང་ན་པི་ལིང་བསྐྱུར། །ས་ཆུ་ལས་གྱུར་ཚོགས་ནད་ཆུ་སེར་སྐེམ། །ཞེས་སོགས་ཀྱིས་བཅོས་ཐབས་བཤད་དོ། །སྤྱིར་བོད་ཀྱི་གསོ་བ་རིག་པའི་གཞུང་དུ། ནད་རིགས་གང་ཞིག་ཡིན་ཡང་། དང་པོ་ནད་ཀྱི་རྒྱུ། གཉིས་པ་ནད་ཀྱི་རྐྱེན། གསུམ་པ་ནད་དེའི་ངོ་བོ། བཞི་པ་ནད་དེའི་ངེས་ཚིག། ལྔ་པ་ནད་དེའི་དབྱེ་བ། དྲུག་པ་ནད་དེའི་ན་ལུགས་དང་རྟགས། བདུན་པ་ནད་དེ་བཅོས་པའི་ཐབས་ཏེ་ས་བཅད་རྣམ་པ་བདུན་དུ་བསྡུས་ནས་བསྟན་ལ། འདིར་ཚོགས་ནད་ཀྱི་རིགས་ཤིན་ཏུ་མང་ཡང་། གྲུམ་བུའི་ཚོགས་ནད་འདི་ལ་གོང་བཤད་ལྟར། རྒྱུ་རྐྱེན་གཉིས་གཅིག་ཏུ་བསྡུས་ནས་བསྟན་པ་དང་པོ་དང་། གཉིས་པ་དབྱེ་བ། གསུམ་པ་རྟགས། བཞི་པ་བཅོས་ཐབས་ཏེ་གནད་བཞི་རུ་བསྡུས་ཏེ་བསྟན་ཡོད་དོ། །

༧༥. ཁ་ཅིག་གིས་བོད་ཀྱི་གསོ་བ་རིག་པའི་གཞུང་དུ། སྲིན་བུ་ཁས་ལེན་ནམ་ཞེས་དྲི་བ་ལ།

ལན། གཞུང་གཞན་དུ་ལུས་ནི་སྲིན་གྱི་གྲོང་ཁྱེར་ལྟ་བུ་བཤད་པའང་ཡོད་མོད། གསོ་རིག་དང་གཞུང་དུ་ལུས་ལ་ཕྱི་ནང་གཉིས་སུ

ཕྱི་ནས་ཕྱི་གནས་ཤིག་དང་སྦྲོམ། ནང་གནས་རླུང་མཁྲིས་བད་ཀན་ཁྲག་དང་བཞི་ཞེས་དེའང་སྤྱི་ཙམ་དུ། བད་སྲིན་གྲུ་གུ་ལྦོག་པ་འདྲ་བ། རླུང་སྲིན་ཐུར་མ་འདྲ་བ། མཁྲིས་སྲིན་ཤ་སྦུའམ་ཁབ་རྩེ་འདྲ་བ་ཞེས་དང་། དེ་ལས་ཀྱང་བད་སྲིན་ལ་དབྱེབས་དང་། ཁ་དོག་གི་ཆ་ནས་མི་འདྲ་བ་མང་དུ་དབྱེ་བ་ཡོད་ལ་གནད་བསྡུས་ན། ཤིག་སྦྲོ། བད་སྲིན། མཁྲིས་སྲིན། རླུང་སྲིན། མིག་སྲིན། སོ་སྲིན། པགས་སྲིན། གཞང་སྲིན། མཚན་མའི་སྲིན། ཡ་མ་དཀར་ནག་གཉིས་ཞེས་ཚ་སྦོབས་ཆེ་ན་ནག་པོ་དང་། གྲང་སྦོབས་ཆེ་ན་དཀར་པོ་སོགས་འདིའི་མཚོན་ནས་མང་དུ་བཤད་དོ། །

༡༨. གཞན་དབང་སྔོན་ལས་ཞེས་པའི་སྐབས་ཚེ་འདིའི་བདེ་བའི་ཆ་ཐམས་ཅད་སྔོན་གྱི་ལས་དགེ་བས་འཕངས་པ་དང་། སྡུག་བསྔལ་གྱི་ཆ་རྣས་ཀུན་ཀྱང་མི་དགེ་བའི་ལས་ཀྱི་རྣམ་སྨིན་ཡིན་པར་ཡང་ནས་ཡང་དུ་གསུངས་ལ། སྐབས་འདིར། བཞི་བརྒྱ་རྩ་བཞིའི་ནང་ནས་སྔོན་ལས་ཀྱིས་འཕངས་པ་བཞི་ཆ་གཅིག་ལས་མེད་པར་གསུངས་པས་ན། ནད་གཞན་ཐམས་ཅད་སྡུག་བསྔལ་མ་ཡིན་པར་ཐལ་ཞིང་། སྡུག་བསྔལ་ཡིན་ན་སྔོན་ལས་ཀྱི་འཕངས་པར་ཅི་སྟེ་མི་འགྲོ། དེ་ལྟ་ན་སྔོན་ལས་ཀྱིས་འཕངས་པའི་འབྲས་བུ་འཕྲུལ་རྐྱེན་གྱིས་སེལ་ནུས་པ་ཧ་ཅང་ཐལ་ཆེས་པས། རྣམ་པ་གཉིས་སུ་ན། ནད་དེ་ལུས་ལས་བྱུང་བ་ཡིན་ནམ། སེམས་ལས་བྱུང་དཔྱད་དགོས་ཏེ། དང་པོ་ལྟར་ན་སྔོན་ལས་ཀྱི་འཕངས་པར་མི་འགྲོ་བས། ལས་ཀྱིས་མ་བསྐྱེད་པའི་སྡུག་བསྔལ་ཡོད་པར་ཐལ་ལ། གཉིས་པ་ལྟར་ན་སྨན་དཔྱད་ཟས་སྤྱོད་ཀྱིས་སེལ་ནུས་

པའི་སེམས་ཀྱི་ནད་དེ་ངོ་མཚར་དུ་མཐོང་ནས། འཕྲུལ་རྐྱེན་སྨན་དཔྱད་ཟས་སྤྱོད་ཀྱིས། །ནད་སེལ་ནུས་པའི་ཤེས་བྱེད་ཅི། །བདེ་སྡུག་ཐམས་ཅད་ལས་ཡིན་པར། །ཡང་ཡང་རྒྱལ་བས་གསུང་མིན་ནམ། །ཞེས་དྲི་བ་ལ།

ལན། སྤྱིར་དགེ་བ་དང་མི་དགེ་བའི་ལས་ཀྱི་རྒྱུ་ལས་འབྲས་བུ་བདེ་སྡུག་གི་ཚོར་བ་འབྱུང་བ་ནི་བདེན་མོད་ཀྱི། དེ་ལ་ཡང་། མདོ་ལས། ལུས་ཅན་དག་གི་ལས་རྣམས་ནི། །བསྐལ་པ་བརྒྱར་ཡང་ཆུད་མི་ཟ། །ཚོགས་ཤིང་དུས་ལ་བབས་པ་ན། །འབྲས་བུ་ཉིད་དུ་སྨིན་པར་འགྱུར། །ཞེས་དང་། རྣམ་འགྲེལ་ལས། རྒྱུ་ཚོགས་པ་ལས་འབྲས་སྐྱེ་བར། །རྗེས་སུ་དཔོག་པ་གང་ཡིན་ཏེ། །ཞེས་རྒྱུ་རྐྱེན་ཚོགས་ཤིང་དུས་ལ་བབས་ན་འབྲས་བུ་འབྱུང་བར་འགྱུར་རོ། །སྨིན་ལུགས་ཀྱང་། ལས་བཞིར་བཞག་ལ་ངེས་པའི་ལས་དང་མ་ངེས་པའི་ལས་གཉིས་སུ་ཡོད་པའི་དང་པོ་དེ་ལ། མཛོད་ལས། མཐོང་བའི་ཆོས་ལ་སོགས་པ་ལ། །མྱོང་འགྱུར་ལ་སོགས་ངེས་རྣམ་གསུམ། །ཞེས་མཐོང་ཆོས་ཚེ་འདི་ལ་རྣམ་སྨིན་མྱོང་བར་ངེས་པ། ཚེ་ཕྱི་མ་ལ་མྱོང་བ་སྐྱེས་ནས་མྱོང་འགྱུར། ཕྱི་མ་ཕན་ཆད་ལ་མྱོང་བ་ལན་གྲངས་གཞན་ལ་མྱོང་འགྱུར་ཏེ། དེ་གསུམ་རྣམ་སྨིན་མྱོང་ངེས་དང་། ལས་གང་ཞིག་རྐྱེན་དང་འཕྲད་ན་འབྲས་བུ་འབྱིན་ལ། མ་ཕྲད་ན་མི་འབྱིན་པ་དེ་མ་ངེས་པའི་ལས་ཡིན་ནོ། །དེ་ལྟ་ན་ནད་ཀྱི་རྒྱུའི་ལས་དེ་དག་གང་རུང་དུ་འདུའམ། གཞན་ཡིན་ཅེ་ན། འདི་ནི་ངོ་བོ་འཕེན་རྫོགས་གཉིས་སུ་ཕྱེ་བའི་རྫོགས་བྱེད་ཀྱི་ལས་སུ་བསྡུ་བར་རིགས་ཏེ།

ས་སྐྱ་པཎྜི་ཏས། མཐོ་རིས་དགེ་བས་འཕངས་མོད་ཀྱི། །དེའི་ནད་དང་གནོད་པ་ཀུན། །རྫོགས་བྱེད་སྡིག་པ་ཡིན་པར་གསུངས། །ཞེས་དང་། ལས་འབྲས་གསལ་བའི་མེ་ལོང་ལས། རྟག་པར་སྡིག་པའི་ལས་བསགས་ཀྱང་། །འཆི་ཚེ་དགེ་བས་མཚམས་སྦྱར་ན། །འཕེན་བྱེད་དགེ་བས་འཕངས་པ་དེ། །བདེ་འགྲོར་སྐྱེས་ཀྱང་རྫོགས་བྱེད་ལས། །སྡིག་པའི་ནད་ཅན་དབུལ་པོ་སོགས། །རྟག་པར་སྡུག་བསྔལ་གྱིས་གཟིར་འགྱུར། །ཞེས་གསུངས་པའི་ཕྱིར་རོ། །དེ་ལའང་སྨིན་ལུགས་བཞི་སྟེ། ལས་ཤིན་ཏུ་སྟོབས་ཆེ་བ་ནི་ངེས་པར་སྲོག་འཕྲོག་པའི་ཕྱིར་གཞན་དབང་གི་ནད་དེ་གསོ་ཐབས་མེད་ལ། ཁ་ཅིག་ནི་སྔོན་ལས་ཀྱི་ཁྱད་པར་ལན་ཆགས་ཤ་ཁོན་གྱི་འབྲེལ་བ་ཀུན་བརྟགས་གདོན་ནད་དེ་རིམ་གྲོས་ལན་ཆགས་གཞལ་དགོས་ཤིང་། ལ་ལ་ནི་དགེ་མི་དགེའི་ལས་འདྲེས་པས་ནད་ཀྱང་བྱུང་ལ་གསོ་ཐབས་ཀྱང་འཛུག་པ་ཡོངས་གྲུབ་ཚེའི་ནད་དང་གཞན་དག་ལས་སྟོབས་ཕྲ་བས་རྐྱེན་དང་ཕྲད་ཀྱང་འབྲས་བུ་ཆེར་མི་བསྐྱེད་ཅིང་། རྐྱེན་ཆུང་ན་ལམ་ནས་ཀྱང་ལྡོག་པ་ལྟར་སྣང་གི་ནད་དེ་བཞི་ཡོད་དོ། །ཞེས་སྟོན་པ་ལ། བཤད་རྒྱུད་ལས། དེ་ལ་གཞན་དབང་བཅོས་ཀྱང་འཆི་བ་དང་། །ཀུན་བརྟགས་གདོན་ནད་རིམ་གྲོས་གྲོལ་བ་དང་། །ཡོངས་གྲུབ་མ་བཅོས་འཆི་ལ་བཅོས་ན་འཚོ། །ལྟར་སྣང་མ་བཅོས་རང་བཞིན་འཚོ་བ་བཞི། །ཞེས་གསུངས་པ་ཡིན་ལ། དེ་དག་ཀྱང་གོང་མ་ནི་རྒྱུ་གཙོ་ཆེ་བས་ངེས་པའི་ལས་ཡིན་ལ། ཕྱི་མ་གསུམ་རྐྱེན་གཙོ་

ཆེ་བས་མ་ངེས་པའི་ལས་ཡིན་ཏེ། ལས་འབྲས་གསལ་བའི་མེ་ལོང་ལས། རྒྱུ་ཡི་ནུས་པ་སྟོབས་ཆེ་ཡིས། །འབྲས་བུ་ངེས་པར་སྨིན་འགྱུར་ཏེ། །རྐྱེན་གྱི་ནུས་པས་མ་ངེས་འགྱུར། །ཞེས་གསུངས་པ་བཞིན་ཕྱི་མ་གསུམ་ནི་རྐྱེན་གྱིས་གཞན་དུ་སྒྱུར་ནུས་པ་ཡིན་ནོ། །སྨན་དཔྱད་ཟས་སྤྱོད་འཕྲུལ་རྐྱེན་པོ་ནར་མཛད་མོད། མངོན་པ་ཀུན་ལས་བཏུས་ལས། ཕྱིའི་དངོས་པོ་སྔ་ཚོགས་མངོན་པར་འགྲུབ་པར་བྱེད་པའི་ལས་བསམ་གྱིས་མི་ཁྱབ་བོ། །ནོར་བུ་དང་སྔགས་དང་སྨན་དང་འཁྲུད་དཔྱད་དང་ལྡན་པའི་བསམ་གྱིས་མི་ཁྱབ། རྣལ་འབྱོར་པ་ཐམས་ཅད་ཀྱི་མཐུའི་ལས་བསམ་གྱིས་མི་ཁྱབ། བྱང་ཆུབ་སེམས་དཔའ་ཐམས་ཅད་ཀྱི་དབང་གི་ལས་བསམ་གྱིས་མི་ཁྱབ་སྟེ། ཞེས་སོགས་གསུངས་པ་ལ་ཇི་ལྟར་སྨྲ། ལས་ཀྱི་ཚུལ་ཡང་ཞིབ་པར་ན། ནུས་པ་མྱུར་བུལ། སྟོབས་ཆེ་ཆུང་། སོགས་དུས་ཀྱི་རྒྱུ་དང་རྐྱེན་གྱི་ཁྱད་པར་སོགས་ཕྲ་ཞིང་ཕྲ་བ་མཐའ་དག་ནི་དེ་བཞིན་གཤེགས་པ་པོ་ནའི་སྤྱོད་ཡུལ་ཡིན་ཏེ། མཛོད་ལས། ལས་དང་དེས་བསྒོས་ངེས་འཇུག་སྐྱེད། །དེ་ལས་འབྲས་བུ་སངས་རྒྱས་ལས། །གཞན་གྱིས་རྣམ་པ་ཐམས་ཅད་ནི། །ངེས་པར་རབ་ཏུ་མི་ཤེས་སོ། །ཞེས་དང་། སྤྱོད་འཇུག་ལས། ལས་ཚུལ་བསམ་གྱིས་མི་ཁྱབ་པ། །ཐམས་ཅད་མཁྱེན་པ་པོ་ནས་མཁྱེན། །ཞེས་གསུངས་པས་ན་གཞན་གྱིས་སྨྲ་བར་མི་ནུས་སོ། །ནད་ལུས་ལས་བྱུང་ངམ། སེམས་ལས་བྱུང་གསུངས་པ། བླ་ཐེར་ལས། གང་གི་ཕྱིར་འདི་ལྟར་སེམས་དང་ལུས་

ནི་ནད་ཉིད་དུ་གནས་པ་ཡིན་ཏེ། ལུས་གཅིག་པུའམ་སེམས་གཅིག་པུ་ལས་མ་ཡིན་ནོ། །ཞེས་གསུངས་པ་ལྟར་ངེས་པར་བྱའོ། །

༡༧. རྨི་ལམ་འབྱུང་བའི་རྒྱུ་མཚན་ཅི།

ལན། རྨི་ལམ་འབྱུང་བའི་རྒྱུ་མཚན་ནི། ཞེན་པའི་བག་ཆགས་ཉོན་མོངས་པ་ཅན་གྱི་ཡིད་དང་བཅས་པ་རླུང་དང་ལྷན་ཅིག་རྩའི་གནས་ཀུན་ཏུ་རྒྱུས་པའི་རྟེན་འབྲེལ་གྱིས་ཕྱི་རོལ་དུ་བྱུང་བ་ལྟར་སྣང་ཞིང་འཁྲུལ་བ་ལས་ཉིད་འཁྲུལ་དུ་རྨི་ལམ་སྣ་ཚོགས་པར་འབྱུང་བ་སྟེ། ཀུན་གཞིའི་རྣམ་པར་ཤེས་པའི་སྟེང་ནས་དྲུག་པ་ཡིད་ཀྱི་རྣམ་པར་ཤེས་པ་བག་ཆགས་དང་བཅས་པ་ཉོན་མོངས་པ་ཅན་གྱི་ཡིད་སྲོག་གི་རླུང་གི་བསྐྱོད་ནས་ཡིད་ཀྱི་འདུ་ཤེས་ལངས་པ་ནི་རྨི་ལམ་གྱི་ངོ་བོ་ཡིན། རྨི་ལམ་དེར་ཇི་ལྟར་མ་དག་པ་དང་འཁྲུལ་བའི་སྣང་བ་འབྱུང་བར་གྱུར་ན། ཐོག་མར་སྙིང་གར་ཀུན་གཞིའི་སྟེང་གི་ཕྱོགས་ཀྱི་ཕོར་སོང་ན་མཐོ་བའི་སྣང་བ་སྟེ། ནམ་མཁའ་ལ་ཕྱིན་པ་དང་། རི་མཐོན་པོ་སོགས་ཀྱེན་དུ་འཛེག་པ་དང་། མིག་གི་རྩ་སོང་ན་གཟུགས་ཀྱི་རྣམ་པ་ཤིན་ཏུ་གསལ་བར་མཐོང་བ་དང་། དེ་བཞིན་དུ་སྒྲ་དང་དྲི་དང་རོ་ལ་སོགས་པ་མ་འདྲེས་པར་འཆར་རོ། །གང་གི་ཚེ་ཡི་སྲོག་གི་རླུང་དང་ལྷག་ཅིག་སྙིང་གའི་འོག་གི་ཕྱོགས་ནས་གསང་བར་འགྲོ་བ་དང་། མུན་ཁུང་དང་དངོས་པོ་ཐམས་ཅད་མི་གསལ་བའི་རྣམ་པ་འཆར་རོ། །ལུས་ཀྱི་བར་གྱི་རྩ་གནས་རྣམས་སུ་འགྲོ་བའི་ཚེ་ན།

གླིང་བཞི་སོགས་དང་ས་སྟེང་གི་རྣམ་པ་འཆར་སྟེ། མདུན་གྱི་རྫ་རྣམས་ལ་སོགས་པའི་ཚེ་ཤར་ཕྱོགས་ཀྱི་སྣང་བ་འབྱུང་ངོ་། །གཡས་རྫ་ལ་ལྷོ། རྒྱབ་རྫ་ལ་ནུབ། གཡོན་རྫ་ལ་སོང་ན་བྱང་ཕྱོགས་ཀྱི་སྣང་བ་འབྱུང་སྟེ། རྫ་གནས་ཡངས་པ་ལ་ཡུལ་ཡངས་པ་དང་། དོག་པ་ལ་ཡུལ་དོག་པའི་སྣང་བ་འཆར་རོ། །དངོས་པོ་ཇི་ལྟར་སྣང་བའི་སྐྱེན་ཡང་། སྲོད་ལ་བད་ཀན་ཤས་ཆེ་སྟེ། ནམ་ཕྱེད་དུས་སུ་མཁྲིས་པར་བརྗོད། ཐོ་རངས་རླུང་གི་དུས་ཉིད་དེ། དེ་ཚེ་ཁམས་ཀྱི་རང་བཞིན་གྱིས། །རྨི་ལམ་ཡུལ་དུ་སྣང་བར་འགྱུར་ཞེས་རླུང་གི་རང་བཞིན་ཤས་ཆེ་བའི་རྨི་ལམ་ནི། ས་ཕྱོགས་ནེའུ་གསིང་ལ་སོགས་པ་རྫས་ཐམས་ཅད་སྔོན་པོ་དང་། གོས་སྔོན་པོ། ནག་པོ། བྱ་ནག་དང་ནམ་མཁར་འཕུར་བ། རྟ་སོགས་ལ་ཞོན་པ། ནོར་བུ་སྔོན་པོ་དང་། རིག་པ་དྭངས་པ་དང་། རྨི་ལམ་གྱི་དངོས་པོ་རྣམས་མི་རྟག་ཅི། ཡལ་ཡུད་དུ་སྣང་བ་ལ་སོགས་པ་ཡིན་ནོ། །མཁྲིས་པའི་ཁམས་ཀྱི་རྨི་ལམ་ནི། མེ་འབར་བ་དང་། གོས་དམར་པོ་དང་སེར་པོ་དང་། ས་གཞི་སེར་པོ་དང་དམར་པོ། གསེར་དང་བཙུན་པ་ལ་སོགས་གོས་སེར་ཅན་དང་། སེམས་ཅན་དང་རྫས་སོགས་ཐམས་ཅད་ཀྱང་སེར་པོ་ཤས་ཆེ་བ་དང་། དལ་ཞིང་བརྟན་པ་དང་། རིག་པ་ཡང་སྐྲག་པ་ལ་སོགས་པ་དང་འབྲེལ་བ་རྣམས་འབྱུང་ངོ་། །བད་ཀན་གྱི་ཁམས་ཤས་ཆེ་བའི་རྨི་ལམ་ནི། ཆུ་དང་ཁ་བ་ཕྱོགས་ཐམས་ཅད་དཀར་པོ་དང་། གོས་དཀར་པོ་དང་། བུད་མེད་དང་། གླང་པོ་དང་།

དངུལ་དང་ མུ་ཏིག་ ལ་ སོགས་ པའི་ ནོར་ བུ་ དཀར་ པོ་ དགེ་ བ་ དང་། བདེ་བ་དང་། རྟེན་པ་ལ་སོགས་པ་དུ་མ་སྣང་སྟེ། ཇི་ལྟར་ཁམས་ཀྱི་ རིམ་པ་བཞིན་ དུ་ རྨི་ ལམ་ གྱི་ སྣང་ བ་ དཔག་ ཏུ་ མེད་ པ་ འབྱུང་ བ་ ཡིན་ནོ། །རྨི་ལམ་གྱི་དབྱེ་བ་ནི། མཐོང་ཐོས་མྱོང་དང་གསོལ་བ་བཏབ་པ་དང་། །གྲུབ་པ་ནད་ལས་གྱུར་དང་རྣམ་པ་དྲུག །ཅེས་པ་ལྟར་རོ། །

སྐབས་གཉིས་པ། རྒྱང་གཞིའི་སྐོར།

༡༨. ཕྱིར་རིག་པའི་གནས་ལ་བསླབ་དགོས་ཚུལ་ཇི་ལྟར་ཡིན་པ་དང་། ནང་སློབ་གསོ་བ་རིག་པར་བསླབ་དགོས་ཚུལ་ཇི་ལྟར་ཡིན།

ལན། ཕྱིར་རིག་པའི་གནས་ལ་བསླབ་དགོས་ཚུལ་ནི། མདོ་ལས། བྱང་ཆུབ་སེམས་དཔའ་རིག་པའི་དངོས་པོ་ལྔ་ལ་མ་བསླབ་ན་ནི། ནམ་དུ་ཡང་བླ་ན་མེད་པ་ཡང་དག་པར་རྫོགས་པའི་བྱང་ཆུབ་ཏུ་ཐམས་ཅད་མཁྱེན་པའི་ཡེ་ཤེས་འཐོབ་པར་བྱ་མི་ནུས་སོ། །དེ་བས་ན་བླ་ན་མེད་པའི་བྱང་ཆུབ་འཐོབ་པར་བྱ་བའི་ཕྱིར་རིག་པའི་དངོས་པོ་ལྔ་ལ་བསླབ་པར་བྱའོ། །ཞེས་ཐམས་ཅད་མཁྱེན་པའི་ཡེ་ཤེས་འཐོབ་པར་བྱེད་པ་ལ་རིག་པའི་གནས་ལྔ་ཤེས་པར་བྱ་དགོས་ཏེ། ཀུན་མཁྱེན་ས་སྐྱ་པཎ་ཆེན་གྱིས། རིག་པའི་གནས་ལྔ་དག་ལ་མཁས་པར་མ་སྦྱངས་ན། །ཐམས་ཅད་མཁྱེན་པ་ནམ་མཁའི་མཐའ་ལྟར་རིང་། །དེ་ལྟར་རྟོགས་ནས་རྒྱལ་དང་རྒྱལ་སྲས་ཀྱིས། །ཤེས་བྱའི་གནས་ཀུན་སྦྱངས་ཞེས་ལེགས་པར་གསུངས། །ཞེས་པ་དང་། མི་ཕམ་མགོན་པོས། རིག་པའི་གནས་ལྔ་དག་ལ་མཁས་པར་མ་སྦྱངས་ན། །འཕགས་མཆོག་གིས་ཀྱང་ཐམས་ཅད་མཁྱེན་ཉིད་ཐོབ་མི་འགྱུར། །ཞེས་གསུངས་པ་ལྟར་གཞན་གྱི་ལྟ་བ་ངན་པ་སོགས་ཚར་གཅོད་པར་བྱེད་པ་སྒྲ་དང་ཚད་མ་རིག་པ། གཞན་རྗེས་སུ་འཛིན་

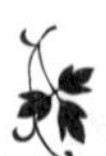

པར་བྱེད་པ་བཟོ་དང་གསོ་བ་རིག་པ། རང་ཉིད་ཀུན་ཤེས་བྱ་བ་ནང་དོན་རིག་པ་སྟེ་རིག་པའི་གནས་ལྔ་ཞེས་རྒྱ་བོད་ཀྱི་མཁས་གྲུབ་རྣམས་ཀྱིས་བཞེད་དོ། །བྱེ་བྲག་ཏུ་གསོ་བ་རིག་པའི་གཞུང་ལུགས་ཆེན་པོ་འདི་ཉིད་ཀྱི་ཚིག་ལ་སྦྱངས་པས། དེ་དོན་ནད་དང་སྨན་གྱི་རྗེས་སུ་འགྲོ་ལྡོག་ཚུལ་བཞིན་དུ་ཤེས་པར་འགྱུར་ལ། དེ་ཉིད་ཤེས་བཞིན་དུ་ཉམས་སུ་བླངས་པས་ལུས་ཅན་རྣམས་མི་ན་བར་གནས་ཤིང་ན་བ་གསོ་བ་དང་། དེ་ལྟར་གཞན་ལ་ཕན་མང་དུ་བཏགས་པས་རང་ཉིད་ལ་རྙེད་པ་དང་བཀུར་བསྟི་དང་། སྙན་གྲགས་ཕུན་སུམ་ཚོགས་ཤིང་། སྐྱེ་བ་ཕྱི་མར་ལྷ་དང་མིའི་གོ་འཕང་ལ་བརྟེན་ནས་རིང་པོར་མི་ཐོགས་པར་ཐམས་ཅད་མཁྱེན་པའི་གནས་སུ་འགྲོ་བ་ཡིན་ཏེ། སྟག་ཚང་ལོ་ཙཱ་བས། འགྲོ་ཀུན་ལུས་ནད་སྣ་ཚོགས་ཀྱིས་གཟིར་ཕྱིར། །གསོ་དཔྱད་དོན་དུ་མི་གཉེར་སྲིད་མཐའ་ཙམ། །དེ་ཕྱིར་རིག་གནས་གཉིས་པ་འདི་དག་ནི། །དོན་གཉེར་རྗེས་སུ་འཛིན་པའི་མཆོག་ཏུ་གྲུབ། །ཞེས་དང་། སློབ་དཔོན་དཔའ་བོས། ནད་ཀྱི་འདམ་དུ་བྱིང་བ་ལ། །ལག་ནས་འདྲེན་པ་སྨན་ཡིན་ནོ། །ཞེས་པ་དང་། རྒྱུད་ལས། མི་ན་བར་གནས་པར་འདོད་པའི་གང་ཟག་གིས་གསོ་བ་རིག་པའི་མན་ངག་གི་རྒྱུད་ལ་བསླབ་པར་བྱའོ། །ཆོས་དང་ནོར་དང་བདེ་བ་བསྒྲུབ་པར་འདོད་པའི་གང་ཟག་གིས་གསོ་བ་རིག་པའི་མན་ངག་གི་རྒྱུད་ལ་བསླབ་པར་བྱའོ། །ཞེས་དང་། རྒྱན་འགྲེལ་ལས། གསོ་བ་རིག་པ་བྱང་ཆུབ་སེམས་དཔས་ཚོལ་བར་བྱེད་དོ། །ཅིའི་ཕྱིར་

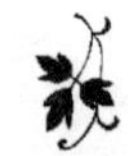

ཞེ་ན། ནད་དང་ནད་ཀྱི་གླེང་གཞི་དང་། ནད་མེད་པ་དང་། ནད་མེད་པའི་ཐབས་ཤེས་པར་བྱ་བ་དང་། སེམས་ཅན་རྣམས་ཀྱི་ནད་རྣམ་པ་སྣ་ཚོགས་པ་ཞི་བར་བྱ་བའི་ཕྱིར་ཚོལ་བར་བྱེད་དོ་ཞེས་དང་། ཡན་ལག་བརྒྱད་པའི་སྙིང་པོ་བསྡུས་པ་ལས་ཀྱང་། སེམས་ཅན་ཐམས་ཅད་བདེ་འདོད་ཕྱིར། རྩོམ་པ་ཀུན་ལ་འཇུག་པར་འདོད་ཅེས་དང་། །ཚེ་ནི་རིང་བར་འདོད་པ་ཡིས། །ཆོས་དང་ནོར་དང་བདེ་བ་བསྒྲུབ། །ཚེ་ཡི་རིག་བྱེད་ལུང་བཤད་པ། །རབ་ཏུ་གུས་པར་བྱ་བ་གྱིས། །ཞེས་བྱ་བ་ལ་སོགས་པའི་དགོས་པ་མང་དུ་ཡོད་ལ་དེ་ལྟར་ལེགས་པར་བསླབ་ནས་འགྲོ་བ་ནད་པ་དང་བཅས་པ་ཀུན་ལ་ཕན་བཏགས་པས་གནས་སྐབས་འབྲས་བུ་དེ་ཙམ་ཞིག་འབྱུང་ཞིང་། མཐར་ཐུགས་རྣམ་མཁྱེན་མཆོག་གི་གོ་འཕང་ཡང་རིམ་གྱིས་བགྲོད་པ་ཉིད་དོ། །

༡༨. གང་གིས་འཆད་པའི་སློབ་དཔོན་གྱི་མཚན་ཉིད་ཅི།

ལན། གང་གིས་འཆད་པ་སློབ་དཔོན་གྱི་མཚན་ཉིད་ནི། ཡན་ལག་བརྒྱད་པར། སྨན་པ་མཁས་ཏེ་གཞུང་དོན་ཤེས། །ལས་རྣམས་མཐོང་ཞིང་གཙང་བ་ཡིན། །ཞེས་དང་། མཚན་ཉིད་རྒྱ་ཆེར་མཁས་དང་མན་ངག་ལྡན། །ངང་རིང་བློ་ཆུང་བརྩེ་ལ་བཀུར་འོས་བསྟེན། །ཞེས་རང་གཞན་གྱི་གཞུང་ལུགས་རྒྱ་ཆེ་བར་མཐོང་ཞིང་། དེའི་ཚིག་དོན་ལ་མཁས་པ་དང་སྣ་གཅིག་ཙམ་མ་ཡིན་པའི་མན་ངག་

མང་དུ་ལྡན་ཞིང་སེར་སྣ་མེད་པ་དང་། ངང་རྒྱུད་རིང་ཞིང་ཐྲོལ་དང་ཐྲོག་སྟེ་གཡོ་སྒྱུ་དང་ཐྲོལ་ཐྲོག་ཆུང་བ། ནད་པ་དང་སློབ་མ་ལ་བརྩེ་ཞིང་རིགས་མཐོ་བ་ཀུན་གྱིས་གོང་དུ་བཀུར་བར་འོས་པ་ཉིད་བསྟེན་པར་བྱ་བ་དང་བཅས་མཚན་ཉིད་དྲུག་ལྡན་བཤད་ཅིང་། བཤད་རྒྱུད་ལས། གདུང་བཙུན་བློ་དང་ལྡན་ཞིང་དམ་ལ་གནས། །གཞུང་གི་དོན་མཁས་མན་ངག་གནད་དུ་བཟེག །གོམས་ཐོག་གཙོ་བོ་ཆོས་གཉེར་འདོད་པ་སྤངས། །དུལ་ཞིང་བཟོ་མཁས་འགྲོ་ལ་བྱམས་སེམས་ཆེ། །དཔྱེར་མེད་གཞན་གྱི་དོན་ལ་རང་དོན་སེམས། །གསོ་དཔྱད་ཀུན་ལམ་རྫོངས་སྨན་པའི་མཆོག །ཅེས་སོགས་བཤད་ཅིང་། མདོ་སྡེ་རྒྱན་ལས། བཤེས་གཉེན་དུལ་བ་ཞི་བ་ཉེར་ཞི་བ། །ཡོན་ཏན་ལྷག་པར་བརྩོན་བྱས་ལུང་གིས་ཕྱུག །ཅེས་ཚུལ་ཁྲིམས་དང་ལྡན་པས་དུལ་བ་དང་། ཏིང་ངེ་འཛིན་དང་ལྡན་པས་ཞི་བ་དང་། ཤེས་རབ་དང་ལྡན་པས་ཉོན་མོངས་པ་ཉེར་ཞི་དང་། ཡོན་ཏན་གཞན་ལས་ཁྱད་པར་དུ་འཕགས་པས་ལྷག་པ་དང་། གཞན་དོན་ལ་ལེ་ལོ་མེད་པས་བརྩོན་འགྲུས་དང་བཅས་པ་དང་། ཐོས་པ་ཆེ་བས་ལུང་གི་ཕྱུག་པ་དང་། ཤེས་བྱ་དེ་ཁོ་ན་ཉིད་རབ་ཏུ་རྟོགས་པ་དང་། ཚིག་སྨྲ་མཁས་པ་དང་། ཟང་ཟིང་ལ་མི་བལྟ་བར་བརྩེ་བ་དང་། ཆོས་སྟོན་པ་ལ་སྐྱོ་བ་མེད་པ་སྟེ། ཆོས་བཅུ་ལྡན་དང་། ཡོངས་གཏད་ལས། ཤེས་རབ་ཆེ་བས་ཚིག་དོན་འགལ་འབྲེལ་འབྱེད། །བྱམས་སེམས་ཆེ་བས་གཞན་དོན་གཙོ་བོར་བྱེད། །ཆོས་ལ་བྲང་

གཏད་གཡོ་སྒྱུ་ཟོལ་ཟོག་མེད། །ཅེས་པ་ལྟར་རོ། །

༡༠. གང་གིས་ཉན་པ་སློབ་མའི་མཚན་ཉིད་ཅི།

ལན། གང་གིས་ཉན་པ་སློབ་མའི་མཚན་ཉིད་ནི། རྒྱུད་ལས། སྨན་པའི་རྒྱུ་དྲུག་ཚོགས་པའི་སྐལ་ལྡན་ལ། །དྲང་སྲོང་ཆེན་པོའི་རྒྱུད་འདི་གཏད་པར་གྱིས། །ཞེས་དང་། མདོ་སྡེ་རྒྱན་ལས། བཀུར་བསྟི་ཆེད་པ་དག་དང་རིམ་གྲོ་དང་། །སྒྲུབ་པའི་སྒོ་ནས་བཤེས་གཉེན་བསྟེན་པར་བྱ། །ཞེས་པ་དང་། བཤད་རྒྱུད་ལས། བསྟེན་ཐབས་དོགས་པ་མེད་པར་བློ་གཏད་ལ། །ངོ་ལྐོག་མེད་པར་བྱ་བ་བསྒྲུབ་པར་བྱ། །སྤྱོད་པ་ཐམས་ཅད་དེ་ཡི་ཡུལ་དང་བསྟུན། །ཞེས་བཀུར་བསྟི་ཚུལ་བཞིན་བསྒྲུབས་པས། ནོར་དང་སྲོག་ལ་འཕངས་མེད་པར་སློབ་དཔོན་དང་། ནད་གྱིས་ཉམ་ཐག་པ་རྣམས་ལ་གཏོང་ཕོད་ནུས་པ། ཤེས་རབ་ཆེ་བས་ཚིག་དོན་འགལ་འབྲེལ་འབྱེད་ཤེས་པ། དེ་ལྟ་བུའི་ཤེས་རབ་དང་ལྡན་ཡང་བརྩོན་འགྲུས་དང་བྲལ་ན་ནི་འབྲས་བུ་འབྱུང་བ་མ་ཡིན་ཏེ། ས་པཎ་གྱིས། རྩོལ་བ་དོར་ནས་འདུག་པ་ལ། །འདི་ཕྱི་གཉིས་ཀ་འགྲུབ་མི་འགྱུར། །འབད་པ་མེད་ན་ཞིང་བཟང་ཡང་། །ལོ་ཏོག་འཐོབ་པར་མི་འགྱུར་རོ། །ཞེས་དང་། དབུ་མ་འཇུག་པ་ལས་ཀྱང་། ཡོན་ཏན་མ་ལུས་བརྩོན་འགྲུས་རྗེས་འགྲོ་ཞིང་། །བསོད་ནམས་ཡེ་ཤེས་བློ་གྲོས་ཚོགས་གཉིས་རྒྱུ། །ཞེས་གསུངས་པ་ལྟར་བརྩོན་པ་ཆེན་པོས་བརྟམས་ཏེ་ལེ་ལོའི་དབང་དུ་མ་

སོང་བ་གལ་ཆེ་ཞིང་། སྐྱེས་རབས་ལས། རབ་ཏུ་དམའ་བའི་སྟན་ལ་འདུག །ཏུལ་བའི་དཔལ་ནི་རྣམ་པར་བསྐྱེད། །དགའ་དང་ལྡན་པའི་མིག་གིས་བལྟ། །ཚིག་གི་བདུད་རྩི་འཐུང་བ་བཞིན། །གུས་པ་བསྐྱེད་དེ་རྩེ་གཅིག་ཏུ། །ནད་པས་སྨན་པའི་ཚིག་ཉན་བཞིན། །རིམ་གྲོ་བསྐྱེད་དེ་ཆོས་ཉོན་ཅིག །ཅེས་གསུངས་པ་ལྟར་རོ། །

༢༧. ཐོས་པའི་ཕན་ཡོན་གང་དག་ཡོད།

ལན། བྱང་ཆུབ་སེམས་དཔའི་སྡེ་སྣོད་ལས། ཐོས་པས་ཆོས་རྣམས་ཤེས་པར་འགྱུར། །ཐོས་པས་སྡིག་ལས་ལྡོག་པར་འགྱུར། །ཐོས་པས་དོན་མེད་སྤོང་བར་འགྱུར། །ཐོས་པས་མྱ་ངན་འདས་པ་ཐོབ། །ཞེས་དང་། སྐྱེས་རབས་ལས། ཐོས་པ་གཏི་མུག་མུན་སེལ་སྒྲོན་མེ་ཡིན། །རྐུན་པོ་ལ་སོགས་མི་འཕྲོག་ནོར་གྱི་མཆོག །ཀུན་ཏུ་རྨོངས་པའི་དགྲ་འཇོམས་མཚོན་ཆ་ཡིན། །ཡ་རབས་རྣམས་དང་འཕྲད་ན་སྐྱེས་ཀྱི་མཆོག །ཚོགས་ཀྱིས་ནང་ན་མཁས་པ་མགུ་བར་འགྱུར། །ཕས་ཀྱི་རྒོལ་བར་ཉི་མའི་འོད་དང་འདྲ། །ཞེས་དང་། ཏུལ་ཞིང་རབ་ཏུ་གསལ་བའི་སྤོབས་པ་སྐྱེད། །གྲགས་པ་ཆེན་པོ་འཕྲུལ་དུ་འབྱུང་བར་བྱེད། །སྨྲ་ལྟེ་བདེ་འགྱུར་ཁྱད་པར་ཅན་གྱི་རྒྱུ། །ཐོས་པས་དཔའ་གོམས་དོན་གསལ་རྟོགས་པར་འགྱུར། །ཐོས་པ་ལྡན་ན་འགལ་བ་མེད་པ་ཡིན། །འཁོར་གསུམ་ལམ་ལ་རབ་ཏུ་གནས་པར་འགྱུར། །ཐོས་པའི་རྗེས་འཇུག་སྒྲུབ་པ་སྙིང་པོར་

བྱེད། །ཅེས་དང་། རྣམ་བཤད་རིགས་པར། དད་པས་མཉན་པ་གང་གིས་ན། །མཐོ་རིས་དགའ་བའི་བསོད་ནམས་དང་། །གང་གིས་མྱ་ངན་འདས་ཐོབ་པའི། །ཤེས་རབ་ས་བོན་བརྟས་པར་འགྱུར། །ཞེས་དང་། གང་ལ་ཕན་ཕྱིར་ང་ཡི་ཆོས། །ཚུལ་བཞིན་བསྟན་པས་མཆོག་གྱུར་གྱི། །མི་རྟོག་བྱུག་པ་མར་མེ་ཡིས། །རྒྱལ་བ་ཡང་དག་མཆོད་པ་ཡིན། །ཞེས་པ་དང་། མཛོད་ལས། དེ་འཛིན་བྱེད་དང་སྨྲ་བྱེད་པ། །སྒྲུབ་པར་བྱེད་པ་པོ་ན་ཡིན། །ཞེས་ཆོས་འཛིན་པའི་ཕན་ཡོན་བསམ་གྱིས་མི་ཁྱབ་སྟེ། དེ་བཞིན་གཤེགས་པའི་གསང་བ་བསྟན་པ་ལས། དམ་ཆོས་འཛིན་པའི་བསོད་ནམས་ནི། །སངས་རྒྱས་ཀུན་གྱིས་ནན་ཏན་དུ། །བསྐལ་བ་བྱེ་བར་བརྗོད་མཛད་ཀྱང་། །མཐའ་མར་ཕྱིན་པས་འགྱུར་མ་ལགས། །ཞེས་དང་། གློ་གྲོས་རྒྱ་མཚོས་ཞུས་པའི་མདོ་ལས། དེ་བཞིན་གཤེགས་པའི་དམ་པའི་ཆོས་འཛིན་པ། །རྒྱལ་བ་རྣམས་ཀྱིས་ཡོངས་སུ་བཟུང་བར་འགྱུར། །ཞེས་སོགས་རྒྱ་ཆེར་བཤད་པ་དག་པས་ཤེས་པར་བྱའོ། །

༢༢. བཀའ་བསྟན་བཅོས་ཀྱི་དབྱེ་བ་ཇི་ལྟར་ཡིན།

ལན། ཆོས་རྣམས་ཐམས་ཅད་བཀའ་བསྟན་གཉིས་སུ་འདུས། བཀའ་ནི་ལེགས་པར་གསུངས་པའི་སངས་རྒྱས་ཀྱིས་བདག་རྐྱེན་མཛད་ནས་གསུངས་པ། བསྟན་བཅོས་ནི་དེའི་དགོངས་པ་འགྲེལ་བ་ནི་སངས་རྒྱས་ཀྱིས་བདག་རྐྱེན་མ་མཛད་པར་བཀའ་ལ་བརྟེན་

ནས་དགོངས་པ་ཁྲོལ་བར་མཛད་པ། དེ་ཡང་བཀའ་ལ་ཞལ་ནས་གསུངས་པ་མདོ་སྡུད་པ་ལྟ་བུ་དང་། རྗེས་སུ་གནང་བ་སྣེང་གཞི་དང་མཚམས་སྦྱོར་བ་ལྟ་བུ་དང་། བྱིན་གྱིས་བརླབས་པའི་བཀའ་ལ་སྐུ་གསུང་ཐུགས་ཀྱིས་བྱིན་གྱིས་བརླབས་པ་གསུམ་དུ་དབྱེ་བ་དང་། བསྟན་བཅོས་ལ་རྩོམ་གཞི་ལུང་གི་བརྒྱུད་པ་དང་། རྣམ་བཤད་འཆད་ཉན་གྱི་བརྒྱུད་པ་དང་། སྤྲུལ་པ་དོན་གྱི་བརྒྱུད་པ་གསུམ་ཡོད།

གཞན་ཡང་བཀའ་ལ་མཚན་ཉིད་དང་སྒྲ་དོན། དབྱེ་བ་བཅས་ལས། དང་པོ་ནི། རང་གི་ཐུན་མོང་མ་ཡིན་པའི་བདག་རྐྱེན་སྟོན་པའི་སངས་རྒྱས་ལ་བརྟེན་ནས་བྱུང་བའི་ཁྱད་པར་བཞི་ལྡན་གྱི་རྒྱལ་བའི་གསུང་རབ་གང་ཞིག་མདོའམ་རྒྱུད་སྡེར་གནས་པའོ། །དེའང་བརྗོད་བྱ་དོན་དང་ལྡན་པ། རྗོད་བྱེད་ངག་ཚིག་དྲི་མེད་བྱེད་ལས་ཁམས་གསུམ་གྱི་ཉོན་མོངས་སྤོང་བ། འབྲས་བུ་ཞི་བའི་ཕན་ཡོན་སྟོན་པ་སྟེ། ཁྱད་པར་བཞི་ལྡན་དུ་ལྷག་བསམ་སྐུལ་བའི་མདོར་གསུངས་པ་ལྟར། རྒྱུད་བླ་མ་ལས། གང་ཞིག་དོན་ལྡན་ཆོས་དང་ཉེར་འབྲེལ་ཞིང་། །ཁམས་གསུམ་ཀུན་ནས་ཉོན་མོངས་སྤོང་བྱེད་གསུང་། །ཞི་བའི་ཕན་ཡོན་སྟོན་པར་མཛད་པ་གང་། །དེ་ནི་དྲང་སྲོང་གསུང་ཡིན་བཟློག་པ་གཞན། །ཞེས་སོ། །གཉིས་པ་ནི་སུབྷཱ་ཥི་ཏི་སྒྲ་ལས་ལེགས་པར་གསུངས་པས་ན་བཀའོ། །གསུང་རབ་དང་གཙུག་ལག་དང་ལུང་རྣམས་ནི་མིང་གི་རྣམ་གྲངས་སོ། །གསུམ་པ་དབྱེ་བ་ལ་བདག་རྐྱེན་དུས་སྐེ་ཚན་གཉེན་པོ་དབང་པོའི་སྒོ་ནས་དབྱེ་

བ་དང་ལྔ། དང་པོ་ནི་བདེ་འདུས་ཀྱི་ལུང་ཕྲ་མའི་འཕྲོས་ལས་བཀའ་ལ་ཞལ་ནས་གསུངས་པ་དང་བྱིན་གྱིས་བརླབས་པའི་རྗེས་སུ་གནང་བའི་བཀའ་དང་གསུམ། དང་པོ་ནི་སྟོན་པས་མདུན་བསུས་ཏེ་གསུངས་པ་འཕགས་པ་སྡུད་པ་ལྟ་བུ་དང་། འཁོར་གྱིས་ཞུས་ཏེ་གསུངས་པ་འཇམ་དཔལ་མཚན་བརྗོད་ལྟ་བུ། གཉིས་པ་ལ་སྐུ་གསུང་ཐུགས་གསུམ་གྱི་བྱིན་གྱིས་རླབས་པའི་བཀའོ། །དང་པོ་ནི་བཅོམ་ལྡན་འདས་ཀྱི་ཕྱག་སྤྱི་བོར་བཞག་སྟེ་བྱིན་གྱིས་བརླབས་པས་རྡོ་རྗེ་སྙིང་པོ་དང་རྣམ་གྲོལ་ཟླ་བ་ལ་འཆད་པ་དང་དྲི་བའི་སྤོབས་པ་སྐྱེས་ནས་གསུངས་པ་མདོ་སྡེ་ས་བཅུ་པ་ལྟ་བུ། གཉིས་པ་ནི་བཅོམ་ལྡན་འདས་ཀྱིས་འཇམ་དཔལ་ལ་མ་སྐྱེས་དགྲའི་འགྱོད་པ་སེལ་ཅིག་ཅེས་གསུངས་པས་འཇམ་དཔལ་མ་སྐྱེས་དགྲའི་འགྱོད་པ་བསལ་བའི་མདོ་གསུངས་པ་ལྟ་བུ། གསུམ་པ་ལ་ཐུགས་ཏིང་ངེ་འཛིན་ནི་ཐུགས་བདེན་པའི་སྟོབས་ཀྱིས་སམ་ཐུགས་རྗེའི་སྟོབས་ཀྱིས་བྱིན་གྱིས་བརླབས་པའི་བཀའོ། །བསྟན་བཅོས་ཀྱི་མཚན་ཉིད་ནི། གཙོ་བོར་བསྟན་བཅོས་རྩོམ་པའི་བསམ་པས་ཀུན་ནས་བསླང་སྟེ་རང་གི་ཞེ་འདོད་ཀྱི་གྲུབ་མཐའ་གཞན་ལ་བསྟན་པའི་ཕྱིར་བསྡེབས་པའི་ལུང་ཚིག་གང་ཞིག། ཁྱད་ཆོས་གསུམ་དང་ལྡན་པ་བསྟན་བཅོས་རྣམ་དག་གི་དང་། དེ་གསུམ་གང་རུང་དང་བྲལ་བ་ལྟར་སྣང་གི་མཚན་ཉིད་དོ། །ཁྱད་ཆོས་གསུམ་ནི་རྒྱལ་བའི་བཀའ་ལ་བརྟེན་ནས་དེའི་དགོངས་འགྲེལ་དུ་བྱས་པ་དང་། རྩོམ་པ་པོ་རྣམ་གཡེང་མེད་པའི་

ཡིད་ཅན་གྱིས་བཤད་པ་དང་། བྱེད་ལས་ཐར་བ་ཐོབ་པའི་ལམ་དང་རྗེས་སུ་མཐུན་པ་སྟེ། རྒྱུད་བླར། གང་ཞིག་རྒྱལ་བའི་བསྟན་པ་འབབ་ཞིག་གི །དབང་བྱས་རྣམ་གཡེང་མེད་ཡིད་ཅན་གྱིས་བཤད། །ཐར་བ་ཐོབ་པའི་ལམ་དང་རྗེས་མཐུན་པ། །དེ་ཡང་དྲང་སྲོང་བཀའ་བཞིན་སྤྱི་བོས་བླང་། །སྒྲ་དོན་ནི། ཤཱ་སྟྲའི་སྒྲ་ལས། ཤཱ་ས་ན་འཚོས་པ་དང་། ཏྲཱ་ཡ་སྐྱོབ་པ་ལ་འཇུག་པའི་ཕྱིར། །འཚོས་སྐྱོབ་ཀྱི་ཡོན་ཏན་གཉིས་དང་ལྡན་པས་ན་བསྟན་བཅོས་ཏེ། རྣམ་བཤད་རིགས་པ་ལས། ཉོན་མོངས་དགྲ་རྣམས་མ་ལུས་འཚོས་པ་དང་། །ངན་འགྲོའི་སྲིད་ལས་སྐྱོབ་བྱེད་གང་ཡིན་པ། །འཚོས་སྐྱོབ་ཡོན་ཏན་ཕྱིར་ན་བསྟན་བཅོས་ཏེ། །གཉིས་པོ་འདི་དག་གཞན་གྱི་ལུགས་ལ་མེད། །དབྱེ་བ་ནི་མཆོག་དམན་གྱི་སྒོ་ནས། བྱེད་ལས་ཀྱི་དང་། རྩོམ་བྱེད་གང་ཟག་གི་དང་། ཇི་ལྟར་བརྩམ་ཚུལ་གྱི་དང་། བརྗོད་བྱ་དོན་གྱི་དང་། བཤད་བྱ་བཀའི་སྒོ་ནས་དབྱེ་བ་དང་དྲུག་གོ །

༡༣. རྩིས་འགོ་ཡན་ལག་ལྔའི་འཆད་ཐབས་གང་དག་ཡིན།

ལན། སློབ་དཔོན་གང་གིས་མཛད་པ་དང་། ཁུངས་གང་ལས་བཏུས་པ། ཕྱོགས་གང་དུ་གཏོགས་པ། དགོས་ཆེད་གང་གི་ཕྱིར་བརྩམས་པ། དབུ་ཞབས་ཀྱི་ཚིག་དོན་བསྟན་པ་ལ་རྩིས་འགོ་ཡན་ལག་ལྔ་ཞེས་ཟེར།

༢༤. མཐའ་དྲུག་ཚུལ་བཞིའི་འཆད་ཐབས་ཇི་ལྟར་ཡིན།

ལན། མཐའ་དྲུག་ཚུལ་བཞིའི་འཆད་ཐབས་ནི་མཐའ་དྲུག་སྟེ་དགོངས་པ་དང་དགོངས་མིན། དྲང་དོན་དང་ངེས་དོན། སྒྲ་ཇི་བཞིན་པ་དང་ཇི་བཞིན་མིན་པའོ། །ཡི་གེ་དང་སྤྱི་དང་། སྦས་པ་དང་། མཐར་ཐུག་པ་སྟེ་ཚུལ་བཞིའོ། །དེ་ལས་དགོངས་པ་ཅན་ལ་དུས་ལ་དགོངས་པ་དང་། དོན་ལ་དགོངས་པ། བསམ་པ་ལ་དགོངས་པའོ། །དགོངས་པ་ཅན་མ་ཡིན་པ་ལ་གནས་སྐབས་དང་མཐར་ཐུག་གི་དོན་དམ་གཉིས། དྲང་དོན་ནི་རྟུལ་ཚོན་གྱིས་དཀྱིལ་འཁོར་དང་མཆོད་པ་དང་བཟ་དང་ལག་པའི་ཕྱག་རྒྱ་དང་སྦྱིན་སྲེག་དང་བསྐྱེད་རིམ་དང་ལས་ཚོགས་བསྒྲུབ་པ་ལ་སོགས་པ་ནང་གི་ཚུལ་ལ་འཇུག་པའི་ཐབས་སུ་གསུངས་པ་རྣམས་སོ། །ངེས་དོན་ནི་རྩ་དང་རླུང་དང་བྱང་ཆུབ་ཀྱི་སེམས་བཅིང་བ་སོགས་རྫོགས་བྱེད་ཐབས་དང་རང་བཞིན་གྱི་འོད་གསལ་བའི་སེམས་ཀྱི་གནས་ལུགས་ཀུན་གཞི་དང་དེ་བཞིན་གཤེགས་པའི་སྙིང་པོ་དང་ཕྱག་རྒྱ་ཆེན་པོ་མཆོག་ཏུ་མི་འགྱུར་བ་རྫོགས་བྱའི་དོན་གསལ་བར་སྟོན་པའི་གཞུང་རྣམས་སོ། །

༢༥. འཆད་ཐབས་ཡན་ལག་དྲུག་ལྡན་གང་ཡིན།

ལན། བྱང་ཆུབ་ཁོག་དབུབ་ཀྱི་ཡན་ལག་ཆ་རྒྱུན་གངས་ལ་ཐུག་པ་ལྟ་བུ་དང་། དོན་བསྡུས་ས་བཅད་ཀྱི་ཡན་ལག་སྟག་གི་མཆོངས་ལྟ་བུ་དང་། མཚམས་སྦྱོར་སྐབས་སྦྱེབ་ཀྱི་ཡན་ལག་སླན་པ་མཁས་པ་

ལྟ་བུ་དང་། འཁྲིལ་བ་འབྲུ་གནོན་གྱི་ཡན་ལག་རུས་སྦལ་གྱི་ནུར་འགྲོས་ལྟ་བུ་དང་། བཀྲལ་ལན་སྟོད་པའི་ཡན་ལག་དཔའ་བོའི་རལ་གྱི་ལྟ་བུ་དང་། ཟབ་འགྲོལ་མན་ངག་གི་ཡན་ལག་སོང་པ་མིག་འབྱེད་པའི་ཚུལ་གྱིས་འཆད་པ་དྲུག་གོ །

༣༨. གཉེན་པོ་ཞེས་པའི་དོན་ཅི།

ལན། གཉེན་པོ་ཞེས་ལོག་ཕྱོགས་འཇོམས་པར་བྱེད་པའི་སྟོབས་ཀྱི་དོན་ཡིན་ལ། དེས་ནད་འཇོམས་ཤིང་ཁམས་སྙོམས་ནས་ལུས་དང་དབང་པོའི་མཐུ་གསོ་བར་བྱེད་པའི་གཉེན་པོ་ཟས་སྤྱོད་སྨན་དཔྱད་ལ་ཟེར། ཟས་ཞེས་པ་རྒྱུ་ལ་བཏགས་པ་སྟེ་ཟ་རྒྱུ་ལ་བྱེད་པ་པོའི་སྒྲ་སྦྱར་བས་ཟས་ཞེས་གྲུབ་པ་དེ་དང་། སྤྱོད་ལམ་ནི་བྱེད་པ་ལ་བཏགས་པ་སྟེ་ལུས་ངག་ཡིད་ཀྱི་སྤྱོད་པའི་ལམ་བསྟན་པའོ། །སྨན་ནི་འབྲས་བུའི་མིང་རྒྱུ་ལ་བཏགས་པ་སྟེ་ཕན་པར་བྱེད་པའི་དོན་གྱིས་སྨན་དང་། དཔྱད་ནི་ཇོ་བོ་ལ་བཏགས་པ་སྟེ་ཇི་ལྟར་རིགས་པར་དཔྱད་པའི་དོན་ཏེ། བདེ་བར་འཚོ་བའམ་གསོ་བར་བྱེད་པའི་གཙོ་བོའམ་མི་མཐུན་ཕྱོགས་འཇོམས་པའི་མཐུ་ཅན་ལ་གཉེན་པོ་ཞེས་བརྗོད་པ་དང་། ཡང་ན། ནད་མི་སྐྱེས་པ་དང་སྐྱེས་པ་ཞི་བར་བྱེད་པའི་སྤྱོད་ལམ། ཕན་པ་བསྟེན་ཞིང་གནོད་པ་བསྲུང་བའི་ཟས། ཞི་བྱེད་དང་སྦྱོང་བྱེད་ཀྱི་སྨན་དང་། མཐར་ནད་ཡུལ་དབྱུང་བའི་དཔྱད་རྣམས་ནི་གཉེན་པོའོ། །

༡༧. གསོ་བྱ་གསོ་བྱེད་ཇི་ལྟར་གསོ་དང་གསོ་བ་པོ་བཞིའི་ཁྱད་པར་དང་འབྲེལ་བ་ཇི་ལྟར་ཡིན་ནམ།

ལན། བཤད་རྒྱུད་དུ། གསོ་བ་རིག་པའི་དོན་རྣམས་མདོར་བསྡུས་ན། གསོ་བྱ་གསོ་བྱེད་ཇི་ལྟར་གསོ་བ་དང་། །གསོ་བ་པོ་དང་རྣམ་པ་བཞི་རུ་བསྡུ། །ཞེས་པ་ལྟར་ཉེས་གསུམ་འཕེལ་ཟད་ལས་ནད་དུ་གྱུར་པ་ཞི་བར་བྱེད་ཅིང་ཁམས་སྙོམས་པ་ནི་འཚོ་བའམ་གསོ་བ་ཞེས་བྱ་ལ། དེའི་ཐབས་ཚུལ་རིགས་པར་བྱེད་པའི་བརྗོད་བྱའི་དོན་རྣམས་མདོར་བསྡུས་ན་གང་གསོ་བར་བྱ་བའི་ཡུལ་དང་། གང་གིས་གསོ་བར་བྱེད་པའི་གཉེན་པོ་དང་། ཇི་ལྟར་གསོ་བར་བྱ་བའི་ཐབས་དང་། དེ་དག་གི་བྱ་བ་བྱེད་པའི་གསོ་བ་པོ་དང་རྣམ་པ་བཞི་རུ་འདུས་ཏེ། དཔེར་ན་གསོ་ཡུལ་ཞིང་གི་ལོ་ཏོག་ལྟ་བུ། གཉེན་པོ་ཆུ་ལྟ་བུ། གསོ་ཐབས་ཆུ་འདྲེན་པ་ལྟ་བུ། གསོ་བ་པོ་ཞིང་པ་ལྟ་བུ་སྟེ། ཞིང་གི་ལོ་ཐོག་ལ་ཇི་ལྟར་རིགས་པའི་ཆུ་ཐབས་ལྡན་དུ་ཞིང་པས་བསྟེན་ན་སྨིན་ཐོག་ཕུན་སུམ་ཚོགས་པ་ཐོབ་པ་ལྟར་གསོ་བྱའི་ཡུལ་ལ་གསོ་བྱེད་ཀྱི་གཉེན་པོ་ཇི་ལྟར་གསོ་བའི་ཐབས་མཁས་པའི་སྨན་པས་བསྟེན་ན་དོན་ཡོད་པར་འགྱུར་རོ། །བཤད་པའི་རྒྱུད་འདིར། ཐོག་མར་གསོ་བྱའི་ཡུལ་དེ་ལ་དེའི་ཆོས་ཚང་བར་སྟོན། དེ་ལ་གསོ་བྱེད་ཀྱི་གཉེན་པོ་དགོས་པས་དེའི་ཆོས་ཚང་བར་སྟོན། ཡུལ་དང་གཉེན་པོ་སྦྱོར་བ་ལ་ཇི་ལྟར་གསོ་བའི་ཐབས་དགོས་པས་དེའི་ཆོས་གསལ་བར་སྟོན། དེ་དག་གི་བྱ་བ་བྱེད་པ་གསོ་བ་པོའི་ཆོས་

ཚང་བར་སྟོན་པས་གྲངས་དང་གོ་རིམ་ངེས་པ་ཡིན་ནོ། །

༣༧. གཉེན་པོ་དང་། གསོ་ཚུལ་དང་། གསོ་ཐབས་དང་། གསོ་བ་པོ་རྣམས་ཀྱི་ཁྱད་པར་ཅི།

ལན། གཉེན་པོ་ནི་ནད་འཇོམས་བྱེད་ཀྱི་ངོ་བོ་སྟེ། ཤིང་སྲེག་བྱེད་ཀྱི་མེ་ལྟ་བུའོ། །གསོ་ཚུལ་ནི་ནད་དང་གཉེན་པོ་སྦྱོད་དགོས་པའི་གོ་དོན་གྱི་དམིགས་རྣམ་བསྟན་པ་སྟེ་ཤིང་གི་འོག་ཏུ་མེ་སྦར་བ་ལྟ་བུའོ། །གསོ་ཐབས་ནི་ལག་ཏུ་བླངས་པའི་རིམ་པ་སྟེ་མེ་འབུད་པའི་སྦྱོར་བ་ལྟ་བུའོ། །གསོ་བ་པོ་ནི་དེ་དག་གི་མཚན་ཉིད་རིག་ཅིང་བྱ་བ་བྱེད་པ་སྟེ། ཕན་ཚུན་སྡེབ་པའི་སྐྱེས་བུ་ལྟ་བུའོ། །

༣༨. བཟང་པོ་དྲུག་ཅེས་པའི་བཟང་པོའི་དོན་གང་ཡིན།

ལན། ཡོན་ཏན་དུ་མ་དང་ལྡན་ཞིང་སྐྱོན་དུ་མི་འགྱུར་བས་བཟང་པོ་སྟེ། རྟེན་ལུས་ཀྱི་ནད་སེལ་བ་ལ། སྙིང་ལ་ཛཱ་ཏི་གློ་ལ་ཅུ་གང་དང་། །མཆིན་པར་གུར་གུམ་གྲོག་ཚར་ལི་ཤི་སྟེ། །མཁལ་མར་སུག་སྨེལ་མཆེར་བར་ཀ་ཀོ་ལ། །ཞེས་པ་ལྟར་རོ། །བརྟེན་པ་ཉེས་གསུམ་སེལ་བ་ལ། །རླུང་སེལ་བར་ཛཱ་ཏི་དང་ལི་ཤི མཁྲིས་པ་སེལ་བར་ཅུ་གང་དང་གུར་གུམ། བད་ཀན་སེལ་བར་སུག་སྨེལ་དང་ཀ་ཀོ་ལ་དང་དྲུག། ཡང་ན་ཡུལ་བཟང་པོ་དྲུག་གི་སྐབས་ཏེ། ཛཱ་ཏི་སྲིན་པོའི་ཡུལ་ན་བཟང་། །ལི་ཤི་ལི་ཡི་ཡུལ་ན་བཟང་། །ཅུ་གང་སྲི་ཏའི་ཡུལ་ན་

བཟང་། །གྲུར་ཀུམ་ཁ་ཆེའི་ཡུལ་ན་བཟང་། །སྲུག་སླེལ་སྟོད་ཀྱི་ཡུལ་ན་བཟང་། །ཀོ་ལ་ཇོ་རྐོད་ཡུལ་ན་བཟང་། །ཞེས་པ་ལྟར་རོ། །

༣༠. གསོ་བ་རིག་པའི་དགོས་སོགས་ཆོས་བཞི་ཇི་ལྟར་ཡིན།

ལན། མེས་ཞལ་ནྲ། གཞུང་ལུགས་ཆེན་པོ་འདི་ཉིད་ཀྱི་ཚིག་ལ་སྦྱངས་པས། དེའི་དོན་ནད་དང་སྨན་གྱི་རྗེས་སུ་འགྲོ་ཚུལ་བཞིན་དུ་ཤེས་པར་འགྱུར་ལ། དེ་ཉིད་ཤེས་བཞིན་དུ་ཉམས་སུ་བླངས་པས་ལུས་ཅན་རྣམས་མི་ན་བར་གནས་ཤིང་ན་བ་གསོ་བ་ནི་དགོས་པ་དང་། དེ་ལྟར་གཞན་ལ་མང་དུ་ཕན་བཏགས་རང་ཉིད་ལ་རྙེད་པ་དང་བཀུར་བསྟི་དང་སྙན་གྲགས་ཕུན་སུམ་ཚོགས་ཤིང་། སྐྱེ་བ་ཕྱི་མ་ལྷ་དང་མིའི་གོ་འཕང་ལ་བརྟེན་ནས་རིང་པོར་མི་ཐོགས་པར་ཐམས་ཅད་མཁྱེན་པའི་གནས་སུ་བགྲོད་པ་ནི་ཉིང་དགོས། གཞུང་འདི་ཉིད་ཀྱི་ཚིག་གིས་བསྟན་པར་བྱ་བའི་དོན་ཡན་ལག་བརྒྱད་ནི་བརྗོད་བྱ་དང་། བརྗོད་བྱའི་དོན་ཤེས་པ་དག་ལས་བྱུང་ཞིང་དོན་ཤེས་པས་འབྲས་བུ་ཕུན་སུམ་ཚོགས་པ་འབྱུང་བ་ནི་འབྲེལ་བའོ། །མདོ་སྡེ་རྒྱན་ལས། སྔ་མ་ལ་བརྟེན་ཕྱི་མ་སྐྱེ། །དམན་དང་མཆོག་ཏུ་གནས་ཕྱིར་དང་། །རགས་པ་དང་ནི་ཕྲ་བའི་ཕྱིར། །གོ་རིམ་ငེས་པ་བརྗོད་པ་ཡིན། །ཞེས་པ་ལྟར་རྒྱུད་བཞི་པོ་སྔ་མ་ལས་ཕྱི་མ་སྐྱེ་བ་དང་། རགས་པ་དང་ཕྲ་བའི་དོན་གྱི་རིམ་པ་སྔ་ཕྱི་མ་ནོར་བར་སྟོན་ཤིང་གི་ཚུལ་དུ་བཀོད་པས་གོ་རིམ་ཇི་ལྟ་བ་བཞིན་དུ་སྔ་ཕྱི་འབྲེལ་ལོ། །

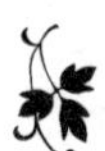

༣༧. བདུད་རྩི་སྙིང་པོ་ཡན་ལག་བརྒྱད་པ་གསང་བ་མན་ངག་གི་རྒྱུད་ཅེས་པའི་དོན་ཅི།

ལན། དེ་ཡང་ཚེ་འཕེན་པ་ཇི་སྲིད་ཡོད་ཀྱི་བར་དུ་གནས་ཤིང་། དུས་མིན་གྱི་འཆི་བ་འཇོམས་པས་ན་བདུད་རྩི། གསོ་བ་རིག་པའི་དོན་ཐམས་ཅད་འདིར་འདུས་པས་ན་སྙིང་པོ། གསོ་བྱ་ཡུལ་བརྒྱད་ལ་གསོ་བྱེད་ཀྱི་ཐབས་བརྒྱད་དུ་ཕྱེ་ནས་སྟོན་པས་ཡན་ལག་བརྒྱད་པ། སྣོད་མིན་རྣམས་ཀྱིས་སྤྱོད་ཡུལ་མིན་ལ་ངེས་པའི་དོན་མི་སྟོན་པས་གསང་བ། གཞན་ལ་འདོམས་པར་བྱེད་པ་དང་། བྱ་སླ་ཚིག་ཉུང་དོན་ཆེ་ལ། ངེས་པ་མྱུར་དུ་འགྲུབ་པས་མན་ངག། གསོ་བྱ་ཡན་ལག་བརྒྱད་གསོ་ཐབས་དང་བཅས་པ་རྒྱུན་ཆགས་སུ་སྟོན་པས་རྒྱུད་ཅེས་བྱའོ། །

༣༨. བཅོམ་ལྡན་འདས་ཞེས་པའི་དོན་ཅི།

ལན། དཔལ་རྡོ་རྗེ་རྩེ་མོ་ལས། ཉོན་མོངས་ལས་དང་དེ་བཞིན་སྐྱེས། །ཉོན་མོངས་ཤེས་བྱའི་སྒྲིབ་དེ་དག །མི་མཐུན་ཕྱོགས་ཀྱི་ཆོས་རྣམས་ཀུན། །དེ་བཅོམ་པས་ན་བཅོམ་ཞེས་བརྗོད། །ཅེས་གསུངས་པ་ལྟར་ཉོན་མོངས་པའི་བདུད་དང་། ལྷའི་བུའི་བདུད་དང་། འཆི་བདག་གི་བདུད་དང་། ཕུང་པོའི་བདུད་དེ་དང་ཡང་ན་དེའི་བཞི་གཉེན་པོ་ཡེ་ཤེས་ཀྱིས་བཅོམ་པས་ན་བཅོམ་དང་། ཡང་ན། བདུད་བཞི་སྐྱེ་ཆེ་ལ་བར་དུ་གཅོད་པ་འཆི་བདག་གི་བདུད་དང་།

ཏིང་ངེ་འཛིན་ལ་བར་དུ་གཅོད་པ་ལྷའི་བུའི་བདུད་དང་། ལྷག་མེད་ལ་བར་དུ་གཅོད་པ་ཕུང་པོའི་བདུད་དང་། ཐར་པ་ལ་བར་དུ་གཅོད་པ་ཉོན་མོངས་པའི་བདུད་དེ། འདི་རྣམས་གཏན་དུ་བཅོམ་པའི་བཅོམ་ཞེས་པ་དང་། ལྡན་པའི་དོན་ནི། དབང་ཕྱུག་དང་ནི་གཟུགས་བཟང་དང་། །དཔལ་དང་གྲགས་དང་ཡེ་ཤེས་དང་། །བརྩོན་འགྲུས་ཕུན་སུམ་ཚོགས་ལྡན་པ། །ཞེས་ལེགས་ཚོགས་ཀྱི་ཡོན་ཏན་དྲུག་དང་ལྡན་པ་ལ་བྱའོ། །འདས་ཞེས་པ་ནི། སྲི་ཞི་གཉིས་ཀའི་མཐའ་ལས་འདས་པས་ན་འདས་ཞེས་བྱའོ། །

༣༣. དཀོན་མཆོག་ཅེས་པའི་དོན་ཅི།

ལན། རྒྱུད་བླ་མ་ལས། འབྱུང་བ་དཀོན་ཕྱིར་དྲི་མེད་ཕྱིར། །མཐུ་དང་ལྡན་ཕྱིར་འཇིག་རྟེན་གྱི། །རྒྱན་འགྱུར་ཕྱིར་དང་མཆོག་ཉིད་ཕྱིར། །འགྱུར་བ་མེད་ཕྱིར་དཀོན་མཆོག་ཉིད། །ཞེས་སོ། །

༣༤. ཕུན་སུམ་ཚོགས་པ་ལྔ་ལྡན་ནི་གང་།

ལན། འདི་སྐད་བདག་གིས་བཤད་པའི་དུས་གཅིག་ན། ཞེས་པས་བསྟན་ཏེ། འདི་སྐད་ཅེས་པས་ཆོས་ཕུན་སུམ་ཚོགས་པ་གསོ་བ་རིག་པ་དང་། བདག་གིས་ཞེས་པས་འཁོར་ཕུན་སུམ་ཚོགས་པ་འཁོར་སྡེ་བཞི་དང་། བཤད་པའི་ཞེས་པས་སྟོན་པ་ཕུན་སུམ་ཚོགས་པ་དྲང་སྲོང་རིག་པའི་ཡེ་ཤེས་དང་། དུས་གཅིག་ཅེས་པས་དུས་ཕུན་

སུམ་ཚོགས་པ་སྟོན་འཁོར་ལྷན་ཅིག་འཛོམས་པའི་དུས་དང་། ན་ཞེས་པས་གནས་ཕུན་སུམ་ཚོགས་པ་སྨན་གྱི་གྲོང་ཁྱེར་ལྟ་ན་སྡུག། ཞེས་འདོད་དོ། །

༣༥. རྩ་རྒྱུད་ཀྱི་ནང་དོན་ཚུལ་ཇི་ལྟར་བཤད།

ལན། རྩ་རྒྱུད་ནི་དཔལ་ལྡན་གསོ་བ་རིག་པའི་རྒྱུད་བཞི་གའི་དོན་གྱི་གནད་འདུས་ཤིང་། ས་བོན་བཞིན་རྩ་བར་གྱུར་པའི་ཕྱིར་ཏེ། ཕྱི་མ་རྒྱུད་ལས། རྩ་བ་ཐུགས་ཀྱི་རྒྱུད་འདི་ས་བོན་འདྲ། །འདི་ལས་མ་སྐྱེས་གསོ་དཔྱད་ཡོད་མ་ཡིན། །ཞེས་གསུངས་པ་དང་། རྩ་རྒྱུད་ཀྱི་བརྗོད་དོན་རྣམས་ནི་ཤིང་སྡུ་ངན་མེད་པའི་ལྗོན་ཤིང་ལ་དཔེར་མཛད་ནས་གསུངས་པ་སྟེ། རྩ་བ་གསུམ་སྟེ་ཆུ་དང་འཁྲུགས་རོམ་གྱི་ཚུལ་དུ་གནས་ལུགས་ནད་གཞིའི་རྩ་བ་དང་། མེ་དང་དུ་བའི་ཚུལ་དུ་ངོས་འཛིན་རྟགས་ཀྱི་རྩ་བ། ཉི་མ་དང་བ་མོའི་ཚུལ་དུ་གསོ་བྱེད་ཐབས་ཀྱི་རྩ་བ་དང་། དེ་ལ་བརྟེན་ནས་སྡོང་པོ་དགུ་སྟེ་གནས་ལུགས་ནད་གཞིར་རྣམ་པར་མ་གྱུར་པ་ལུས་ཀྱི་སྡོང་པོ་དང་རྣམ་པར་གྱུར་པ་ནད་ཀྱི་སྡོང་པོ། ངོས་འཛིན་རྟགས་ཀྱི་རྩ་བ་ལ་ལྟ་རེག་དྲི་བའི་སྡོང་པོ་གསུམ། གསོ་བྱེད་ཐབས་ཀྱི་རྩ་བ་ལ་ཟས་སྤྱོད་སྨན་དཔྱད་ཀྱི་སྡོང་པོ་བཞི་བཅས་དང་། ཡལ་ག་བཞི་བཅུ་རྩ་བདུན། ལོ་འདབ་ཉིས་བརྒྱ་རྩ་བཞི མེ་ཏོག་གཉིས། འབྲས་བུ་གསུམ་གྱི་དཔེར་བསྟན་པ་ལྟར་རྩ་རྒྱུད་ཀྱི་ནང་དོན་དེ་དག་ཏུ་འདུ། དེ་ལྟར་

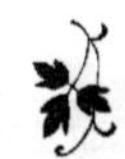

རྩ་བས་གཞི་བཟུང་། སྡོང་པོས་དོན་དྲིལ། ཡལ་གས་བྱེ་བྲག་ཕྱེས། ལོ་མས་རྒྱས་པར་བསྟན་པའི་མཐར་ཐུག་པ་ནི་མེ་ཏོག་སྐྱེ་ནད་དང་ལུས་ཟུངས་དྲི་མ་གསུམ་པོ་འདི་ཆ་སྙོམས་པ་ལས་དབང་པོ་སོགས་མཐུ་དང་ལྡན་པར་ཚོར་བ་བདེ་བར་སྣང་བ་ནི་ནད་མེད་པའི་ཐ་སྙད་དུ་བྱས་པའོ། །

༣༨. རྩ་བའི་རླུང་ལྔ་དང་མཁྲིས་པ་ལྔ། བད་ཀན་ལྔའི་རང་བཞིན་ཇི་ལྟར་ཡིན།

ལན། རྩ་བའི་རླུང་ལྔའི་རང་བཞིན་ནི་སྲོག་འཛིན་གྱི་རླུང་དང་། གྱེན་རྒྱུ་རླུང་གི་རླུང་། ཁྱབ་བྱེད་ནམ་མཁའི་རླུང་། མེ་མཉམ་མེ་ཡི་རླུང་། ཐུར་སེལ་ཆུ་ཡི་རླུང་དང་། རྩ་བའི་མཁྲིས་པ་ལྔའི་རང་བཞིན་ནི་འཇུ་བྱེད་མེའི་མེ་དང་། མདངས་སྒྱུར་མེའི་ཆུ། སྒྲུབ་བྱེད་མེའི་ས། མཐོང་བྱེད་མེའི་ནམ་མཁའ། མདོག་གསལ་མེའི་རླུང་དང་། རྩ་བའི་བད་ཀན་ལྔའི་རང་བཞིན་ནི་རྟེན་བྱེད་ས་ཆུའི་ས་དང་། མྱག་བྱེད་ས་ཆུའི་མེ། མྱོང་བྱེད་ས་ཆུའི་ཆུ། ཚིམ་བྱེད་ས་ཆུའི་རླུང་། འབྱོར་བྱེད་ས་ཆུའི་ནམ་མཁའ་བཅས་སོ། །

༣༩. ལུས་ཟུངས་བདུན་དང་དྲི་མ་གསུམ་གང་དག་ཡིན།

ལན། ལུས་ཟུངས་བདུན་ནི་དྭངས་མ་དང་ཁྲག ཤ ཚིལ། རུས་པ། རྐང་། ཁུ་བ། དྲི་མ་གསུམ་ནི་བཤང་གཅི་རྔུལ་ལ་ཟེར་

ཞིང་། ལུས་འཛིན་པའི་དོན་གྱིས་ལུས་ཟུངས་དང་། དྭངས་མ་ཞེས་པ་བཅུད་ཀྱི་དྭངས་མ་སྟེ་དཔེར་ན་ཁྲག་གི་གནས་སུ་ཁྲག་གི་མེ་དྲོད་ཀྱིས་བཞུས་པ་ལས་ཁྲག་ལས་འདས། ཤ་རུ་མ་གྱུར་པའི་བར་དེར་ཁྲག་གི་དྭངས་མ་དང་དེའི་སྙིགས་མ་རེ་ཡོད་པ་བཞིན་དུ་ལུས་ཟུངས་བདུན་ཀ་ལ་ཡོད་ཀྱང་གཙོ་བོ་ཟས་སྙོམ་སྨན་སོགས་བད་མཁྲིས་རླུང་གསུམ་གྱིས་སྨྱུག་བཞུས་དྭངས་སྙིགས་ཕྱེ་བའི་སྙིགས་མ་བཤང་གཅིར་གྱུར་པ་དང་དྭངས་མ་ལུས་ཟུངས་སུ་འགྲོ་རྒྱུ་དེ་ལ་བྱ་དགོས་སོ། །དྲི་མ་ཟས་སྙོམ་སོགས་ཀྱི་དྲི་མའམ་སྙིགས་མ་རྒྱུ་མར་གར་སླ་ཕྱེ་བའི་སྙ་བ་བཤང་བ་སླ་བ་གཅིན་དང་། ལུས་ཟུངས་ཀུན་གྱི་དྲི་མ་ཧྲུལ་ཡིན་ནོ། །

༣༡. ནད་ཀྱི་ཉེ་རྒྱུ་གསུམ་དང་རྐྱེན་བཞི། འཇུག་སྒོ་དྲུག་ནི་གང་དག་ཡིན།

ལན། ནད་ཀྱི་ཉེ་རྒྱུ་གསུམ་ནི་རྣམ་པར་མ་གྱུར་པའི་རླུང་མཁྲིས་བད་ཀན་གསུམ་དང་། རྐྱེན་བཞི་ནི་དུས་དང་གདོན་དང་ཟས་དང་སྤྱོད་ལམ་མོ། །འཇུག་སྒོ་དྲུག་ནི་པགས་ལ་གྲམས་པ། ཤ་ལ་རྒྱས་པ། རྩ་རུ་རྒྱུ་བ། རུས་ལ་ཞེན་པ། དོན་ལ་བབ་པ། སྣོད་དུ་ལྷུང་བ་བཅས་སོ། །རྒྱུ་རྐྱེན་གྱི་བྱེད་ལས་ནི་གང་། རྒྱུས་ནི་རང་འབྲས་ནད་ཀྱི་ངོ་བོ་སྐྱེད་ལ། རྐྱེན་གྱིས་ནད་ཀྱི་ཁྱད་པར་སྐྱེད་དོ། །བསྐྱེད་བྱ་འབྲས་བུའི་མཚན་ཉིད་དང་། རྐྱེན་ཞེས་པ་ནི་འབྲས་བུའི་ཁྱད་པར་སྐྱེད་བྱེད་ལ་གོའོ། །

༣༩. རླུང་མཁྲིས་བད་ཀན་གྱི་ལྟེ་མདོག་ཇི་ལྟར་ཡིན་པ་དང་དེའི་རྒྱུ་མཚན་ནི་གང་དག་ཡིན།

ལན། རླུང་གི་ལྟེ་ནི་རླུང་ཡང་གཡོ་སྒྲ་བས་ཁྲག་མཁྲིས་བསྐྱེད་པ་ལས་སྐམ་ཞིང་དམར་ལ་རྩུབ་པ་ནི་རླུང་གི་མཚན་ཉིད་རྩུབ་པ་འཕེལ་བས་སོ། །མཁྲིས་པའི་ལྟེ་ནི་ལྟེ་སྟེང་གི་བད་ཀན་ཆགས་པ་དེ་མདོག་སྐྱ་སེར་མཐུག་པོས་གཡོགས་པ་ནི་ཁེབས་པའི་དོན་ཏེ། མཁྲིས་པ་སྒྲུབ་བྱེད་བད་ཀན་མྱག་བྱེད་ཀྱི་གནས་སུ་འཕེལ་བས་སོ། །བད་ཀན་གྱི་ལྟེ་ནི་ཁ་དོག་སྐྱ་ལ་གླིག་པ་ནི་མི་གསལ་བའམ་ནུས་པ་ཆུང་བ་སྟེ་དཀར་པོའི་ནུས་པ་ཆུང་བས་སྐྱ་གླིག་ཅེས་བྱའོ། །མདངས་མེད་པ་ནི་གླིག་པར་དོན་མཚུངས་ལ་བད་ཀན་གྱིས་མཁྲིས་པ་མདོག་གསལ་བཅོམ་པའོ། །འཇམ་ལ་སྙོན་པ་ནི་ཆུའི་རང་བཞིན་དང་བད་ཀན་གྱི་མཚན་ཉིད་མཚོན་པའོ། །

༤༠. རླུང་མཁྲིས་བད་ཀན་གྱི་དྲི་ཆུ་ཇི་ལྟར་ཡིན་པ་དང་དེའི་རྒྱུ་མཚན་གང་དག་ཡིན། །

ལན། རླུང་གི་ཆུ་ནི་ལུ་མའི་ཆུ་དང་འདྲ་བར་སྦོ་བ་ནི་རང་མདངས་སླ་བར་མཚན་ཉིད་མཚུངས་པ། ལྦུ་བ་ཆེ་བ་ནི་རླུང་གི་ཡང་གཡོས་བཏེགས་པའོ། །མཁྲིས་པའི་ཆུ་ནི་རྟེན་ཁྲག་དང་བརྟེན་པ་མཁྲིས་པའི་རང་མདོག་བསྒོངས་པས་དམར་སེར་དང་ལུས་ཚ་བས་ཁྱབ་པའི་དྲོད་ཀྱི་རླངས་པ་ཆེ་བ་ཁྲག་གི་སྙིགས་མ་འཕེལ་བས་ཀུ་ཡ་

མཐུག་པའོ། །བད་ཀན་གྱི་ཆུ་ནི་རང་མདངས་དཀར་ལ་མི་དྭྲོད་ཆུང་བས་རླངས་པ་ཆུང་བའོ། །

༩༧. རླུང་མཁྲིས་བད་ཀན་གྱི་རྩའི་འཕར་ཚུལ་ཇི་ལྟར་ཡིན་པ་དེའི་རྒྱུ་མཚན་ཅི།

ལན། རླུང་གི་རྩ་ནི་སོག་སྦུབས་ཆུ་ནང་དུ་བཞག་པ་ལྟར་ཡང་གཡོའི་དབང་གིས་རྒྱལ་བ་དང་། མནན་མི་བཟོད་པར་སྟོང་བ་དང་། རེས་མྱུར་དུ་རྒྱུག་ཅིང་རེས་སྡོད་པ་རྒྱུན་མི་སྙོམས་པ་སྟེ་རླུང་དང་ཆོས་མཚུངས་པའོ། །མཁྲིས་པའི་རྩ་ནི་རྩེ་ཡང་གི་ལས་མྱུར་བས་མགྱོགས་པ་དང་། ཁྲག་དང་བཅས་པས་རྒྱས་པ་སྟེ་སྟོབས་ཆེ་བའོ། །དྲག་པ་དང་མྱུར་བ་གཉིས་ལྡན་གྱི་ཉམས་ཡོད་པས་གྲིམས་པར་འཕར་བ་ཡར་མཆོངས་པ་ལྟར་མཁྲིས་པ་འཕེལ་བ་དང་མཚན་ཉིད་མཚུངས་པའོ། །བད་ཀན་གྱི་རྩ་ནི་གཏིང་དུ་ནུབ་པས་མི་གསལ་བ་ལྟར་བྱིང་བ་དང་། སྟོབས་ཆུང་བའི་ཉམས་ཅན་གུད་པ་དང་། རྒྱུན་རིང་བས་དལ་བའི་ཉམས་ཡོད་པ་སྟེ་བད་ཀན་ས་ཆུ་དང་མཚུངས་པའི་མཚན་ཉིད་ཡོད་པའོ། །

༩༨. འབྲས་བུ་སྲོག་གཅོད་ཀྱི་ནད་དགུ་བོ་གང་དག་ཡིན།

ལན། འབྲས་བུ་སྲོག་གཅོད་ནད་དགུ་ནི་གསོ་བར་མ་ནུས་པའི་མཐའ་སྟེ། རང་རང་གི་ཁམས་འཚོ་བའི་རྒྱུ་ཚེའི་འཕེན་པ་དང་།

སྔོན་བསགས་ཀྱི་ལས། བསོད་ནམས་ཀྱི་མཐུ་བཅས་འཚོ་བའི་རྟེན་ཚེ་ལས་བསོད་ནམས་གསུམ་ཟད་པ་དང་། ནད་ལུས་ཟུངས་དྲི་མ་གསུམ་ལ་འདུ་བ་ཞེས་བྱ་སྟེ་གཅིག་གཤེད་གཅིག་ཏུ་འབབ་པ་དང་། རྒྱུ་རྐྱེན་གཉེན་པོ་རྣམས་ལོག་པས་སྦྱོར་བ་མཚུངས་པ་དང་། སྲོག་གི་རྟེན་བཅོམ་ནས་གནད་དུ་བབས་པ་དང་། གསོ་བ་དུས་ལས་འདས་ནས་རླུང་ནད་སྲོག་གི་རྟེན་ཆད་པ་ནི་སྲོག་འཛིན་ཕྱིར་བཏོན་པ་དང་། ཚ་བ་ལ་འདས་པ་ལུས་ཟུངས་ཚ་བར་ལོག་པ་དང་། གྲང་བ་གཏིང་དུ་འཁར་བ་མེ་དྲོད་ཡུལ་བཏོན་པ་དང་། ཟུངས་ཀྱིས་མི་ཐུབ་པ་གསོ་བའི་རྟེན་མེད་པ་དང་། རྣམ་པར་འཚེ་བ་གདོན་གྱིས་བླ་ཁྱེར་བ་རྣམས་ནད་ཀྱི་འབྲས་བུ་སྲོག་གཅོད་པའི་ནད་དགུ་ཞེས་བཤད་དོ། །

༤༣. རྒྱུད་ཀྱི་གོ་དོན་དང་རྒྱུད་བཞིའི་ཁྱད་ཆོས་ག་འདྲ་ཡིན།

ལན། རྒྱུད་ཀྱི་དོན་ནི་རྒྱུད་རྡོ་རྗེ་རྩེ་མོ་ལས། རྒྱུད་ནི་རྒྱུན་ཆགས་ཞེས་བྱ་སྟེ། །ཞེས་པ་ལྟར་རྒྱུད་ནི་རྒྱུན་གྱི་དོན་དང་། རྒྱུད་བཞི་པོ་སྔ་མ་སྔ་མ་རྣམས་ཕྱི་མར་འབྲེལ་ཞིང་རྒྱུན་ཆགས་པས་རྒྱུད་ཞེས་བྱ་བ་དང་། ཙ་ར་ཀ་ལས། གླིང་གཞི་དང་ནི་གླིང་སྟོང་དང་། །ཞུས་པ་དང་ནི་ཞུས་ལན་དང་། །ལེའུ་འབྲེལ་དང་བཅས་པ་དང་། །འཁོར་གྱིས་བསྟོད་དང་སྟོན་པས་བསྟོད། །དེ་བདུན་ལྡན་ཕྱིར་རྒྱུད་ཅེས་བྱ། །ཞེས་དང་། གསོ་བ་རིག་པའི་དོན་ཐམས་ཅད་འགྲོ་བའི་

གཞིའམ་སྙིང་པོ་ལྷ་བུ་རྩ་བའི་རྒྱུད་དང་། དེའི་དོན་རྒྱས་པར་སྟོན་པ་བཤད་པའི་རྒྱུད་དང་། དེའི་ལག་ལེན་ཁྲིགས་སུ་བསྡེབས་ནས་ཡོང་དུ་ཚུད་པར་བྱེད་པ་མན་ངག་རྒྱུད་དང་། དེ་དག་གི་དོན་དྲིལ་ནས་སླར་སྟོན་པ་ཕྱི་མའི་རྒྱུད་དོ། །དེ་ལྟར་རྒྱུད་སྡེ་བཞི་རུ་ཤེས་པར་བྱའོ། །འདིར་རྒྱུད་བཞི་རུ་འཛོག་པ་ནི་དབང་པོའི་རིམ་པ་ལ་དགོངས་པ་སྟེ། བློ་རབ་ཀྱི་དོན་དུ་གནས་ལུགས་ངོས་འཛིན་གསོ་ཐབས་གསུམ་གཙོ་བོར་སྟོན་པ་རྩ་བའི་རྒྱུད་གསུངས། བློ་འབྲིང་གི་དོན་དུ་གསོ་བྱ་གསོ་བྱེད་གསོ་ཐབས་གསོ་བ་པོ་དང་བཞིའི་སྒོ་ནས་རྣམ་པར་ཕྱེ་བ་བཤད་པའི་རྒྱུད་གསུངས། བློ་ཐ་མའི་དོན་དུ་སྤྱི་བོའི་གཙུག་ནས་རྐང་མཐིལ་བར་གྱི་ནད་ཀྱི་རིགས་སུ་གྱུར་པ་ཐམས་ཅད་ཀྱི་བཅོས་ཐབས་སྟོན་པ་མན་ངག་རྒྱུད་གསུངས་ཏེ། ཇི་སྐད་དུ། བློ་རབ་དོན་དུ་རྩ་རྒྱུད་མདོར་བསྟན་བཤད། །བློ་འབྲིང་དོན་དུ་བཤད་རྒྱུད་རྒྱས་པར་བཤད། །ཐ་མའི་དོན་དུ་ཤིན་ཏུ་རྒྱས་པ་ཡི། །དམར་ཁྲིད་ལག་ལེན་གཅིག་པུར་ཁྲིགས་བསྡེབས་པའི། །ཞེས་སོགས་གསུངས་པས་སོ། །དེ་དག་ཀྱང་གཙོ་ཆེ་བ་ལ་དགོངས་པ་ཡིན་ཏེ། དོན་ལ་རྒྱུད་བཞི་ཀའི་ཚིག་དོན་ངེས་པར་དགོས་ཏེ། རྒྱུད་བཞིར་ལྷ་རྟོག་ཐེམས་ཤིང་དོན་ལོངས་ན་ཞེས་དང་། ལེའུ་དྲུག་པས་མདོར་བསྟན་རྩ་བར་བཟུངས། །བཤད་པའི་རྒྱུད་ཀྱིས་གསོ་རིག་སྤྱི་ཡོག་ཁྲོལ། །མན་ངག་རྒྱུད་ཀྱིས་གང་བྱུང་ནད་ཀུན་གསོས། །ཕྱི་མ་རྒྱུད་ཀྱིས་ལག་ལེན་མདོ་དོན་དྲིལ། །ཞེས་པས་གྲངས་དང་གོ་རིམ་གྱི་

ངེས་པ་ཡང་བསྟན་ཏོ། །དེ་ལྟར་རྩ་བའི་རྒྱུད་ལ་ལེའུ་དྲུག །བཤད་པའི་རྒྱུད་ལ་ལེའུ་སུམ་ཅུ་གཅིག །མན་ངག་རྒྱུད་ལ་ལེའུ་དགུ་བཅུ་གཉིས། ཕྱི་མ་རྒྱུད་ལ་ལེའུ་ཉེར་ལྔ། རྒྱུད་བཞིའི་ལེའུ་ཀུན་བསྡོམས་པས་བརྒྱ་དང་ལྔ་བཅུ་རྩ་བཞི་ཡོད་ལ། མཇུག་དོན་དང་ཡོངས་གཏད་ལེའུ་གཉིས་བསྣན་པས་བརྒྱ་དང་ལྔ་བཅུ་རྩ་དྲུག་ཡོད་པ་དང་། དེ་དག་ལས་རྩ་རྒྱུད་ལ་ཤོ་ལོ་ཀ་བརྒྱ་དང་ཉེར་ཤུ། བཤད་རྒྱུད་ལ་ཤོ་ལོ་ཀ་བདུན་བརྒྱ་དོན་གསུམ་དང་ཕྱེད། མན་ངག་རྒྱུད་ལ་ཤོ་ལོ་ཀ་བཞི་སྟོང་བརྒྱ་མེད་ཉེར་ཤུ་རྩ་བརྒྱད། ཕྱི་མ་རྒྱུད་ལ་ཤོ་ལོ་ཀ་ཆིག་སྟོང་བརྒྱ་མེད་བཅུ་བཞི་ཡོད། རྒྱུད་བཞི་བསྡོམས་པས་ཤོ་ལོ་ཀ་སྟོང་ཕྲག་ལྔ་དགུ་བརྒྱ་སུམ་ཅུ་སོ་ལྔ་དང་ཕྱེད་མཆིས་སོ། །

༩༩. ཡན་ལག་བརྒྱད་གང་དག་ཡིན།

ལན། རྒྱུད་ལས། ལུས་དང་བྱིས་པ་མོ་ནད་གདོན། །མཚོན་དུག་རྒས་དང་རོ་བཙའ་བ། །ཡན་ལག་བརྒྱད་དུ་ཤེས་པར་བྱ། །ཞེས་པ་ལྟར་ཡན་ལག་ཐམས་ཅད་ལ་རྟེན་པའི་ལུས་དང་། དེའི་གཙོ་བོར་སྟོན་པ་ནི་ཉམས་སྟོབས་མ་རྫོགས་པ་བྱིས་པ་དང་། བསོད་ནམས་དམན་པས་ནད་ལྷག་པོར་གྱུར་པ་མོ་ནད་དང་། འབྱུང་པོས་གཅེས་པ་གདོན་དང་། གློ་བུར་དུ་མ་རུངས་པར་བྱེད་པ་མཚོན་རྨ་དང་། ཕྱི་རོལ་རྐྱེན་གྱིས་གནོད་པར་གྱུར་པ་དུག་དང་། འབྱུང་བའི་སྟོབས་འགྲིབ་པས་རྒས་པ་དང་། འདོད་པའི་རོ་ཙ་བ་སྐྱེ་བརྟས་པར་

བྱེད་པ་རོ་ཙ་དང་། གསོ་བྱའི་གཙོ་བོ་བསྡུས་པ་ཡན་ལག་དེ་བརྒྱད་དུ་ཞེས་པར་བྱའོ། །

༩༥. ནད་ཅེས་པ་ལ་མིང་གི་རྣམ་གྲངས་གང་དག་ཡོད།

ལན། བསྟན་བཅོས་བརྒྱད་པར། ནད་དང་སྡིག་པ་རིམས་གནོད་བྱེད། །འགྱུར་བྱེད་སྡུག་བསྔལ་མ་ཞུའི་སྐྱོན། །ཟད་བྱེད་འཆི་དཀའ་འཁྲུན་གནོད་སྐྱེད། །མིང་གི་རྣམ་གྲངས་སྒྲས་བཤད་དོ། །ཞེས་པ་ལྟར་ནད་ཅེས་པ་ནི་འབྲས་བུའི་མིང་རྒྱུ་ལ་བཏགས་པའི་ལུས་ཀྱི་འབྱུང་བ་ལྔའི་ཁམས་མ་སྙོམས་པ་སོགས་ལས་བྱུང་བའི་ཚེ་སྲོག་ལ་གནོད་ཅིང་སྡུག་བསྔལ་གྱིས་གཟིར་བའི་ཟུག་རྔུའི་མིང་ངོ་། །

༩༦. གནས་བཅུ་གཅིག་པོ་ཇི་ལྟར་ཡིན།

ལན། གནས་བཅུ་གཅིག་ནི་བཤད་རྒྱུད་ཀྱི་བརྗོད་བྱ་གཙོ་བོ་དང་། གསོ་བ་རིག་པའི་དོན་འཛིན་པའི་གནས་རྣམ་གྲངས་བཅུ་གཅིག་སྟེ། གསོ་དཔྱད་མཐའ་དག་འགྲོས་པའི་རྩ་བ་མདོའི་གནས་དང་གཅིག། རྒྱུ་རྐྱེན་རྟེན་འབྲེལ་ཚོགས་པ་ལས་གྲུབ་པ་ལུས་ཀྱི་གནས་དང་གཉིས། རྒྱུ་ལ་རྐྱེན་གྱིས་འཕེལ་འགྲིབ་ཏུ་གྱུར་པ་ནད་ཀྱི་གནས་དང་གསུམ། ལུས་ངག་གི་བྱ་བ་སྤྱོད་ལམ་གྱི་གནས་དང་བཞི། ལུས་སྲོག་འཚོ་བ་ཟས་ཀྱི་གནས་དང་ལྔ། འཕྲོད་པར་སྦྱོར་བ་སྨན་གྱི་གནས་དང་དྲུག། ཆ་བྱད་ཀྱི་དཔྱིབས་ཚད་སྟོན་ཞིང་ལས་ལ་དཔྱད་ཐབས་ཀྱི་གནས་

དང་བདུན། རྐྱེན་གྱིས་མ་བསྒྱུར་བ་ཐ་མལ་ནད་མེད་གནས་དང་བརྒྱད། གང་ལྟར་འགྱུར་བ་ངོས་བཟུང་བ་རྟགས་ཀྱི་གནས་དང་དགུ གང་གིས་གསོ་བར་བྱེད་པ་ཐབས་ཀྱི་གནས་དང་བཅུ། དེ་དག་གི་བྱ་བ་བྱེད་པ་པོ་སྨན་པའི་གནས་དང་ནི་བཅུ་གཅིག་དག་ཏུ་ཤེས་པར་བྱའོ། །

༤༧. སྐབས་བཅོ་ལྔ་པོ་ཇི་ལྟར་ཡིན།

ལན། སྐབས་བཅོ་ལྔ་ནི་མན་ངག་རྒྱུད་ཀྱི་བརྗོད་བྱ་གཙོ་བོ་དང་། ནད་དང་གཉེན་པོ་སྦྱོར་པའི་སྐབས་ཀྱི་རྣམ་གྲངས་བཅོ་ལྔ་སྟེ། གནོད་ཅིང་སྲུན་འཕྲིན་པར་བྱེད་པས་ཉེས་པ་རླུང་མཁྲིས་བད་ཀན་གསུམ་དང་འདུས་པ་གསོ་བའི་སྐབས། གཉིས་པ་མ་ཞུ་བས་རྒྱུ་བྱས་པའི་ཕོང་ནད་གསོ་བའི་སྐབས། གསུམ་པ་མཁྲིས་པའི་མེ་དྲོད་ཐང་ལ་ལྷག་པས་ཚད་པ་གསོ་བའི་སྐབས། བཞི་པ་ལུས་ཀྱི་སྟོད་ལྷ་བ་ཡན་ཀྱི་ནད་གསོ་བའི་སྐབས། བདུན་པ་གཅིག་ཏུ་མི་འདུ་བ་ཐོར་བུའི་ནད་གསོ་བའི་སྐབས། བརྒྱད་པ་ཕྱིའི་རྐྱེན་མེད་པར་གནོད་བྱ་ལས་བྱུང་བས་ལྷན་སྐྱེས་རྨ་གསོ་བའི་སྐབས་ཏེ་ལུས་སྤྱི་གསོ་བའི་ཡན་ལག་གོ །དགུ་པ་བྱིས་པ་གསོ་བའི་སྐབས། བཅུ་པ་མོ་ནད་གསོ་བའི་སྐབས། བཅུ་གཅིག་པ་གདོན་གྱིས་ཟིན་པ་གསོ་བའི་སྐབས། བཅུ་བཞི་པ་རྨས་པ་གསོ་བའི་སྐབས། བཅོ་ལྔ་པ་རོ་ཙ་བའི་རྒྱུ་ལུས་ཟུངས་གསོ་བའི་སྐབས། དེ་ལྟར་སྐབས་བཅོ་ལྔ་རུ་ཤེས་པར་བྱའོ། །

༩༧. མདོ་བཞི་པོ་ཇི་ལྟར་ཡིན།

ལན། མདོ་བཞི་ནི་ཕྱི་མ་རྒྱུད་ཀྱི་བརྗོད་བྱ་གཙོ་བོ་དང་། ནད་ངོས་བཟུང་ཞིང་བརྟག་པ་རྩ་ཆུའི་མདོ་དང་གཅིག། ནད་དེ་རྫོགས་ནས་ཞི་བར་བྱེད་པ་སྨན་གྱི་མདོ་དང་གཉིས། ནད་སྦྱོང་བར་བྱེད་པ་ལས་ཀྱི་མདོ་དང་གསུམ། འཇམ་པ་དུགས་ལུམས་བྱུག་པ། རྩུབ་པ་གཏར་བསྲེག་ཐུར་མ་སོགས་དཔྱད་ཀྱི་མདོ་དང་བཞི། དེ་ལྟར་མདོ་བཞིར་ཤེས་པར་བྱའོ། །

༩༨. རླུང་མཁྲིས་བད་ཀན་གསུམ་གྱི་རྒྱུ་ལམ་གཙོ་བོ་གང་ཡིན།

ལན། རླུང་ནི་ལུས་ཟུངས་བདུན་གྱི་ནང་ནས་རུས་པ་དང་། དབང་པོ་ལྔ་ལས་རྣ་བ། དྲི་མའམ་སྙིགས་མ་རྣམས་ཀྱི་ནང་ནས་རེག་བྱ་དང་བ་སྤུ། དོན་ལྔ་ལས་སྙིང་དང་སྲོག་རྩ། སྣོད་དྲུག་ལས་ལོང་ག་བཅས་ལ་རྒྱུ་བ་དང་། མཁྲིས་པ་ནི་ལུས་ཟུངས་བདུན་གྱི་ནང་ནས་ཁྲག་དང་། དབང་པོ་ལྔ་ལས་མིག། དྲི་མ་གསུམ་ལས་རྔུལ། དོན་ལྔ་ལས་མཆིན་པ། སྣོད་དྲུག་ལས་མཁྲིས་པ་དང་རྒྱུ་མ་བཅས་ལ་རྒྱུ་བ་ཡིན་ལ། བད་ཀན་ནི་ལུས་ཟུངས་བདུན་གྱི་ནང་ནས་དྭངས་མ་དང་། ཤ་ཚིལ་ཁུ་བ་རྣམས་དང་། དབང་པོ་ལྔ་ལས་སྣ་དང་ལྕེ། དྲི་མ་གསུམ་ལས་བཤང་བ་དང་གཅིན་པ། དོན་ལྔ་ལས་གློ་བ་དང་ཤྦང་བ་བཅས་ལ་རྒྱུའོ། །

༥༠. རྒྱུད་ཀྱི་ཁྱད་ཆོས་བཅུ་བདུན་གང་དག་ཡིན།

ལན། རྒྱུད་ཀྱི་ཁྱད་ཆོས་བཅུ་བདུན་ནི། མདོ་ཐམས་ཅད་ཀྱི་ཉིང་ཁུ། རྒྱུད་ཐམས་ཅད་ཀྱི་གཙོ་བོ། མན་ངག་ཐམས་ཅད་ཀྱི་སྙིང་པོ། ལུང་ཐམས་ཅད་ཀྱི་འབྱུང་ཁུངས། གསོ་རིག་ཀུན་གྱི་འབྱུང་གནས། ཐེག་པ་མཐོ་དམན་ཀུན་གྱི་ཡང་རྩེ། ལག་ལེན་དམར་ཁྲིད་ཀྱི་གདམས་པ། གདམས་པ་གནད་ཀྱི་ལྡེ་མིག། མི་ཤེས་མུན་སེལ་གྱི་སྒྲོན་མེ། ངེས་ཤེས་དང་ཡིད་ཆེས་སྐྱེ་བར་བྱེད་པའི་ས་བོན། འཁྲུལ་མེད་མཁས་ཁྱད་འབྱེད་པའི་གནད་འགག། ཐེ་ཚོམ་དང་སྒྲོ་འདོགས་གཅོད་པའི་རལ་གྲི། ནད་གདོན་དཔུང་འཇོམས་ཀྱི་ཐོ་བ། ཟབ་པ་རྒྱ་འགྲོལ་གྱི་སེན་མོ། ཡོན་ཏན་ཀུན་འབྱུང་གི་ནོར་བུ། གསོ་ཐབས་ཀྱི་རྩ་བ། གསོ་ཐབས་ལག་ལེན་གྱི་གཉེན་པོ་དང་བཅུ་བདུན་ནོ། །

༥༡. རྒྱུད་ཀྱི་ཆེ་བ་བཅུ་གཅིག་གང་དག་ཡིན།

ལན། གསོ་བ་རིག་པའི་ཐེག་པ་ཐམས་ཅད་ཀྱི་ཡང་རྩེར་གྱུར་པའི་ཆེ་བ། སྨན་དཔྱད་ཀྱི་རྒྱུད་གཞན་ཐམས་ཅད་ཟིལ་གྱིས་གནོན་པས་ན་རྒྱུད་ཐམས་ཅད་ཀྱི་རྒྱལ་པོར་གྱུར་པའི་ཆེ་བ། གསོ་དཔྱད་ཐམས་ཅད་མ་རྫོངས་པར་འགྲེལ་བས་ན་གསོ་བ་རིག་པའི་དཔྱད་ཐམས་ཅད་ཀྱི་སྤྱི་འགྲེལ་ཡིན་པའི་ཆེ་བ། ནད་དང་རྟགས། གསོ་ཐབས་ཐམས་ཅད་མ་ཚང་བ་མེད་པས་གསོ་རིག་ཐམས་ཅད་ཀྱི་རྩ་བ་ཡིན་པའི་ཆེ་བ། སྨན་དཔྱད་ཀྱི་ལུགས་སྲོལ་ཚན་ཐམས་ཅད་འདི་ནས་གྱིས་

པས་གསོ་རིག་ཐམས་ཅད་ཀྱི་འབྱུང་གནས་ཡིན་པའི་ཆེ་བ། ནད་ཐམས་ཅད་མ་བསྒྲིབས་པར་གསལ་བར་མཐོང་བས་གསོ་རིག་གི་མེ་ལོང་ཡིན་པའི་ཆེ་བ། གསོ་དཔྱད་ཐམས་ཅད་ཀྱི་བཅུད་འདུས་པས་གསོ་བ་རིག་པའི་དོན་ཐམས་ཅད་ཀྱི་མཇུག་སྡུད་ཡིན་པའི་ཆེ་བ། ནད་ཀྱི་གདུང་བ་སེལ་བ་བདུད་རྩིའི་ཆར་རྒྱུན་ཡིན་པའི་ཆེ་བ། འཆི་བདག་གི་བདུད་ལས་སྐྱོབ་པ་མི་འཇིགས་པ་སྐྱབས་ཀྱི་སྒྲིབ་པ་ཡིན་པའི་ཆེ་བ། ནད་པ་ཀུན་གྱི་རེ་བ་ཕྱུགས་མེད་དུ་སྐོང་བས་འགྲོ་བའི་སྤྱི་ནོར་ཡིན་པའི་ཆེ་བ། ནད་མེད་པ་ལ་ནད་མི་འབྱུང་བར་བྱེད་ཅིང་ན་བ་འདུ་བ་སློམས་ཤིང་ཚེ་བསྲིང་བ་དང་། འཇིག་རྟེན་འདིར་ཚེ་དང་སྙན་གྲགས་ཆེ་བ། ཕྱི་མའི་བདེ་བ་མཐོ་རིས་བགྲོད་ནས་ཐར་པ་ཐོབ་པས་དགོས་འདོད་ཐམས་ཅད་འབྱུང་བ་ཡིད་བཞིན་གྱི་ནོར་བུ་ལྟ་བུའི་ཆེ་བ་བཅས་སོ། །

༥༢. མགོ་དབྱིབས་བདུན་དང་སྐད་རིགས་བདུན་དུ་དབྱེ་བའི་རྒྱུ་མཚན་ཅི།

ལན། མགོ་བོའི་དབྱིབས་བདུན་ནི། སྤྱི་རིང་། ལྟག་འབུར། སོག་ག། གྲུ་བཞི། ཟླུམ་པོ། འཕྲེད་ཞལ། སྤྱི་ལེབ་མོ་བཅས་དང་། སྐད་པའི་རིགས་བདུན་ནི། ཤ་སྐད། མར་སྐད། བུང་ཚང་སྐད། ཕྲུམ་སྐད། ཞོ་སྐད། འོ་སྐད། ཆུ་སྐད་བཅས་བདུན་ཡིན་ལ། དེ་ལྟར་དབྱེ་བའི་རྒྱུ་མཚན་ནི་རང་བཞིན་བདུན་ཏེ་རླུང་། མཁྲིས་པ། བད་ཀན། རླུང་མཁྲིས། བད་མཁྲིས། བད་རླུང་ལ་བརྟེན་ནས

མགོ་དབྱིབས་བདུན་དང་རྐང་རིགས་བདུན་དུ་དབྱེ་བའོ། །

༥༣. མགོ་བོར་རུས་རིགས་གསུམ་དུ་དབྱེ་བའི་རྒྱུ་མཚན་ཅི།

ལན། མགོ་བོའི་རུས་པ་ཕོ་མོ་མ་ནིང་གསུམ་དུ་དབྱེ་བའི་རྒྱུ་མཚན་ནི་ལྷ་མིག་གི་ཆེ་ཆུང་། ལྷ་གདུང་གི་སྤྲབ་མཐུག། རུས་པའི་མཁྲིགས་སྙིའི་སྦྲོན་མེད། ཚིགས་དམ་ལྷོད། རུས་པའི་ཁ་དོག་སོགས་ཡིན་ནོ། །

༥༤. ཉ་ཡི་གནས་སྐབས་ཞེས་པའི་དོན་ཅི།

ལན། ཉ་ཡི་གནས་སྐབས་ནི་བདུན་ཕྲག་ལྔ་པ་ནས་དགུ་བའི་བར་ཏེ། ཉིན་ཞག་སུམ་ཅུ་སོ་ལྔའི་རིང་དུ་སྦྲིག་རྩའི་ནུས་པས་ཡན་ལག་བཞི་ཕྱུད་པའི་མིག་དབང་མགོ་དབྱིབས་དང་བྱང་ཁོག་སྟོད་སྨད་བཅས་ལུས་གཟུགས་ཀྱི་ཐོག་མའི་རྣམ་པ་དཀྱུས་གཅིག་ཏུ་ཆགས་ཚུལ་འཚོ་གནས་གཟུགས་དབྱིབས་བཅས་ཉ་དང་འདྲ་བར་འགྱུར་བས་དེ་ལྟར་བཏགས་པའོ། །

༥༥. རུས་སྤྲལ་གྱི་གནས་སྐབས་ཞེས་པའི་དོན་ཅི།

ལན། རུས་སྤྲལ་གྱི་གནས་སྐབས་ནི་བདུན་ཕྲག་བཅུ་བ་ནས་བཅུ་བདུན་པའི་བར་ཏེ་ཉིན་ཞག་ལྔ་བཅུ་རྩ་དྲུག་བདུན་ཕྲག་བརྒྱད་ཀྱི་རིང་དུ་གོང་གི་ཉའི་རྣམ་པ་དེ་ལས་རྐང་བ་དཔུང་བ་ལག་སོར་སོགས་

ཡན་ལག་བཞི་པོ་གཙོ་བོ་རྒྱུས་ཏེ་ཆགས་ཚུལ་འཚོ་གནས་གཟུགས་དབྱིབས་བཅས་ཀྱུས་སྦྲལ་དང་འདྲ་བར་གྱུར་པས་དེ་ལྟར་བཏགས་པའོ། །

58. ཕག་གི་གནས་སྐབས་ཞེས་པའི་དོན་ཅི།

ལན། ཕག་གི་གནས་སྐབས་ནི་བདུན་ཕྲག་བཅོ་བརྒྱད་ནས་སོ་ལྔའི་བར་དུ་གོང་གི་ཀྱུས་སྦྲལ་གྱི་རྣམ་པ་དེ་ལ་སྙ་དང་བ་སྤུ་དབང་པོ་སོགས་ལུས་ཁམས་ཀྱི་ཆ་ཤས་ཡོངས་སུ་རྫོགས་པར་སྨིན་ཅིང་མི་གཙང་བའི་རོ་ཟ་བ་སྟེ་ཆགས་ཚུལ། འཚོ་གནས། གཟུགས་དབྱིབས་བཅས་ཕག་དང་འདྲ་བར་འགྱུར་པས་དེ་ལྟར་བཏགས་པའོ། །

59. གཉན་པ་གནད་ཅེས་པའི་དོན་ཅི་ཡིན།

ལན། གཉན་པ་གནད་ཅེས་བརྗོད་པའི་དོན་ནི་མྱུར་དུ་གནོད་པའི་མཐུ་དང་ལྡན་ཞིང་ཤིན་ཏུ་ཉེན་ཁ་ཆེ་བའི་ལུས་ཀྱི་གྲུབ་ཆ་ཡིན་པ་ལ་གཉན་པའི་མིང་དུ་བརྗོད་པ་དང་། འཆི་སྒྲོང་གསོ་བ་དཀའ་བའི་བྱེ་བྲག་གི་དམིགས་ལ་གནད་ཅེས་གཉན་པའི་གནད་རྣམས་རྒྱལ་པོས་མདའ་སྐྱུར་བ་དང་འདྲ་སྟེ། བཟོད་པ་ཆུང་ཞིང་དེ་ལ་ཕྱི་རྐྱེན་མདའ་རྡེ་སོགས་ཀྱིས་ཕོག་ན་ལུས་ཟུངས་ཐམས་ཅད་འཁྲུགས་པ་དང་སྲོག་འདོར་བས་སོ། །

༥༨. ཁྲ་ཁྲག་སྐྱོན་མེད་ཞེས་པའི་དོན་ཅི།

ལན། ཕ་མའི་ཁམས་དཀར་དམར་གཉིས་ལ་ཉེས་པའི་སྐྱོན་དང་བྲལ་ཞིང་འབྱུང་ལྔ་ཚང་བའི་རྟགས་ཏེ་དཀར་ལྷི་མངར་ལ་མང་བ། རྒྱ་ཆོས་ཀྱི་ཁུ་བ་ལྟར་སླུག་པ་དང་རི་བོང་ཁྲག་འདྲ་དམར་དྭངས། བཀྲུས་ན་དག་པར་འགྱུར་བ་སོགས་ཀྱི་ཁྱད་ཆོས་ལྡན་པ་ནི་མངལ་ཆགས་ནུས་ཀྱི་ས་བོན་སྐབས་དེའི་ལུས་སྐྱེད་ནུས་ཀྱི་ལྡང་ཚད་དང་ལྡན་པའི་མཚན་ཉིད་ཡིན་ཞེས་པའོ། །

༥༩. ཟླ་མཚན་འབྱུང་བའི་དུས་ནམ་ཡིན།

ལན། བུད་མེད་གང་ལུས་ཟུངས་དང་དབང་པོ་སོགས་སྟོབས་རྣམས་འཕེལ་ཞིང་སྨིན་པ་སྟེ་སྐྱེ་འཕེལ་ནུས་པའི་སྟོབས་རྫོགས་མཚམས་ནས་འབྱུང་སྟོབས་བྲི་བའི་མགོ་བརྩམས་པའི་ཚུན་དུ་ཟས་སྐོམ་ཀྱི་དྭངས་མ་ལས་རིམ་བཞིན་འབྱུང་བའི་ཁམས་དམར་ཉིད་ཟླ་རེ་བཞིན་བསམ་སེའུ་དང་བུ་སྣོད་བརྒྱུད་ནས་མཚན་སྒོར་མ་མཐའ་ཡང་ཞག་གསུམ་རིང་འཛག་པ་དང་དུས་ནི་ཕལ་ཆེ་བ་ལོ་བཅུ་གཉིས་ནས་ལྔ་བཅུ་བར་ཡིན། དོན་ལ་ལོ་བཅུ་གཉིས་དང་ཟླ་བ་གསུམ་ན་ལུས་ཟུངས་དང་རྩ་རླུང་གི་སྟོབས་རྫོགས་པས་ཟླ་མཚན་དང་པོར་འབྱུང་ཞིང་། ལྔ་བཅུ་ཕན་ཆད་ནི་ལུས་སྟོབས་བྲི་བ་དང་། རྩ་རྣམས་སྐམ་པས་ཟླ་མཚན་མི་འབྱུང་ཞིང་བུ་ཆགས་པའི་ནུས་པ་མེད་དོ། །

༤༠. སྐྱེ་གནས་ཀྱི་འགྱུར་ཚུལ་ཇི་ལྟར་ཡིན།

ལན། ཁུ་ཁྲག་ལ་ཕོ་མོ་སྐྱེས་འགྱུར་གྱི་ཆ་གང་ཞིག་མང་ན་དེ་སྐྱེས་པ་དང་། ཁུ་ཁྲག་གཉིས་ལྷན་དུ་འདྲེས་པའི་རླུང་གི་བྱེད་པས་དུམ་བུ་གཉིས་སམ་གསུམ་དུ་ཕྱེ་བ་ལས་དེ་དང་དེའི་མཆེ་མར་འགྱུར་ལ། ཁུ་ཁྲག་སྐྱོན་ཅན་འབའ་ཞིག་མ་ཡིན་ཡང་ཉེས་པའི་དྲི་མ་ཙམ་འགོས་པ་འབྱུང་བའི་ཆ་ཡོངས་སུ་མ་རྫོགས་པས་སྐྱེ་གནས་མི་མཐུན་ཞིང་གཟུགས་མི་སྡུག་པ་མ་ནིང་སོགས་སྐྱོན་ཅན་སྐྱེས་པའོ། །

༤༡. རུས་རིགས་ཉེར་གསུམ་ནི་གང་དག་ཡིན།

ལན། རུས་རིགས་ཉེར་གསུམ་ནི་ཐོད་པ། ལྟག་པ། ཁྲུང་ཁྲུང་། སོ། མ་མགལ། སྐལ་ཚིགས། བྲ་འདབ། གཞུག་ཧོ། དཔྱི་རུས། སོག་པ། སྒྲོག་རུས། བྲང་རུས། རྩིབ་མ། ལྷ་རུ་རྩེ། དཔུང་རྐང་། ལག་ངར། ལག་མགོའི་རུས་པ། བརླ་རྐང་། ལྷ་ང་། རྗེ་ངར། ཤྲི་ཡོང་། རྐང་མགོའི་རུས་པ། རྐང་ལག་གཉིས་ཀའི་སེན་མོ་བཅས་སོ། །

༤༢. སྐལ་ཚིགས་འཕང་ལོ་ཉེར་བརྒྱད་ནི་གང་དག་ཡིན །

ལན། སྐལ་ཚིགས་འཕང་ལོ་ཉེར་བརྒྱད་ནི་མཇིང་ཚིགས་བདུན། སྐལ་ཚིགས་བཅུ་གཉིས། རྐེད་ཚིགས་ལྔ། ཞ་གདོང་གཅིག། གཞུག་ཆུང་གསུམ་བཅས་སོ། །

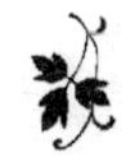

༤༣. རུས་དུམ་སུམ་བརྒྱ་དྲུག་ཅུ་ནི་གང་དག་ཡིན།

ལན། མགོ་རུས་རེ་གཅིག། དཔྲལ་རུས་གཅིག། ཐོད་རུས་གཉིས། ལྟག་རུས་གཅིག། རྣ་ལྟེན་རུས་པ་གཉིས། མིག་དབྲག་རུས་པ་གཅིག། ཟུར་གོང་རུས་པ་གཅིག། སྣའི་ཁྲུང་རུས་གཉིས་མཚུལ་རུས་གཉིས། མིག་འཁོར་རུས་པ་གཉིས། མཁུར་ཚོས་རུས་པ་གཉིས། ཡ་མགལ་གཉིས། མ་མགལ་གཅིག། ཀན་རུས་གཉིས། གཞོལ་རུས་གཅིག། ལྐེ་རྩེའི་རུས་པ་གཅིག། སྐྲ་ལེན་རུས་པ་དྲུག། སོ་གྲངས་སོ་གཉིས་བཅས་སོ། །

བྱང་ཁོག་བརྒྱ་དང་ང་དགུ སྒྲོག་རུས་གཉིས། བྲང་རུས་གཉིས། རྩིབ་མ་ཉེར་བཞི། ལྷ་ནུ་རྩེ་ཉི་ཤུ། སོག་རུས་གཉིས། མཁར་རམ་འཕང་ལོ་ཉེར་བཞི། མཁར་མཚམས་ཉེར་བཞི། བྱ་འདབ་ཞེ་བརྒྱད། དཔྱི་རུས་གཉིས། ཕ་གདོང་ལྔ། གཞུག་ཆུང་ལྔ་བཅས་སོ། །

ཡན་ལག་བརྒྱ་དང་བཞི་བཅུ། བརླ་ཀང་གཉིས། ལྷ་ང་གཉིས། རྗེ་ངར་ཆེ་ཆུང་བཞི། སྒྲི་ལོང་རུས་པ་གཉིས། བྲན་རྩེའི་རུས་པ་བཅུ་གཉིས། ཀང་མཐིལ་རུས་པ་བཅུ། སེན་མོ་བཅུ། སོར་མོ་རུས་པ་ཉེར་བརྒྱད། ལག་མཐིལ་རུས་པ་བཅུ། དཔུང་ཀང་རུས་པ་གཉིས། ལག་ངར་ཆེ་ཆུང་བཞི། བྲན་རྩེ་(ནེ་སེག་) བཅུ་དྲུག། སོར་མོ་རུས་པ་ཉེར་བརྒྱད། སེན་མོ་བཅུ་བཅས་སོ། །

༨༤. ཚིགས་ཆེན་བཅུ་གཉིས་ནི་གང་དག་ཡིན།

ལན། ཚིགས་ཆེན་བཅུ་གཉིས་ནི་དཔུང་ཚིགས་གཉིས། པུས་ཚིགས་གཉིས། གྲུ་ཚིགས་གཉིས། དཔྱི་ཚིགས་གཉིས། མཁྲིག་མའི་ཚིགས་གཉིས། སྒྲེ་ལོང་ཚིགས་གཉིས་བཅས་སོ། །

༨༥. ཆུ་བ་བཅུ་དྲུག་ནི་གང་དག་ཡིན།

ལན། ཆུ་བ་བཅུ་དྲུག་ནི་ཁང་བར་སྐྱེད་ཆུ་གཉིས། རྟེང་ཆུ་གཉིས། ལག་པའི་གྲུ་མོ་ལ་གཉིས། མཁྲིག་མ་ལ་གཉིས། ངར་གདོང་ལ་གཉིས། སྐལ་ཚིགས་པན་ཚུན་གྱི་ཆུ་བ་གཉིས། སྐལ་བའི་ནང་དུ་གཉིས། མཛིང་བར་ཆུ་ལེབ་གཉིས་བཅས་སོ། །

༨༦. གློ་བ་མ་ལྔ་དང་བུ་ལྔ་ཞེས་པ་གང་དག་ཡིན།

ལན། སྟག་མགོ་སྐང་རྩིབས་གཤམ་ཟགས་སྣ་བཅས་ནི་གློ་བ་མ་ལྔ་དང་། མཛོ་སྣ་དང་ནི་བྱ་སྐབ་ཐུགས་ཁབ་དང་ལྟེ་མིག་དགྲ་ལྷེ་བཅས་བུ་ལྔའོ། །

༨༧. གཏར་རྩ་དོན་བདུན་ནི་གང་དག་ཡིན།

ལན། མཚོག་གསང་སྣ་རྩེ་ཐོང་རྩ་གསུམ། །རྣ་བའི་ཕྱི་ནང་ལྗོན་ཤིང་བཞི། །ལྟག་རྩ་ལྟག་རལ་གསེར་མདུང་དྲུག །དཔུང་རྩ་སྐང་རྩ་དྲུག་འགོ་དང་། །སྙོད་ཀ་ཏ་ཐུང་གློ་སྙིང་འདོམས། །གློ་མཆིན་

མཆིན་མཁྲིས་འདོམས་རྩ་དང་། །བད་མཁྲིས་ཆུ་སེར་གཤའ་རིངས་དང་། །དྲུག་འདུས་སྐྱོར་གོང་སྲིན་ལག་གི །རྒྱབ་རྩ་གཉིས་གཉིས་ཕྲན་བུ་དྲུག །སུམ་བཅུ་རྩ་བཞི་ལག་པར་སོ། །རྐང་བར་རྩ་ཆེན་སྙབ་རྩ་དང་། །རྟ་མཐུར་བྱིན་གཞུག་བྱིན་ཀྱོག་དང་། །གདོང་རྩ་སོང་རྩ་ཡོབ་གོང་དང་། །རྒྱུ་རྩ་གཉིས་གཉིས་བཅོ་བརྒྱད་དོ། །སྦུབས་ལ་ཐོ་བའི་རྣ་གཉིས་དང་། །ཐོ་མཚན་འགྲམ་རྩ་གཉིས་ཏེ་བཞི། །དེ་ལྟར་བསྡོམ་བས་བདུན་ཅུ་བདུན། །ཞེས་པ་ལྟར་རོ། །

༨༡. རྨེན་བུ་བརྒྱད་ནི་གང་དག་ཡིན།

ལན། རྨེན་བུ་བརྒྱད་ནི་རྨེན་བུ་མགོ་སྔོན་གཉིས། རྨེན་བུ་སྨུག་པོ་གཉིས། རྨེན་བུ་དཀར་པོ་གཉིས། སྤྲུལ་མགོ་གདེངས་པ་གཉིས་བཅས་བརྒྱད་དོ། །

༨༢. ཞ་ཁྲག་འཕེལ་བྱེད་རྩ་ཆེན་ཉེར་བཞི་ནི་གང་དག་ཡིན།

ལན། ཞ་ཁྲག་འཕེལ་བྱེད་རྩ་ཆེན་ཉེར་བཞི་ནི་སྦས་པའི་རྩ་ཆེན་བརྒྱད། སྙིང་འབྲེལ་རྩ་གཅིག། གློ་གཡས་གཡོན་དུ་རྩ་གཉིས། མཆིན་པ་དང་འབྲེལ་བའི་རྩ་གཅིག། མཆེར་འབྲེལ་རྩ་གཅིག། མཁལ་འབྲེལ་རྩ་གཉིས། བསམ་སེའུ་འབྲེལ་བའི་རྩ་གཅིག། མངོན་པའི་རྩ་བཅུ་དྲུག། སྐ་ཡི་གཉིད་ལོག་གཉིས། རྫེ་འདྲ་གཉིས། རྫེ་ནག་གཉིས། ཡན་ལག་བཞི་པོར་སྲོག་རྩ་དམར་ནག་གཉིས་ལས་

གྲིས་པའི་རྩ་ཆེན་གཉིས་རེ་སྟེ་བརྒྱད། མཚན་འགྲམ་འཕར་རྩ་གཉིས་བཅས་སོ། །

༧༠. བྱ་བ་བྱེད་པའི་ཆུ་རྩ་བཅུ་དགུ་གང་དག་ཡིན།

ལན། དར་གྱི་དཔྱང་ཐག་བཅུ་གསུམ་སྟེ། རླུང་རྩ་བཞི་སྙིང་དང་རྒྱུ་མ་འབྲེལ། མཁྲིས་རྩ་བཞི་གློ་ཡོང་མཆིན་མཁྲིས་འབྲེལ། བད་ཀན་རྩ་བཞི་ཕོ་མཆེར་མཁལ་སྣང་འབྲེལ། འདུས་པའི་རྩ་གཅིག་བསམ་སེའུ་འབྲེལ། ཆུ་རྩ་དྲུག་སྟེ། ཆུ་རྩ་སྤུ་གུ་ཅན་གཉིས། ཆུ་རྩ་འཇའ་བྱེད་གཉིས། ཆུ་རྩ་རཀྟ་གཉིས་བཅས་བསྡོམས་པས་བཅུ་དགུའོ། །

༧༡. ཆུ་རྩ་ཕྲན་བུ་བཅུ་དྲུག་ནི་གང་དག་ཡིན།

ལན། ཆུ་རྩ་ཕྲན་བུ་བཅུ་དྲུག་ནི་སོ་རྩ་ལྡང་བྱེད་གཉིས། རླུང་རྩ་རཀྟ་གཉིས། མཁྲིས་པའི་ཆུ་རྩ་གཉིས། རུས་རྩ་སྐྱེད་བུ་གཉིས། སྐྱེད་ཁུག་ཆུ་རྩ་གཉིས། གྱི་ཡོང་གཞུང་རྩ་གཉིས། རྐང་པའི་ཆུ་རྩ་གཉིས། ཆུ་རྩ་པིར་མགོ་གཉིས་བཅས་བཅུ་དྲུག་གོ །

༧༢. ཤ་རིགས་དགུ་ནི་གང་དག་ཡིན།

ལན། སྐལ་འདབས་བཤུལ་ཤ་ནག་པོ་(ཕྱི་ནང་གཉིས།) བྲང་གི་ནུ་ཤ། དཔྱིའི་ཧྲ་ཤ་(འཕྲོས་ཤ་ནག་པོ། སྟ་ཟུར་ཧྲ་ཤ།) འཆང་བཟུང་མཚན་ཁུང་

བཞག་ཤ་དཀར་པོ་དང་ནག་པོ། ཐལ་གོང་གཉའ་ཤ་(གཉའ་ཤ་ནག་པོ) གཉའ་འཁོར་འདར་ཤ་(སོག་འཁོར་འདར་ཤ་ཁྱུག་པ།) སོག་མཐིལ་འབྲས་ཤ་(མི་ལོང་འོག་གི་འབྲས་ཤ་ཁྲ་བོ་) བཅས་སོ། །

༧༣. སྙིང་རྩ་དྲུག་དང་སྐང་རྩ་གསུམ་ནི་གང་དག་ཡིན།

ལན། སྙིང་རྩ་དྲུག་ནི་སྙིང་རྩ་ཕྲ་ཁབ་གཉིས། སྙིང་རྩ་དཀྱུལ་གྱི་འབུ་རུ་གཉིས། སྙིང་གི་ནུ་རྩ་ཨ་ལོང་གཉིས་བཅས་དང་། སྐང་རྩ་གསུམ་ནི་གཡས་སྒྲོག་རྩ། དབུས་ཚུ་རྩ། གཡོན་སྲིད་རྩ་བཅས་སོ། །

༧༤. མ་ཉིང་གི་དབྱེ་བ་ནི་གང་དག་ཡིན།

ལན། མ་ཉིང་གི་དབྱེ་བ་ལ་མཚན་གཉིས་མ་ཉིང་། འགྱུར་བ་མ་ཉིང་། འགྱུར་མེད་མ་ཉིང་། མཉམ་པ་མ་ཉིང་། ཕྲག་དོག་མ་ཉིང་བཅས་ལྔའོ། །

༧༥. སྐྱེ་བའི་འདུ་ཤེས་ལྔ་ནི་གང་དག་ཡིན།

ལན། སྐྱེ་བའི་འདུ་ཤེས་ལྔ་ནི་མི་གཙང་བ་དང་དྲི་མི་ཞིམ་པ། བཙོན་ར་ལྟ་བུ་དང་མུན་ནག་ལྟ་བུ། མངོན་པར་མི་དགའ་སྐྱེ་བའི་འདུ་ཤེས་བཅས་ལྔའོ། །

༧༦. སོ་གྲངས་སོ་གཉིས་ནི་གང་དག་ཡིན།

ལན། སོ་གྲངས་སོ་གཉིས་ནི་སྨྲ་ལ་གཅེས་པའི་མདུན་སོ་བརྒྱད་དང་། རབ་མཛེས་མཆེ་བ་བཞི། གཅོད་བྱེད་འགྲམ་སོ་གཉིས་འབྲེལ་བརྒྱད་དེ་བཅུ་དྲུག ཆུང་བ་སྟེང་འོག་གཉིས་གཉིས་ཏེ་བཞི་བཅས་སོ། །

༧༧. ལུས་ཆགས་པར་རྒྱུའི་ཡན་ལག་གང་དག་ཚོགས་དགོས་པ་ཡིན།

ལན། ལུས་ཆགས་པར་རྒྱུའི་ཡན་ལག་ལ་ཕ་དང་མའི་ཁུ་བ་ཁྲག་ལ་ཉེས་པ་མ་སློམས་པའི་སྐྱོན་མེད་པ། བར་དོའི་སེམས་ཅན་ཀུན་གཞིའི་རྣམ་པར་ཤེས་པ་རིགས་མཐུན་གྱི་ལས་དང་ཉོན་མོངས་པའི་ཡིད། འབྱུང་བ་ས་ཆུ་མེ་རླུང་ནམ་མཁའ་ལྔའི་ཁམས་ཚོགས་པའི་རྟེན་འབྲེལ་འཛོམས་དགོས་པ་ཡིན་ནོ། །

༧༨. མངལ་ཆགས་པའི་རྟགས་གང་དག་ཡོད།

ལན། ཕོ་མོ་གཉིས་འཁྲིག་པར་ཞུགས་པ་ལས་བྱུང་བའི་ས་བོན་དེ་ཉིད་མངལ་གྱི་ནང་དུ་འཛུད་ནས་ཕྱིར་མི་འབྱུང་བ་དང་། དེས་སྐྱུམ་མར་རེ་ཞིག་འདོད་པ་ཚིམ་པ། གློ་བུར་བྱ་བ་གང་ལའང་མི་སྤྲོ་བར་ལུས་ལྕི་བ། ཉམས་ཆུང་བ། ཡན་ལག་འདར་བ། སྙིང་གི་འཕར་ཚུལ་ཅུང་མགྱོགས་པ། བ་སྤུ་ལྡང་བ་སོགས་ཀྱི་རྟགས་འབྱུང་བའོ། །

༧༩. འཕར་རྩ་དག་ཇི་ལྟར་འཕར་བ་ཡིན།

ལན། འཕར་རྩ་དེ་དབུ་རྐྱང་རོ་གསུམ་ག་སྙིང་གི་རྩ་བར་འདུས་པ་ལས་ཉོན་མོངས་པའི་ཡིད་རྒྱུ་བའི་དབང་གིས་སྙིང་འཕར་བར་བྱེད་ལ་དེའི་དོན་གྱིས་སྙིང་དང་གཙོ་བོར་འབྲེལ་བའི་རྩ་ཐམས་ཅད་དུ་རླུང་ཁྲག་འདྲེས་པར་རྒྱུ་ཞིང་རྩ་ཡང་འཕར་བ་ཡིན་ནོ། །

༨༠. བུད་མེད་ལ་མངལ་སྦྲུམ་པའི་སྐབས་ཟླ་མཚན་མི་འབྱུང་བའི་རྒྱུ་མཚན་གང་ཡིན།

ལན། མའི་ཁ་ཟས་ཀྱི་བཅུད་རྣམས་རིམ་བཞིན་ཟུངས་སུ་སྨིན་པའི་ཐ་མ་བསམ་སེའུ་དང་བུ་སྣོད་གཡས་གཡོན་གྱི་རྩ་དང་འབྲེལ་ཞིང་བུ་སྣོད་ཀྱི་རྩ་དེ་ཡང་མངལ་གནས་ཀྱི་ལྟེ་བ་དང་འབྲེལ་བས་ན་རྫིང་དང་འདྲ་བའི་བསམ་སེའུ་ནས་ཡུར་བ་དང་འདྲ་བའི་རྩ་ཆེན་གཉིས་སུ་ཆུ་དང་འདྲ་བའི་དྭངས་མའི་རྒྱུན་འབྱུང་བ་དག་ཞིང་དང་འདྲ་བའི་མངལ་གནས་ཀྱི་ལུས་ཁམས་སུ་རྒྱུ་ཞིང་འཕེལ་བར་བྱེད་པས་ན་ཟླ་མཚན་འཛག་པའི་སྐབས་མེད་དོ། །

༨༡. ཕུང་པོ་འདྲ་བའི་དཔེ་བསྟན་དགོས་དོན་གང་ཡིན།

ལན། ལུས་ཀྱི་གྲུབ་ཆ་ཚུལ་གང་དང་གང་རྣམས་འདྲ་བ་དེ་དག་ཕྱིའི་དངོས་པོ་དེ་དང་དེའི་དཔེ་རུ་སྦྱར་བའི་ཐབས་ལ་བརྟེན་ནས་མི་ལུས་ཀྱི་ཆ་ཤས་སོ་སོར་གཟུགས་དབྱིབས། གནས་དབྱིབས། ངོ་

པོའམ་ནུས་པ་ཕན་ཚུན་བར་གྱི་འབྲེལ་བ་དང་གཉན་པའི་གནད་གཙོ་ཆེ་ཆུང་དབང་གིས་བྱེ་བྲག་བཅས་གསལ་སྟོན་བྱེད་པ་དང་། ལུས་དང་སྲོག་འཚོ་བར་བྱེད་པ་ལ་ཕན་གནོད་མཐུ་ཆེ་ཆུང་གི་དབྱེ་བ་དང་། གཉན་པའི་གནད་གཙོ་ཆེ་ཆུང་གི་བྱེ་བྲག་རྣམས་ཤེས་པར་བྱ་བ་དང་། མིའི་ལུས་ཇི་ལྟར་ཆགས་པ་དེ་རྣམས་ཀྱང་ཚུལ་གང་དང་གང་འདྲ་ན་མི་ཤེས་པ་རྣམས་ཀྱི་ཆེད་དུ་འདྲ་བའི་དཔེ་དང་སྦྱར་ནས་བསྟན་ལ་ཕུང་པོའི་ཆ་ཤས་རྣམས་ཀྱི་གནས་ལུགས་ཤེས་པའི་ཆེད་དུ་ཡིན།

༡༢. ལུས་ཀྱི་གནས་ལུགས་ཞེས་པའི་ཚིག་དོན་གང་ཡིན།

ལན། ལུས་ཀྱི་གནས་ལུགས་ཞེས་ལུས་གྲུབ་པའི་ནད་བྱུངས་དྲི་མ་དོན་སྣོད་ལ་སོགས་པའི་ཚད་གཞིའམ་ལྷང་ཚད་དང་རྣམ་གྲངས་སོགས་གསལ་བར་བསྟན་པ་ཞིག་ཡིན་པའི་དོན་གྱིས་དེར་གནས་ལུགས་ཞེས་སུ་བཤད་པ་ཡིན་པའོ། །

༡༣. ཀང་པའི་འཕར་རྩའི་གནད་བཅུ་གཉིས་ཡོད་པ་རྣམས་ཇི་ལྟར་བྱས་ནས་འཛིན་དགོས།

ལན། ཀང་པའི་མཐིལ་ན་བཞུག་འདྲ་མཐིལ་འཁྲིག་གནད། བོལ་གོང་སྐེད་ན་འཁྱིལ་རྩ་ནག་པོའི་གནད། ནང་ལོང་ནང་ཁྱུད་ལྷུགས་ཀྱི་སྲིན་མའི་གནད། ངར་གདོང་ཕྲུར་བར་གསེར་རྩ་ཀ་གདུང་གནད། སྐབ་ཁྱུང་ནང་ན་སྐང་རྩ་ནག་པོའི་གནད། སྟེ་རྩ་

ཁྱད་ན་སྙིང་རྩ་མིག་དམར་གནད་བཅས་སོ། །

༡༩. བྱང་ཁོག་གི་གནས་ལུགས་བསྟན་པར་རྣམ་གྲངས་ག་ཚོད་ཡོད།

ལན། དང་པོ་བྱང་ཁོག་གནས་ལུགས་རྣམ་དྲུག་སྟེ། བརྟེན་པ་རུས་པའི་གནས་ལུགས་བསྟན་པ་དང་། གཡོགས་པ་ཤ་ཡི་གནས་ལུགས་བསྟན་པ་དང་། གཉན་པ་དོན་སྣོད་གནས་ལུགས་བསྟན་པ་དང་། ས་བཅད་ཡུལ་གྱི་གནས་ལུགས་བསྟན་པ་དང་། འབྲེལ་བ་རྩ་ཡི་གནས་ལུགས་བསྟན་པ་དང་། རྒྱུ་སྐར་གསང་གི་གནས་ལུགས་བསྟན་པའོ། །

༡༥. ལུས་ཞེས་པར་གོ་དོན་དང་རྒྱུ་མཚན་ཅི་འདྲ་ལྡན།

ལན། ལུས་ཞེས་པ་བསགས་པ་ལ་འཇུག་སྟེ། ལུས་ཀྱི་དོན་དུ་འཆད་པའི་ཚེ། ཨུ་ཙ་བསགས་པ་ལཱོ་ཞེས་པའི་ཕྱིངས་ལས་བསྒྲུབས་པས་སོ། །རྒྱུད་ལས། ནད་དང་ལུས་ཟུངས་དྲི་མ་རྣམ་པ་གསུམ། །ཕན་ཚུན་གཅིག་ལ་གཅིག་རྟེན་རག་ལུས་པས། །ཆགས་གནས་འཇིག་པའི་རྩ་བ་ཡིན་ཕྱིར་ལུས། །ཞེས་ལས་དང་རྒྱུ་རྐྱེན་གྱིས་ལུས་སེམས་ལྷན་ཅིག་གྲུབ་པ་ཞེས་འབྲས་བུའི་མིང་དུ་བཏགས་པའོ། །

༡༦. དོན་སྣོད་ཀྱི་གནད་བཅུ་གསུམ་གང་དག་ཡིན།

ལན། སྙིང་གི་གནད་ཤ། སློ་བའི་བུ། མཆིན་པའི་མགོ།

མཆེར་པའི་ཨུ། མཁལ་མའི་འབྲས་བུ་བཅས་དོན་གནད་ལྔ། ཕོ་བའི་ཟེམ། མཁྲིས་པའི་རྩེ་པགས། ཁྲག་ལོང་། རྒྱུ་མ། གཉེ་མ། སྒང་པའི་ཁ། གཞང་ནག་པོ། བསམ་སེའུ་སྟེ་སྣོད་གནད་བརྒྱད་བཅས་བཅུ་གསུམ་མོ། །

༡༧. རྩ་དཀར་གྱི་གནད་བཅུ་པོ་དེ་དག་གང་ཡིན།

ལན། དཔུང་པའི་ལུག་གཞུག་ཕྱི་མཆན་ཚུ་རྩའི་གནད། །གྲུ་མོའི་བར་ན་རླུང་རྩ་རྡུའི་གནད། །པུས་མོའི་གཉན་གོང་རུས་རྩ་སྐྱེད་པུའི་གནད། །སྲི་ལོང་ཕྱི་ལོང་བར་ན་རྒྱུངས་རྩའི་གནད། །མཐེ་བོང་སྤུ་སྐྱེས་རྒྱུས་པ་པིར་མགོའི་གནད། །དེ་བཅུ་རླུང་འགྱུ་བྱ་བ་ཉམས་པའི་གནད། །

༡༨. ཉེས་པ་རླུང་མཁྲིས་བད་ཀན་གསུམ་གྱི་སྤྱིའི་ལས་ཇི་ལྟར་ཡིན།

ལན། ཉེས་པ་རླུང་མཁྲིས་བད་ཀན་གསུམ་གྱི་སྤྱིའི་ལས་ལ། རྒྱུད་ལས། ཉེས་པའི་ལས་ནི་རླུང་གིས་དབུགས་འབྱིན་རྔུབ། །བསྐྱོད་དང་ལས་སྒྱུད་ཤུགས་འབྱིན་གཏོང་བྱ་རྒྱུ། །དབང་པོ་གསལ་དང་ལུས་རྗེས་འཛིན་པར་བྱེད། །མཁྲིས་ལས་བཀྲེས་སྐོམ་ཟས་ལེན་འཇུ་བ་ཡིན། །ལུས་དྲོད་མདངས་གསལ་སྙིང་དཔའ་བློ་ལྡན་བྱེད། །བད་ཀན་ལུས་ནི་བློ་བརྟན་གཉིད་ལོག་དང་། །ཚིགས་འབྲེལ་བཟོད་ཅིང་ལུས་འཇམ་སྣུམ་པར་བྱེད། །ཅེས་པ་ལྟར་རླུང་སྤྱིའི་ལས་ནི་

དབུགས་ཕྱིར་འབྱིན་ཞིང་ནང་དུ་རྔུབ་པ་དང་། ལུས་སྐྱོད་པ་དང་ལས་དགྱོད་པ་དང་། སྦྲིད་པ་དང་སྐྱུག་པ་ལ་སོགས་པའི་ཤུགས་རྣམས་འབྱིན་པ་དང་། དྭངས་མ་དང་སྙིགས་མ་རྣམས་གཅོད་བྱ་ཐམས་ཅད་ལ་རྒྱུ་བར་བྱེད་དོ། །དབང་པོ་རྣམས་ཡུལ་རྣམས་ལ་གསལ་ཞིང་། མདོར་ན་ལུས་རྗེས་སུ་འཛིན་པར་བྱེད་པ་ནི་སྐྱབ་པའི་དོན་ཏེ་རླུང་གནས་ཀྱི་བར་དུ་ལུས་མི་འདོར་བའི་དོན་ནོ། །མཁྲིས་པས་ནི་བཀྲེས་པ་དང་སྐོམ་པ་དང་ཟས་ལེན་པ་དང་། ཟས་དང་དྭངས་མ་སོགས་འཇུ་བར་བྱེད་པ་དང་། ལུས་དྲོད་སྐྱེད་པ་དང་། པགས་པའི་མདངས་གསལ་བ་དང་། སྙིང་དཔའ་སྤོ་མ་ཞུམ་པ་དང་། བློ་གྲོས་དང་ལྡན་པར་བྱེད་དོ། །བད་ཀན་གྱི་ལས་ནི་ལུས་བརྟན་པ་དང་བློ་བརྟན་པ་བསྐྱུར་བར་དཀའ་བ་དང་། གཉིད་ལོག་པ་དང་ཚིགས་རྣམས་འབྲེལ་བར་བྱེད་པ་དང་། རྐྱེན་ལ་བཟོད་བསྲན་ཆེ་བར་བྱེད་ཅིང་ལུས་འཇམ་པ་དང་རྣུམ་པར་བྱེད་དོ། །

༡༨. ཉེས་པ་རླུང་མཁྲིས་བད་ཀན་གསུམ་གྱི་ཁྱད་པར་གྱི་ལས་ཇི་ལྟར་ཡིན།

ལན། རླུང་ལྔའི་ལས་ནི། སྲོག་འཛིན་རླུང་དེ་གནས་ནི་སྤྱི་བོར་གནས། རྒྱུ་ལམ་ནི་གྲེ་བ་དང་བྲང་དུ་རྒྱུ་ཞིང་། ལས་ནི་ཟས་སྐོམ་མིད་པ་དང་། དབུགས་ནང་དུ་རྔུབ་པ་དང་། མཆིལ་མ་འདོར་བ་དང་། སྦྲིད་པ་དང་སྒྲེགས་པ་འབྱིན་པར་བྱེད་པ་དང་བློ་དང་དབང་པོ་གསལ་ཞིང་སེམས་འཛིན་པར་བྱེད་དོ། །གྱེན་དུ་རྒྱུ་བའི་རླུང་ནི་

གནས་བྲང་ལ་གནས། རྒྱུ་བའི་ལམ་ནི་སྣ་དང་ལྕེ་དང་མྐྲིག་མར་རྒྱུ་ཞིང་། ལས་ནི་ཚིག་འབྱིན་པར་བྱེད་པ་དང་། ལུས་ཀྱི་སྟོབས་དང་མདངས་དང་ཁ་དོག་དང་ལུས་ངག་གི་བྱ་བ་ལ་འབད་པ་དང་རྩོལ་བ་དང་དྲན་པ་གསལ་བར་བྱེད་དོ། །ཁྱབ་བྱེད་ཀྱི་རླུང་གི་གནས་ནི་སྙིང་ལ་གནས་པ་སྟེ། རྒྱུ་ལམ་ནི་ལུས་ཀུན་ཏུ་ཁྱབ་པར་རྒྱུ་ཞིང་ལས་ནི་ཡན་ལག་འདེགས་པ་དང་འཛོག་པ་དང་འགྲོ་བ་དང་རྐྱོང་བ་དང་སྐུམ་པ་དང་བུ་ག་རྣམས་འབྱེད་པ་དང་ཟུམ་པ་སོགས་ལུས་ཀྱི་བྱ་བ་ཕལ་ཆེར་དེ་ལ་རག་ལས་པའོ། །མེ་དང་མཉམ་པའི་རླུང་ནི་གནས་ཕོ་བར་གནས། རྒྱུ་ལམ་ནི་ནང་རོལ་ཀུན་ཏུ་རྒྱུ་ཞིང་ལས་ནི་ཁ་ཟས་འཇུ་བ་དང་དྭངས་སྙིགས་འབྱེད་པ་དང་གསོད་བྱ་རྣམས་སྨིན་པར་བྱེད་དོ། །ཐུར་དུ་སེལ་བའི་རླུང་གི་གནས་ནི་གཞང་ལ་གནས། རྒྱུ་ལམ་ནི་ལོང་དང་ལྒང་པ་དང་གསང་བ་དང་བརླའི་ནང་རྣམས་སུ་རྒྱུ། ལས་ནི་ཁུ་བ་དང་ཁྲག་དང་བཤང་བ་དང་གཅིན་དང་མངལ་དུ་གནས་པ་རྣམས་ཕྱིར་འབྱིན་པ་དང་སྒྲོ་སྡོམ་པར་བྱེད་དོ། །

མཁྲིས་པ་ལྔའི་ལས་ནི། མཁྲིས་པ་འཇུ་བྱེད་ནི། ཞུ་བའི་གནས་ལོང་དང་མ་ཞུ་བའི་གནས་ཕོ་བའི་བར་ན་གནས། ལས་ནི་ཟས་འཇུ་བ་དང་དྭངས་སྙིགས་འབྱེད་ཅིང་ལུས་ཕྱི་ནང་གི་དྲོད་དང་། མདངས་བསྒྱུར་སོགས་ལྷག་མ་བཞིའི་གྲོགས་བྱེད་ཅིང་སྟོབས་བསྐྱེད་པར་བྱེད་དོ། །མཁྲིས་པ་མདངས་བསྒྱུར་ནི་མཆིན་པར་གནས་པ་ཡིན་ཏེ། ལས་ནི་དྭངས་མ་ལ་སོགས་པ་དམར་པོར་བསྒྱུར་བས་ཁྲག།

སོ་སོར་བསྒྱུར་བས་མཁྲིས་པ་སོགས་གནོད་བྱའི་ཁ་དོག་མ་ལུས་བསྒྱུར་བར་བྱེད་དོ། །མཁྲིས་པ་སྒྲུབ་བྱེད་ནི་སྙིང་ལ་གནས་པ་ཡིན་ཏེ། ལས་ནི་ཡིད་གཞུངས་ཞེས་པ་མི་བརྗེད་པའོ། །ངའོ་སྙམ་པའི་ང་རྒྱལ་དང་། བླང་དོར་གྱི་གནས་ལ་སྤྱོད་པའི་སྤོབས་ཤེས་རབ་དང་འདོད་པའི་དོན་རྣམས་སྒྲུབ་པར་བྱེད་དོ། །མཐོང་བྱེད་ནི་མིག་ལ་གནས་ནས་ལས་ནི་གཟུགས་མཐོང་བར་བྱེད་དོ། །མདོག་གསལ་ནི་པགས་པ་ལ་གནས་ནས་ལས་པགས་པའི་མདོག་གསལ་བ་བཀྲག་དང་ལྡན་པར་བྱེད་དོ། །

བད་ཀན་ལྔའི་ལས་ནི། བད་ཀན་རྟེན་བྱེད་ནི་བྲང་ལ་གནས་པ་ཡིན་ཏེ། ལས་ནི་མྱགས་བྱེད་སོགས་ལྷག་མ་རྣམས་ཀྱི་རྟེན་བྱེད་པ་དང་། སྣ་གཤེར་བསིལ་བ་སོགས་ཆུའི་ལས་བྱེད་དོ། །བད་ཀན་མྱགས་བྱེད་ནི་མ་ཞུ་བའི་གནས་ཕོ་བ་ལ་གནས། ལས་ནི་ཟས་སྐྱམ་མྱག་ཅིང་འདྲུལ་བར་བྱེད་པའོ། །བད་ཀན་མྱོང་བྱེད་ནི་ལྕེའི་དབང་པོར་གནས། ལས་ནི་རོ་ཚོར་བར་བྱེད་དོ། །བད་ཀན་ཚིམ་བྱེད་ནི་མགོ་བོར་གནས། ལས་ནི་དབང་པོ་རྣམས་ཡུལ་གྱིས་ཚིམ་པར་བྱེད་དོ། །བད་ཀན་འབྱོར་བྱེད་ནི་ཚིགས་མིག་ཀུན་ལ་གནས། བྱེད་ལས་ནི་ཚིགས་རྣམས་འབྱོར་ཞིང་རྐྱོང་བསྐུམ་མཉེན་པར་བྱེད་པ་ཡིན་ནོ། །

༡༠. དོན་སྣོད་དང་འབྱུང་བའི་ཁམས་ཀྱི་འབྲེལ་ཚུལ་ཇི་ལྟར་ཡིན།

ལན། སྙིང་དང་སྣོད་རྒྱུ་མ་དབང་པོ་ལྕེ་འབྱུང་བ་ནམ་མཁའ་

ཁམས་མེ། གློ་དང་སྣོད་ལོང་ག་དབང་པོ་སྣ་འབྱུང་བ་རླུང་ཁམས་ལྷུགས། མཆིན་པ་དང་སྣོད་མཁྲིས་པ་དབང་པོ་མིག་འབྱུང་བ་མེ་ཁམས་ཤིང་། མཆེར་བ་དང་སྣོད་ཕོ་བ་དབང་པོ་མཆུ་འབྱུང་བ་ས་ཁམས་ས། མཁལ་མ་དང་སྣོད་ལྒང་བ་དབང་པོ་རྣ་བ་འབྱུང་བ་ཆུ་ཁམས་ཆུ་བཅས་འབྲེལ་ལོ། །

༡༡. ཆུ་རྒྱུས་གཉིས་ཀྱི་ཁྱད་པར་ཅི།

ལན། རྐྱུབ་བམ་གཏིང་ན་ལྷོས་ཆེ་བར་གནས་ཤིང་རུས་ཚིགས་རྣམས་ཕན་ཚུན་སྦྱོར་བར་བྱེད་པ་གང་ཡིན་པ་དེ་ནི་ཆུ་བ་དང་། ཤ་སྐེ་རྣམས་ལས་གྲུས་ཤིང་མདུན་ནམ་ཁ་ངོས་སུ་གྲངས་མང་བར་འབྲེལ་ཏེ་མཐུན་སྦྱོར་བྱེད་པ་དེ་ནི་རྒྱུས་པའོ། །

༡༢. མ་རིག་པ་ཞེས་པའི་དོན་ནི་ཅི།

ལན། དོན་དམ་པར་དངོས་པོ་ཐམས་ཅད་བདག་མེད་པའི་རང་བཞིན་པོ་ན་ཡིན་དུ་ཟིན་ཀྱང་ཀུན་རྫོབ་ཏུ་འཁྲུལ་པས་བསླད་པར་བརྟེན་ནས་བདག་མེད་པ་ལ་བདག་ཏུ་བཟུང་བས་མ་རིག་པ་ཞེས་བརྗོད་དོ། །

༡༣. མཁྲིས་པ་ཞེས་བྱ་བའི་ནད་ཀྱི་ངོ་བོ་ཇི་ལྟར་ཡིན།

ལན། མཁྲིས་པ་ཞེས་བྱ་བའི་ནད་ཀྱི་ངོ་བོ་ནི་མེའི་རང་བཞིན་ཚ་བར

གནས་པས་ལུས་སྨད་ཀྱི་ཆ་རྒྱུ་མ་སོགས་ལ་གནས་ནའང་འབྲས་བུ་སྟོད་དུ་དང་གིས་འབར་ཞིང་རྒྱས་པར་བྱེད་པ་ཞིག་གོ །

(༩. རྒྱུ་ལ་སྐྱེད་པར་བྱེད་པའི་རྐྱེན་གསུམ་དེ་ཇི་ལྟར་ཡིན།

ལན། ནད་ཀྱི་རྣམ་པ་མང་དུ་སྐྱེས་ཞིང་སྟོབས་འཕེལ་བའམ་རྒྱ་ཆེར་མཆེད་པར་བྱེད་པས་ན་སྐྱེ་མཆེད་ཀྱི་རྐྱེན་དང་། སྐྱེ་ཞིང་མཆེད་པའི་ནད་དེ་ཉིད་རང་གནས་སུ་གསོག་ཅིང་གཞན་གནས་སུ་ལྡང་བར་བྱེད་པས་ན་གསོག་ལྡང་གི་རྐྱེན། ནད་རང་གནས་སུ་བསགས་པ་ལ་དེ་ཉིད་སྣར་མངོན་སུམ་དུ་སློང་བར་བྱེད་པས་ན་སློང་རྐྱེན་དངོས་ཡིན་ནོ། །

(༡༠. འདོད་ཆགས་ཞེ་སྡང་གཏི་མུག་གསུམ་ལ་དུག་གསུམ་ཞེས་བརྗོད་དགོས་དོན་གང་ཡིན།

ལན། དེར་དུག་གསུམ་ཞེས་བརྗོད་དོན་ནི། མ་རིག་པ་ལས་བྱུང་བའི་འདོད་ཆགས་དང་། ཞེ་སྡང་། གཏི་མུག་གསུམ་པོ་ནི་ཐར་པའི་སྲོག་འཇོམས་པར་བྱེད་པའི་དུག་ཀྱང་ཡིན་ལ་མཚུངས་ལྡན་གྱི་སྒོ་ནས་རླུང་མཁྲིས་བད་ཀན་གསུམ་བསྐྱེད་ལ་དེ་གསུམ་འཕེལ་ཟད་འཁྲུགས་གསུམ་དུ་གྱུར་པས་ལུས་ཅན་ཀུན་ལ་ཟུག་རྔུ་བསྐྱེད་པས་ན་དུག་ཅེས་བྱའོ། །

༡༦. དུས་དམན་ལྷག་ལོག་པ་དེ་ཉིད་ནད་སྐྱེ་ཞིང་མཆེད་པའི་རྐྱེན་དུ་བཞག་དགོས་པའི་རྒྱུ་མཚན་ཅི།

ལན། དེ་ནི་ཕྱི་ནང་གི་འབྱུང་བ་གཉིས་བདག་གཅིག་གི་འབྲེལ་བ་ཡིན་པའི་རྒྱུ་མཚན་གྱིས་ཕྱིའི་འབྱུང་བ་ཚ་གྲང་ཆར་གསུམ་དམན་ལྷག་ལོག་པའི་ཚེ་དེ་དང་མཚུངས་པའི་ནང་གི་འབྱུང་བ་ཡང་དམན་ལྷག་ལོག་པའི་རྐྱེན་འབྱུང་བས་དུས་དམན་ལྷག་ལོག་པ་དེ་ཉིད་ནད་སྐྱེ་ཞིང་མཆེད་པའི་རྐྱེན་དུ་བཞག་པ་ཡིན།

༡༧. གསོག་ལྡང་ཞི་གསུམ་གྱི་རྒྱུ་གང་ཡིན།

ལན། རྒྱུ་ནི་རྩུབ་སོགས་ཏྲ་ལྡན་རླུང་གསོག་ལ། །གྲང་བས་ལྡང་ཞིང་སྣུམ་དྲོས་ཞི་བར་འགྱུར། །དེ་བཞིན་རྣོ་སོགས་བསིལ་ལྡན་མཁྲིས་པ་གསོག །ཚ་བས་ལྡང་ཞིང་རྟུལ་སོགས་བསིལ་ལྡན་ཞི། །ལྗི་སྣུམ་བསིལ་ལྡན་བད་ཀན་གསོག་འགྱུར་གྱི། །དྲོ་བས་ལྡང་ཞིང་རྩུབ་སོགས་ཀྱིས་ཞི་འགྱུར། །ཞེས་པ་ལྟར་རོ། །

༡༨. ལུས་ཀྱི་གནས་དང་ནད་གཞིའི་གནས་ཞེས་པ་ག་འདྲ་ཞིག་ལ་ཟེར།

ལན། རྩ་ཟེར་ལས། ནད་དང་ལུས་ཟུངས་དྲི་མ་གསུམ། །རྟག་ཏུ་ལུས་ཀྱི་རྩ་བ་ཡིན། །ཞེས་གསུངས་པ་ལྟར་ནད་ཟུངས་དྲི་མ་གསུམ་རང་རང་གི་ལྡང་ཚད་དང་བྱེད་ལས། རང་བཞིན་དང་མཚན་ཉིད་སོགས་འཕེལ་ཟད་དུ་མ་གྱུར་པར་ཁམས་ཚད་དང་ལྡན་

ཞིང་སློམས་པར་གནས་ཡོད་པ་དེ་ལ་ལུས་ཀྱི་གནས་ཞེས་བྱའོ། །ལུས་ཀྱི་གནས་འདི་དག་ལ་རིམས་ལ་སོགས་པའི་ནད་ཀུན་འབྱུང་བར་འགྱུར་བས་ནད་ཟུངས་དྲི་མ་གསུམ་གྱི་ལྷང་ཚད་དང་བྱེད་ལས། རང་བཞིན་དང་མཚན་ཉིད་སོགས་འཕེལ་ཟད་དུ་གྱུར་པའི་རྒྱུ་སོགས་སྟོན་པས་ནད་གཞིའི་གནས་ཞེས་བྱའོ། །

(༡) འཕེལ་འགྲིབ་ནད་ཅེས་པའི་དོན་ཅི།

ལན། གང་གསོ་བར་བྱ་བའི་ཡུལ་ཏེ་ཕུང་པོ་ལྔ་ལས་གྲུབ་པའི་ལུས་དེ་ལས་བྱུང་བ་ཉེས་པ་དང་། ལུས་ཟུངས་དྲི་མ་དང་བཅས་པ་རེ་འགའ་འཕེལ་ཞིང་། རེ་འགའ་འགྲིབ་པས་གནོད་པར་བྱེད་པ་ནད་ཀྱི་གནས་ལ་འཕེལ་འགྲིབ་ནད་ཀྱི་གནས་ཞེས་བརྗོད། ངོ་བོ་ནི་ཉེས་པའི་མཚན་ཉིད་འཕེལ་ཟད་དུ་གྱུར་ནས་ཟུག་རྔུ་སྐྱེད་པ་ལ་བྱ་སྟེ། འཕེལ་འགྲིབ་ཅེས་པ་ནི། ཟླ་ཟེར་ལས། ནད་སོགས་རང་ཉིད་ཇི་ལྟ་བུའི། །ཡོན་ཏན་འདི་ནི་བཟློག་པ་དག །ཟད་པ་དང་ནི་འཕེལ་འགྱུར་ལས། །འཕེལ་འགྲིབ་སྨན་པས་ཤེས་པར་བྱ། །ཞེས་པ་དང་། བརྒྱད་པ་ལས། ཇི་བཞིན་སྦྱོར་བས་དང་རང་ཇི་བཞིན། །འཕེལ་ན་ཉེས་པ་རྒྱས་པར་འགྱུར། །ཟད་པའི་རང་བཞིན་འདོར་བར་འགྱུར། །མཉམ་ན་རང་གི་ལས་རྣམས་བྱེད། །ཅེས་པ་ལྟར། མདོར་ན། ནད་ཟུངས་དྲི་མ་གསུམ་རྣམ་པར་མ་གྱུར་པ་ལུས་ཀྱི་གནས་སྐབས་ཀྱི་རང་རང་གི་ལྷང་ཚད་དེ་ལས་འདས་པའམ་ལྷག་པ་

ནི་འཕེལ་བའི་ངོ་བོ་དང་། ལྷང་ཚད་དེ་ལས་ཞུང་ངུར་ཟད་པ་ནི་འགྲིབ་པའི་ངོ་བོ་ཡིན། གཞན་ཡང་ནད་ཅེས་པ་ནི་ཁམས་གཙང་སླན་པས། ལུས་ཀྱི་འབྱུང་ལྔ་མ་སྙོམས་པ་ལས་བྱུང་བའི་ལུས་སྲོག་ལ་གདུང་བའི་ཟུག་རྔུའི་མིང་ཡིན་ནོ། །ཞེས་པའང་ངེས་པར་བྱའོ། །

༡༠༠. རྣམ་པར་མ་གྱུར་ནད་ཀྱི་རྒྱུར་འགྱུར་ལ། །རྣམ་གྱུར་མ་སྙོམས་ནད་ཀྱི་ངོ་བོ་ཡིན། །ཞེས་པའི་དོན་ཅི།

ལན། འདིས་ཉེས་པ་རླུང་མཁྲིས་བད་ཀན་གསུམ་ནད་ཀྱི་ཉེ་རྒྱུ་ཡིན་ལ་ནད་ཀྱི་ངོ་བོ་ཡང་ཡིན་པ་བསྟན་ལ། འདུ་བ་རྣམ་གསུམ་རྣམ་པར་མ་གྱུར་པའི་སྐབས་སུ་ནད་ཀྱི་རྒྱུ་སྟེ་ནད་སྐྱེད་བྱེད་དུ་གྱུར་ལ། རྣམ་པར་གྱུར་པས་ན་ནད་ཀྱི་ངོ་བོ་ཡིན་ཏེ་འབྲས་བུ་ནད་ཀྱི་གནས་སྐབས་སམ་རང་བཞིན་འཛིན་པ་དང་། ལུས་དང་སྲོག་ལ་གནོད་ཅིང་ཟུག་རྔུའི་གདུང་བ་སྐྱེས་པ་ནས་མཐར་སྲོག་ཀྱང་འཇོམས་པར་བྱེད་པའི་ཕྱིར་རོ། །

༡༠༡. འདུ་བ་རྣམ་གསུམ་ལ་ཐུན་མོང་གི་གནས་གང་དག་ཡོད།

ལན། པགས་པའམ་རེག་བྱ་ནི་རླུང་མཁྲིས་གཉིས་ཀའི་ཐུན་མོང་གི་གནས་དང་། དྭངས་མ་ནི་བད་མཁྲིས་གཉིས་ཀའི་ཐུན་མོང་གི་གནས་དང་། རུས་ཚིགས་ནི་བད་རླུང་གཉིས་ཀའི་ཐུན་མོང་གི་གནས་ཡིན་པའོ། །

༡༠༢. སྨན་གྱི་ཛ་བོའི་ནུས་པ་ཞེས་པའི་དོན་ཅི།

ལན། དེ་ནི་སྨན་ཐམས་ཅད་ཀྱི་རོ་འདྲ་ཡང་ཞུ་རྗེས་དང་ནུས་པ་མི་འདྲ་བ་དང་། ནུས་པ་འདྲ་ཡང་བྱེད་ལས་མི་འདྲ་བ་དག་འབྱུང་བ་ལའོ། །

༡༠༣. རྩི་སྨན་ཞེས་པའི་དོན་ཅི་ཡིན།

ལན། ནད་འཇོམས་ཤིང་ལུས་ཟུངས་གསོ་བའི་རྩི་བཅུད་དང་ལྡན་པའི་སྨན་གྱི་རིགས་ཤིག་སྟེ་ཤིང་ལས་བྱུང་བའི་ག་བུར་དང་ཛ་ཏི་ལྟ་བུ། གླ་རྩི་དང་གི་ཝང་ལྟ་བུ་སྲོག་ཆགས་ལས་བྱུང་བ། གུར་གུམ་ལྟ་བུ་སྔོ་ལས་བྱུང་བ། བྲག་ཞུན་ལྟ་བུ་རྡོ་ལས་བྱུང་བའི་སྨན་དག་ལ་བྱའོ། །

༡༠༤. ཅི་ཞིག་ལ་དར་ཡ་ཀན་ཟེར་བ་དང་དོན་འཛིན་ཇི་ལྟར་ཡིན།

ལན། འདི་ནི་ཞང་ཞུང་གི་སྐད་དེ་བདུད་རྩིའམ་ཐེང་ཚོག་ལ་འཇུག་པས་གནད་དམིགས་རེར་གསབ་སྐབས་སྨན་གྱི་ཆེ་བ་བརྗོད་པའི་མིང་སྟེ། དེ་ལ་དམིགས་པ་གནད་ཀྱི་དར་ཡ་ཀན་དང་བབས་པ་སྐབས་ཀྱི་དར་ཡ་ཀན་གཉིས་སོ། །

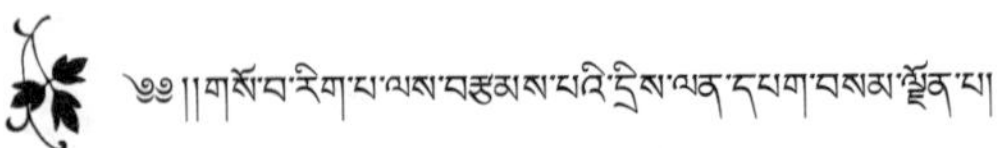

དམིགས་པ་གནད་ཀྱི་དར་ཡ་ཀན་གྱི་ངོས་འཛིན།

རྣམ་གྲངས།	དམིགས་པ་གནད།	སྨན་དངོས་ངོས་འཛིན།
༡	རི་གཉན་འགུལ་སྐྱེས་དར་ཡ་ཀན།	ཚེར་སྔོན།
༢	གླང་ཤོད་དུ་སྐྱེས་པའི་དར་ཡ་ཀན།	ཤང་དྲིལ།
༣	ཆུ་མིག་ནང་སྐྱེས་པའི་དར་ཡ་ཀན།	ཆུ་ལྷམ་པ།
༤	ཆུ་ གླང་དུ་སྐྱེས་པའི་དར་ཡ་ཀན།	ཁྲག་ཁྲིག་པ།
༥	བརྒྱ་བྱིན་ལྷ་སྲུང་གི་དར་ཡ་ཀན།	ཧ་ལོ།
༦	དམུ་རྫིང་སེལ་བའི་དར་ཡ་ཀན།	སྣ་ཏིག།
༧	གླུ་རྣམས་འདུལ་བའི་དར་ཡ་ཀན།	གླུ་བདུད་རྡོ་རྗེ།
༨	ཟ་རྣམས་འདྲེབ་པའི་དར་ཡ་ཀན།	སྦྲུལ་མགོང་སྨུག་པོ།
༩	ལ་ནས་འོང་བའི་དར་ཡ་ཀན།	གཉྫ་ཆུང་།
༡༠	སྨུག་པོ་དར་ཡ་ཀན།	སྲད་སྨུག།
༡༡	སྔགས་པ་འདུལ་བའི་དར་ཡ་ཀན།	བྱ་རྒོད་སྒུག་པ།
༡༢	ངང་པ་ཆིག་རྒྱུག་དར་ཡ་ཀན།	སྐྱི་བའི་འབྲས་བུ།
༡༣	རྣག་རྣམས་འདུལ་བའི་དར་ཡ་ཀན།	སྤང་ཚན་སྤྲུ་ཧྲ།
༡༤	གྲང་སྐྲན་འདུལ་བའི་དར་ཡ་ཀན།	དབྱི་མོང་།
༡༥	གློ་ནད་སེལ་བའི་དར་ཡ་ཀན།	སྤང་རྒྱན་དཀར་པོ།
༡༦	སྔོན་པོ་དར་ཡ་ཀན།	བྱ་རྐང་བ།
༡༧	བདུད་རྩི་དར་ཡ་ཀན།	ཁྱུར་མང་།
༡༨	འཆི་མེད་དར་ཡ་ཀན།	བྱ་རོག་ནོར་བུ།
༡༩	ཤ་རྒྱལ་དར་ཡ་ཀན།	སྟག་ཤ།
༢༠	དུག་འཇོམས་དར་ཡ་ཀན།	ཟ་བྱའི་ཤ།
༢༡	ཐིག་ལེ་དར་ཡ་ཀན།	དངུལ་ཆུ།

གོང་མཐུད།

རྣམ་གྲངས།	དམིགས་པ་གནད།	སྨན་དཔོས་ངོས་འཛིན།
༢༢	རྩེ་དར་ཡ་ཀན།	སླ་རྩི།
༢༣	གནམ་དར་ཡ་ཀན།	བྱ་རྒོད་མཁྲིས་པ།
༢༤	རྡོ་དར་ཡ་ཀན།	ཅོང་ཞི།
༢༥	ཁྲག་དར་ཡ་ཀན།	ཐག་ཞུན།

༡༠༥. ཅི་ཞིག་ལ་སྨན་རྟ་ཟེར་བ་ཡིན།

ལན། བྱེད་ལས་ལ་བལྟོས་ནས་བཏགས་པའི་སྨན་ཤོང་དུ་འཕྲུལ་བྱེད་ཀྱི་རྟའམ་སྨན་ནུས་རྩར་འཁྲིད་བྱེད་ཀྱི་མིང་། འདི་ལ་གཉིས་ཏེ་སྨན་ནུས་རྩ་ལ་སྦྱར་དུ་འཁྲིད་པའི་རྟ་ག་ར་བུ་རམ་སྦྲང་རྩི་གསུམ་དང་སྨན་ཤོང་དུ་འཕྲུལ་བྱེད་ཀྱི་རྟ་གར་ཚང་གངས་ཆུ། སྐྱོལ་གྲང་ཆུ་སྐྱོལ་ཚན་མོ་སོགས་སོ། །

༡༠༦. སྦོ་སྦྱོར་བསྟན་པའི་དགོས་པ་ཅི་ཡིན།

ལན། ཞི་བྱེད་སྡེ་བརྒྱད་རིན་ཆེན་སྦྱོར་བ་རྣམས། །གསོ་བྱའི་ནད་ལ་མི་སེལ་འགའ་མེད་ཀྱང་། །ནམ་ཞིག་ལྟོ་བརྒྱའི་དུས་སུ་སླེབས་ཙ་ན། །དབུལ་པོའི་ནད་པ་རྣམས་ཀྱིས་སྨྱུར་མི་ཐེག །མཐའ་འཁོབ་ཡུལ་དུ་བཙལ་བས་རྙེད་པ་དཀའ། །ཐག་རིང་ཡུལ་དུ་བཙལ་བས་ནད་པ་འཚེར། །དེ་ཕྱིར་ས་ལ་སྐྱེ་བའི་སྡོ་རྣམས་ཀུན། །

བྱམས་པའི་སེམས་ཀྱིས་སྦྱོར་བ་བསྟན་པ་ལྟར། །སྐྱེས་ཚད་མཐོང་ཚད་སྨན་དུ་སྦྱོར་ཐབས་ཞུ། །ཞེས་པས་སོ། །

༡༠༧. སྦྱོ་ལ་གཅེས་པའི་ཡན་ལག་བདུན་ལྡན་གང་དག་ཡིན།

ལན། སྐྱེས་སར་སྐྱེས་དང་དུས་སུ་བཏུས་པ་དང་། །སྐམ་གསེད་ལེགས་དང་སོམ་ཉིངས་པ་དང་། །དུག་འདོན་འཇམ་བཙལ་འཁྱོད་པར་སྦྱར་བའོ། །ཞེས་པ་ལྟར་རོ། །

༡༠༨. རིན་ཆེན་གྲང་སྦྱོར་གྱི་བསྟེན་ཐབས་དགུ་བོ་གང་དག་ཡིན།

ལན། གཡའ་ཕྱི་དུག་འདོན་འཇམ་བཙལ་སྣ་ཁྲིད་དང་། །བཤིག་དང་རྩ་ཁ་དབྱེ་བ་སྣོད་བཏང་དང་། །ཕྱི་བསྲུང་བ་དང་ནུས་པ་བསྐྱེད་པའོ། །ཞེས་པ་ལྟར་རོ། །

༡༠༩. རོའི་མཚན་ཉིད་ཇི་ལྟར་འཇོག

ལན། རོའི་རྟེན་གྱི་རྫས་ཀྱི་དངོས་པོ་དེ་ཉིད་རོ་ལ་དབང་བར་བྱེད་པའི་དབང་པོ་ལྕེ་ལ་རེག་ཙམ་ཕྲད་པའི་ཚེ་མངར་སྐྱུར་ལ་སོགས་པའི་བྱེ་བྲག་གང་ཡིན་པ་སོགས་གསལ་བར་བློ་ཞིང་རྟོགས་པར་འགྱུར་བས་ན་རོ་ཞེས་བྱའོ། །ཁམས་གཙང་སྨན་གཞུང་གསོ་རིག་མན་ངག་སྙིང་བྱང་ཕྱོགས་བསྒྲིགས་ཕན་བདེ་ནོར་བུའི་སྒྲོ་མ་ལས། རོ་ནི་ལྕེ་ཤེས་ཀྱི་སྤྱོད་བྱ་ལ་ཟེར། ཞེས་པ་ལྟར་རོ། །མདོར་ན་རོ་ཞེས་པ་ནི་

འབྱུང་བ་ལྔ་ལས་བསྐྱེད་པའི་སྨན་རིགས་རྣམས་འབྱུང་བ་ཤས་ཆེ་ཆུང་དབང་གིས་བྲོ་བའམ་རོ་རྣམས་ཁར་མྱོང་བས་མི་འདྲ་བ་མངར་བ་བུ་རམ་དང་འོ་མ་དང་། སྐྱུར་བ་སྟར་བུ་དང་སྐྱུ་རུ་ར། ལན་ཚ་རྒྱམ་ཚྭ་དང་ཁ་རུ་ཚྭ། ཁ་བ་སྒོ་སྙུག་ཤ་དང་ཏིག་ཏ། ཚ་བ་སྣ་པི་ལིང་། བསྐ་བ་འོམ་བུ་དང་འབྲ་གོ་ལྷ་བུའོ། །

༡༡༠. རོའི་དབྱེ་བ་ག་ཚོད་ཡོད།

ལན། རོའི་དབྱེ་བ་ལ་རགས་པའི་དབང་དུ་བྱས་ན་མངར་སྐྱུར་ལན་ཚ་ཁ་ཚ་བསྐ་བཅས་དྲུག་པོར་འདུས་ཤིང་། ཅུང་ཟད་ཕྲ་བའི་དབང་དུ་བྱས་ན་གཉིས་སྦྱོར་དང་གསུམ་སྦྱོར། བཞི་སྦྱོར་སོགས་དབྱེ་ན་རོ་སྦྱོར་ལྔ་བཅུ་ཙ་བདུན་སོགས་རྣམ་པའི་དབྱེ་བ་དཔག་ཏུ་མེད་པ་བཞི་ཁྲི་དྲུག་སྟོང་དྲུག་བརྒྱ་ལྔ་དྲུག་སོགས་མང་དུ་འབྱུང་ཞིང་སྨན་གྱི་རྣམ་པ་གྲངས་མེད་པ་ཀུན་ཀྱང་རོ་དྲུག་པོ་འདིར་འདུས་པས་མང་མི་དགོས་ཉུང་ན་མི་འདུ་བས་གྲངས་ངེས་གྲུབ།

༡༡༡. ཞུ་རྗེས་ཀྱི་མཚན་ཉིད་ཇི་ལྟར་འཇོག

ལན། ཞུ་རྗེས་ནི་དང་པོ་ཟས་གང་ཞིག་མེ་དྲོད་གསུམ་གྱིས་སྨུག་བཞུས་དྭངས་སྙིགས་ཕྱེས་པ་ལས་ཁྱད་པར་དུ་སྨིན་ཅིང་གཞན་དུ་གྱུར་པའི་གནས་སྐབས་དེ་དང་། སྨིན་པར་གྱུར་པ་དང་། གང་རུང་གི་ཕོ་བའི་མེ་དྲོད་གསུམ་གྱིས་སྨུག་བཞུ་དྭངས་སྙིགས་ཕྱེ་བའི་གནས་

སྐབས་དེའི་རོ་ཇི་ལྟར་གྱུར་པ་ལས་དེ་དང་ལྡན་ཅིག་པའི་འབྱུང་བའི་མཚན་ཉིད་ཀྱི་ལས་བྱེད་པའི་ནུས་པ་སྟོབས་ཅན་དེ་དང་། ཟས་སྐོམ་གང་ཟོས་པ་དེ་ཉིད་ཕོ་བར་དང་པོ་བད་ཀན་མྱག་བྱེད་ཀྱིས་མྱགས་པས་མངར་བ། བར་དུ་མཁྲིས་པ་འཇུ་བྱེད་ཀྱིས་བཞུས་པས་སྐྱུར་བ། ཐ་མར་རླུང་མེ་མཉམ་གྱིས་དྭངས་སྙིགས་ཕྱེས་པས་ཁ་བ་སོགས་གསུམ་དུ་ཞུ་བ་ནི་ཕྱིར་བསྟན་པའོ། །

༡༡༢. ཞུ་རྗེས་ཀྱི་བྱེད་ལས་ཇི་ལྟར་ཡིན།

ལན། རྒྱུད་ལས། ཉེས་པ་གསུམ་པོ་གཉིས་གཉིས་རེ་རེས་སེལ། ། ཞེས་ཕྱིར་བཏང་དབང་གིས་ཞུ་རྗེས་མངར་བས་རླུང་མཁྲིས་སེལ་བ་དང་། སྐྱུར་བས་བད་མཁྲིས་སེལ་བ། ཁ་བས་བད་རླུང་སེལ་བར་བསྟན་པ་དང་། བྱེ་བྲག་རྫས་རང་རང་གི་ནུས་སྟོབས་ཡོན་ཏན་དང་ངོ་བོའི་ནུས་པ་སོགས་ལ་གཞིགས་ན་མཐའ་གཅིག་ཏུ་མ་ངེས་སྟེ། དཔེར་ན་སྦྲང་རྩི་ལྟ་བུར་མཚོན་ན་རོ་མངར་བ་དང་ཞུ་རྗེས་མངར་བ་མ་ཡིན་ཞིང་ནུས་པས་བད་ཀན་ལ་ཕན་པ་སོགས་ལྟ་བུའང་ཤིན་ཏུ་མང་བ་དང་། ལྡན་པའི་རོ་དང་འདུས་པའི་རོ་ག་བུར་དང་ཆུ་མ་རྩི། ཚང་སོགས་ནི་དེ་ལས་ཀྱང་བྱེད་ལས་སྣ་ཚོགས་ཤིག་ཡོད་པས་རིགས་པས་དཔག་དགོས་སོ། །

༡༡༣. སྨན་གྱི་ནུས་པ་བརྒྱད་ནི་གང་དག་ཡིན།

ལན། ནུས་པ་ལྕི་སྣུམ་བསིལ་རྟུལ་ཡང་རྩུབ་ཚ་རྣོ་བརྒྱད་ལ་ཟེར་བ་

དང་། རྒྱུད་ལས། སྨན་གྱི་ནུས་པ་རོ་ནུས་ངོ་བོ་གཉིས། །སྤྱི་དང་བྱེ་བྲག་ཅེས་སུ་གསུངས་པ་ཡིན། །ཞེས་པ་དང་། ཁམས་གཙོང་སྨན་གཞུང་ལས། སྨན་གྱི་ནུས་པ་ཞེས་པ་ནི་འབྱུང་བ་ལས་གྱུར་པའི་རིག་བྱའི་སྐྱེ་མཆེད་དུ་འདོད་ལ། དེའི་རྣམ་གྲངས་ལ་རྩ་བའི་ནུས་པ་ལྕི་སྣུམ་བསིལ་རྟུལ་བཞི་དང་། ཡན་ལག་གི་ནུས་པ་ཡང་རྩུབ་ཚ་རྣོ་བཞི་སྟེ་བརྒྱད་པོ་ནི་སྨན་གྱི་ཡོན་ཏན་ཐམས་ཅད་ཀྱི་སྙིང་པོ་རྣམས་བསྡུས་པའི་མཐུ་ཉིད་དུ་བསྟན་པའོ། །

༡༡༤. ཇོ་བོའི་ནུས་པ་བརྒྱད་པོ་གང་དག་ཡིན།

ལན། སྟོབས་ཀྱི་ནུས་པ་དང་། རོ་དང་ཕྱོགས་མཐུན་གྱི་ནུས་པ། དྲིའི་ནུས་པ། གཉེན་པོའི་ནུས་པ། རིགས་མཐུན་གྱི་ནུས་པ། དཔེབས་མཐུན་གྱི་ནུས་པ། རྟེན་འབྲེལ་གྱི་ནུས་པ། སྨོན་ལམ་གྱི་ནུས་པ་བཅས་སོ། །

༡༡༥. ཡོན་ཏན་བཅུ་བདུན་ནི་གང་དག་ཡིན།

ལན། ཡོན་ཏན་བཅུ་བདུན་ནི་རྩུབ་པ་ལས་བཟློག་པའི་འཇམ་པ་དང་། ཡང་བ་ལས་བཟློག་པའི་ལྕི་བ་དང་། གྲང་བ་ལས་བཟློག་པའི་དྲོ་བ་དང་། སྐྱ་བ་ལས་བཟློག་པའི་སྣུམ་པ་དང་། གཡོ་བ་ལས་བཟློག་པའི་བརྟན་པ་དང་། དྲོ་བ་ལས་བཟློག་པའི་གྲང་བ་དང་། རྣོ་བ་ལས་བཟློག་པའི་རྟུལ་བ་དང་། ཚ་བ་ལས་བཟློག་པའི་བསིལ་བ་

དང་། སྲ་བ་ལས་བཟློག་པའི་མཉེན་པ་དང་། སྐྱ་བ་ལས་བཟློག་པའི་སླ་བ། སླ་བ་ལས་བཟློག་པའི་སྐམ་པ་དང་། སྣུམ་པ་ལས་བཟློག་པའི་སྐྱ་བ་དང་། བསིལ་བ་ལས་བཟློག་པའི་ཚ་བ་དང་། ལྗི་བ་ལས་བཟློག་པའི་ཡང་བ་དང་། རྟུལ་བ་ལས་བཟློག་པའི་རྣོ་བ་དང་། འཇམ་པ་ལས་བཟློག་པའི་རྩུབ་པ་དང་། བརྟན་པ་ལས་བཟློག་པའི་གཡོ་བ་སྟེ་བཅུ་བདུན་ལ་བྱའོ། །

༡༡༨. སྨན་ངོས་འཛིན་ཐབས་གང་དག་ཡོད།

ལན། ཕྱི་དབྱིབས་ལ་བརྟེན་ནས་ངོས་འཛིན་པའི་ཐབས། ཁ་དོག་ལ་བརྟེན་ནས་ངོས་འཛིན་པའི་ཐབས། བོངས་ཚད་ལ་བརྟེན་ནས་ངོས་འཛིན་པའི་ཐབས། པགས་མདོག་ལ་བརྟེན་ནས་ངོས་འཛིན་པའི་ཐབས། བཅག་འཁྲུ་ལ་བརྟེན་ནས་ངོས་འཛིན་པའི་ཐབས། རང་བཞིན་ལ་བརྟེན་ནས་ངོས་འཛིན་པའི་ཐབས། དྲི་མ་ལ་བརྟེན་ནས་ངོས་འཛིན་པའི་ཐབས། རོ་ལ་བརྟེན་ནས་ངོས་འཛིན་པའི་ཐབས། མེ་ལ་བརྟེན་ནས་ངོས་འཛིན་པའི་ཐབས། ཆུ་ལ་བརྟེན་ནས་ངོས་འཛིན་པའི་ཐབས་སོགས་མང་ངོ་། །

༡༡༩. རྩ་བརྟག་མཁན་གྱི་སྨན་པ་དེ་མཚན་ཉིད་གང་དང་ལྡན་པ་ཞིག་ཡིན་དགོས།

ལན། ཟླ་རྒྱལ་ལས། སྨན་པ་གཉིད་ལོག་ཆང་མ་འཐུང་། །ལས་

དྲག་སྒྲ་བ་མ་བྱས་ཤིང་། །མྱ་ངན་མ་གདུང་སེམས་བདེ་དང་། །ནད་ཀྱིས་མ་བཏབ་ལུས་བདེ་དང་། །བུད་མེད་ལྷན་ཅིག་གནས་པ་སྤང་། །ཁམས་གསལ་བ་ན་བལྟ་བར་བྱ། །ཞེས་པ་ལྟ་བུ་ཞིག་ཡིན་དགོས་པ་ཡིན།

༡༡༨. སྦྲུམ་འཚོས་ལ་བྱ་ཐབས་མི་འདྲ་བ་གང་དང་གང་ཡོད།

ལན། བདུད་རྩི་སྨན་གྱི་རྣམ་བཤད་ལས། ལུས་ཀྱི་ཕྱི་ཤ་པགས་ལ་བྱུག་ན་ནམ་ཚོང་དང་མགོ་ཐུང་ལ་བསྐུ། སྨད་ནད་རྐེད་པ་མན་ལ་འཇམ་རྩི། བྱང་ཤོག་སྤོད་སྨད་ལ་ནད་ཡོད་ན་ཤོང་དུ་བཏང་། རྣ་བ་ལ་དྲོད་ཚུང་ཟད་ཡོད་པ་ན་བླུག། མིག་ནད་ལ་མཐའ་བྱུག་ཁ་ལྕེ་སོ་བཅས་ལ་མཁྲུར་བཀང་། སྣ་སྦུབས་སོགས་ལ་དྲོད་འཇམ་དགང་།

༡༡༩. བཤལ་སྨན་བཏང་ཚུལ་ལ་རིགས་མི་འདྲ་བ་གང་ཡོད་སོ་སོར་དགེ་མཚན་གང་ཡོད།

ལན། རྒྱུད་ལས། བཏང་ཚུལ་ཐང་ཕྱེ་རིལ་བུ་སྨན་མར་བཞི། །ཀས་དང་ཟུངས་ངན་རྣམས་ལ་བསྐོལ་ཐང་ཤིས། །ཟུངས་ངན་ནད་རྒྱས་ཕྱེ་མ་རིལ་བུ་ཤིས། །ད་ཡང་སྐྱུག་པ་རྣམས་ལ་རིལ་བུ་བཏང་། །ཤིན་ཏུ་ཉོ་སྲ་སྐྱུག་ལང་ཡོད་པ་ལ། །སྨན་མར་སྦྱར་ཏེ་གསང་ལ་རྒྱུན་སྦྱོང་བྱ། །སྨན་དྲོད་ཡི་ག་སྟར་ལ་ཟས་དང་སྦེབ། །ཞེས་གསུངས་སོ། །

༡༢༠. ཤུག་པ་བ་ལུ་མཆེ་ལྕུམ་མཁན་སྐྱ་འོམ་བུ་ལྷ་ལ་བདུད་རྩི་ལྔ་ཞེས་པའི་མིང་གདགས་དགོས་དོན་གང་ཡིན།

ལན། དེའུ་དམར་པའི་ལག་ལེན་གཅེས་བསྡུས་ལས། བ་ལུ་མི་ཡི་བདུད་རྩིས་པགས་མཉེན་བྱེད། །ཤུག་པ་ལྷ་ཡི་བདུད་རྩིས་ཡོན་ཏན་མང་། །མཆེ་ལྕུམ་བཙན་གྱི་བདུད་རྩིས་ལུས་ཟུངས་བརྟས། །འོམ་བུ་ཀླུ་ཡི་བདུད་རྩིས་རུས་དུག་འཕྲིན། །མཁན་སྐྱ་སྲི་བརྒྱད་བདུད་རྩིས་འབྱུང་བ་སྙོམས། །ཞེས་པའི་ལུང་གིས་སྒྲུབ་ནུས་སོ། །

༡༢༡. སྨད་སྒོ་དང་མཚོགས་མ་སྤྱི་གཙུག་གསུམ་ལ་འདུས་སོ་ཞེས་བཏགས་དགོས་དོན་གང་ཡིན།

ལན། དཔལ་ཕྱུངས་པས། བྱིས་པའི་དུས་མཚོགས་མ་དང་སྨད་སྒོ་གཉིས་ཀྱི་ཀླད་ཁྲིམ་རུས་པ་ལ་མཚམས་ཡོད་པས་དེ་བྱིས་པ་ནར་སོན་པའི་སྐབས་ཀླད་ཁྲིམ་ཡང་ཆེར་རྒྱས་ཏེ་རུས་པའི་མཐའ་ཀུན་འདུས་ནས་མཐར་ཟུམ་པར་གྱུར་པས་ན་འདུས་སོ་ཞེས་བཏགས་པ་དང་སྤྱི་གཙུག་ལ་གོང་མ་གཉིས་དང་འདྲ་བའི་རུས་སྦུབ་མེད་ཀྱང་གནས་དེར་རྩ་མང་དུ་འདུས་ཡོད་པའི་དོན།

༡༢༢. རྩ་ལ་བལྟ་བར་དུས་ཀྱི་ཁྱད་པར་དྲུག་ཞེས་པ་གང་།

ལན། སྤྱིར་རྩ་ལ་བལྟ་བའི་དུས་ནི་ཞོགས་པ་ནམ་མཁའ་ལ་ཉི་མ་ཤར་ཞིང་ཀླུངས་སུ་ཉི་ཟེར་དངོས་སུ་མ་ཕེབས་ལ་རིས་གསལ་ཙམ་གྱི་

དུས་དང་སྨྲ་བརྗོད་སོགས་ཀྱིས་ཁོང་གི་དབུགས་ཧྲོན་མོ་རྣམས་ཕྱིར་ཡུན་རིང་དུ་མ་རྒྱུ་བ་དང་། ཕྱི་རོལ་གྱི་མཁའ་རླུང་གྲང་མོ་ནང་དུ་མ་ཐོར་བ། རང་མལ་ནས་ཆེར་མ་འགྱུལ་བ། ཁ་ཟོས་རིགས་མ་ཟོས་པ་བཅས་སོ། །

༡༢༣. ཚ་བའི་ནད་ཞེས་བྱ་བ་ཅི།

ལན། ཚ་བའི་ནད་ཅེས་པའི་རྒྱུ་མཚན་ནི་མཁྲིས་ཚད་དམ་ཐང་ལ་ལྷགས་པ་སོགས་ཚ་བའི་སྟོབས་ཀྱིས་གནོད་པར་བྱ་བའི་ཡུལ་བཙུ་བོ་བསྲུལ་བའམ་བསྲེག་པར་བྱེད་པའི་ལས་ཅན་ནོ། །

༡༢༤. ཉེས་པ་དངོས་སྟོན་གྱི་བརྟག་པ་ལ་ནང་གསེས་དབྱེ་བ་གང་དག་ཡོད།

ལན། སློང་བ་རྒྱུ་ཡི་སྒོ་ནས་བརྟག་པ་དང་མཚན་ཉིད་རྟགས་ཀྱི་རྟགས་ཀྱི་སྒོ་ནས་བརྟག་པ། ཕན་གནོད་གོམས་པའི་སྒོ་ནས་བརྟག་པ་བཅས་གསུམ་མོ། །

༡༢༥. རིག་པ་རྩའི་སྤྱི་དོན་བཅུ་གསུམ་གང་དག་ཡིན།

ལན། སྟོན་འགྲོ་ཟས་སྤྱོད་བསླབ་དང་བལྟ་དུས་བསྟན། །བལྟ་གནས་མནན་ཚད་བལྟ་ཚུལ་ཤེས་པ་ཡིས། །ཕ་མལ་རྩ་ལ་རྩ་རྒྱུད་གསུམ་དུ་བརྟག །དུས་བཞིའི་རྩ་ལ་ཁམས་ལྔ་འབྱུང་བ་བརྩི། །ངོ་མཚར་རྩ་བདུན་ནད་མེད་མི་ལ་བལྟ། །ནད་དང་ནད་མེད་འཕར་

བའི་ གྲངས་ ལས་ དཔགས། །སྤྱི་ དང་ བྱེ་ བྲག་ རྩ་ ཡིས་ ནད་ ངོས་ བཟུང་། །འཆི་ རྩ་ གསུམ་ གྱིས་ འཚོ་ འཆི་ ཁ་ དམར་ གདགས། །གདོན་རྩ་གློ་བུར་ཡེ་འདྲོག་རིན་གྲོ་འབོགས། །ཚོ་རྟགས་བླ་ཡི་རྩ་ལ་བརྟག་པ་སྟེ། །སྤྱི་དོན་བཅུ་གསུམ་རིག་པའི་མདོར་བསྟན་ཡིན། །ཞེས་པ་བཞིན་ཡིན་ནོ། །

༡༢༨. མཚན་ཉིད་རྟགས་ཀྱི་སྒོ་ནས་ནད་ངོས་འཛིན་པ་ལ་བརྟག་ཐབས་གང་ཡོད།

ལན། གང་བརྟག་པའི་གཞི་དང་གང་ལ་བརྟག་པའི་ཡུལ། གང་དུ་བརྟག་པའི་སྒོ། ཇི་ལྟར་བརྟག་པའི་ཚུལ་བཅས་བཞིའི་སྒོ་ནས་བརྟག་པ་ཡིན།

༡༢༩. ངོ་མཚར་རྩ་བདུན་པོ་གང་དག་ཡིན།

ལན། སྤྱིར་ ངོ་ མཚར་ རྩ་ ཞེས་ པའི་ དོན་ ནི། བྱང་ བ་ བཀྲ་ ཤིས་ དཔལ་བཟང་གིས། མོ་རྩིས་ ཕྲ་ ལ་ མ་ བརྟེན་ པར། །རང་ བཞིན་ སྔོ་ ཕྱིའི་བྱ་ བ་ ཀུན། །སྐྱོག་ ཏུ་ གྱུར་ པ་ བདེ་ བླག་ ཏུ། །རྟགས་ ཕྱིར་ ངོ་ མཚར་རྩ་ཞེས་བྱ། །ཞེས་པ་དང་། ངོ་མཚར་རྩ་བདུན་ནི། ཁྱིམ་གྱི་ཕྱྭ་དང་མགྲོན་གྱི་ཕྱྭ། དགྲ་ཡི་ཕྱྭ། གྲོག་གི་ཕྱྭ། གདོན་གྱི་ཕྱྭ། ད་དུང་མི་ཆུ་བོ་ལྡོག་ཅེས་པ་བུ་དང་ཁྱོ་ཤུག་ཕན་ཚུན་བོ་ལྡོག་སྟེ་བལྟ་བ། སྦྲུམ་མ་བུ་རྩ་བརྟག་པ་བཅས་རྣམ་པ་བདུན་གྱི་སྒོ་ནས་བསྟན་པ་ཡིན།

༡༢༨. སྨོམས་པོར་འཕར་བའི་རྩ་དྲུག་གང་དག་ཡིན།

ལན། ཤེད་ཚེ་ཚུང་མེད་པར་སྨོམས་པོར་འཕར་བ་དང་སྟོད་སྨད་ལ་ཕྲ་སྦྲོམ་མེད་པར་སྨོམས་པོར་འཕར་བ། དྲག་དལ་མེད་པར་སྨོམས་པོར་འཕར་བ། བྱིང་རྒྱས་མེད་པར་སྨོམས་པོར་འཕར་བ། སྟོད་འཛེན་མེད་པར་སྨོམས་པོར་འཕར་བ། ཐང་ལྷོད་མེད་པར་སྨོམས་པོར་འཕར་བ་བཅས་དྲུག་གོ །

༡༢༩. ཀུ་ཡ་ཞེས་པ་གང་འདྲ་ཞིག་ལ་ཟེར།

ལན། དེ་ནི་དྲི་ཆུའི་ནང་དུ་བལ་ལྷ་བུའམ་ས་རྡུལ་ལམ་སྤུ་སོགས་དྲི་ཆུ་རང་མ་ཡིན་པའི་རྫས་ཟུར་བ་ཞིག་ཤོར་བ་འདྲ་བ་སྤྲིན་ལིང་ལིང་ལྷ་བུ་དེ་ལ་བཛོད།

༡༣༠. ཚ་གྲང་གྱི་རྩ་བཅུ་གཉིས་པོ་གང་དག་ཡིན་པ་དང་ཕན་ཚུན་ཁྱད་པར་ཇི་ལྟར་འབྱེད།

ལན། ཚ་བའི་རྩ་དྲག་རྒྱས་འཕྲིལ་མགྱོགས་གྲིམས་མཁྲང་བཅས་དྲུག་དང་། གྲང་རྩ་ཞན་བྱིང་གུད་བྱོལ་ལྷོད་སྟོང་དྲུག་བཅས་བཅུ་གཉིས་ཡིན་ལ། དེ་ཡང་དྲག་ཞན་གཉིས་ནི་ཤེད་ཆེ་ཆུང་། །རྒྱས་བྱིང་སྟེང་འོག་གནས་སྟངས་བལྟ། །རིལ་རིལ་གཅིག་འཕྲིལ་མི་གསལ་གུད། །མགྱོགས་བྱོལ་གཉིས་ནི་གྲངས་ཀྱིས་དཔག །གཞུ་རྒྱུད་ལྟར་གྲིམས་དེ་ལྷོག་ལྷོད། །མཁྲང་བ་མནན་བཟོད་སྟོང་མི་བཟོད། །ཅེས་པ་ལྟར་རོ། །

༡༣༡. མཐོང་བ་མེ་ལོང་ཆུ་ཞེས་པའི་གོ་དོན་ཅི།

ལན། མཐོང་བ་མེ་ལོང་ཆུ་ཞེས་སྨན་པའི་མིག་གི་མཐོང་བ་མེ་ལོང་གི་གཟུགས་བརྙན་རྟོགས་པ་ཇི་བཞིན་དུ་ཆུ་ཡི་ཁ་དོག་དང་ཀུ་ཡ་སོགས་ལས་ནད་གདོན་རྟོགས་ཐུབ་པས་ན་ཆུ་ལ་རྟོགས་པར་བྱའོ། །དཔེར་ན། ཉི་མས་འོད་ལས་ཉིན་མོ་སྣང་བ་ལྟར། །ཇི་བཞིན་སྟོན་འདི་ཆོས་ཉིད་ཡིན་མོད་ཀྱི། །རྟགས་ལ་བརྟེན་ནས་རྣམ་དཔྱོད་བློ་མིག་གིས། །སྐོགས་ཀྱུར་མངོན་སུམ་མཐོང་བ་ཨེ་མ་མཚར། །ཞེས་པའོ། །

༡༣༢. ནད་རོས་འཛིན་སྟངས་གང་འདྲ་ཞིག་ལ་ལྟར་སྣང་ལྔ་སྦྲུག་ཟེར།

ལན། ནད་གཞིའི་ལྟར་སྣང་འཁྲུལ་སོ་རྟགས་ཀྱིས་བསལ། །བཙོས་ཀྱི་ལྟར་སྣང་འཁྲུལ་སོ་གོམས་པས་བསལ། །གོམས་པའི་ལྟར་སྣང་འཁྲུལ་སོ་སྐྱིད་ཀྱིས་བསལ། །བཙོས་སྐྱིད་ལྟར་སྣང་འཁྲུལ་སོ་ཆུ་ཡིས་བསལ། །ཆུ་མདོག་ལྟར་སྣང་འཁྲུལ་སོ་ཀུ་ཡས་བསལ། །དེ་ལ་ནོར་བ་ནམ་ཡང་འབྱུང་མི་སྲིད། །དེ་དག་ལྟར་སྣང་ལྔ་སྦྲུག་ཞེས་བྱ་སྟེ། །འཁྲུལ་མེད་ཚ་གྲང་ནད་ཀྱི་གལ་མདོ་ཡིན། །ཞེས་པའོ། །

༡༣༣. ནད་སྤྱིའི་གསོ་ཚུལ་ཇི་ལྟར་ཡིན།

ལན། དང་པོ་རླུང་སོགས་པ་ཇི་སྙེད་ནད། །རང་གནས་གསོག་པའི་དུས་སུ་བསལ་བར་བྱ། །ལངས་ཤིང་རྒྱས་ནས་ནད་གཞན་

འཁྲུགས་བྱེད་ཕྱིར། །གཞན་ལ་གནོད་པ་མེད་པའི་སྦྱོར་བས་གསོ། །ནད་གཞན་སྐྱེས་ན་ནད་སྟོབས་གང་ཆེ་བཅོས། །ཞེས་པ་ལྟར་ཡིན།

༡༣༤. ནད་ཀྱི་སྒོ་ནས་གསོ་སླ་བ་དེ་གང་འདྲ་ཞིག་ཡིན་དགོས།

ལན། ནད་ཀྱི་སྒོ་ནས་གསོ་བར་སླ་བ་ནི། །རྒྱུ་དང་སྦྱར་ཚུལ་མཚན་ཉིད་ཆུང་བ་དང་། །གནོད་བྱ་ཡུལ་དུས་རང་བཞིན་མི་མཚུངས་དང་། །གནོད་མེད་ལམ་གཅིག་རྒྱུང་བ་གསར་གསོ་སླ། །ཞེས་པ་ལྟར་རོ། །

༡༣༥. གཞན་དབང་ལྷ་གཉན་གྱི་ནད་དེ་བཅོས་ཚུལ་གང་འདྲ་བྱེད་དགོས།

ལན། རང་གི་གནས་ནས་ལངས་ནས་གཞན་གནས་ཕྱིན། །ཕྱིན་ནས་རང་གནས་ཐུ་མ་ལ་གནོད་འཁྲུགས། །དེ་སྟོབས་ཆུང་ན་རང་གནས་ཐུ་མ་ལ་གསོ། །ཕྱི་མ་སྟོབས་ཆེན་ལྷ་གཉན་དེ་བཅོས་པས། །རང་གནས་གནས་པ་གསོ་མི་དགོས་པར་འཚོ། །ཞེས་པ་ལྟར་རོ། །

༡༣༦. ཉེས་གསུམ་རྒྱུད་པ་ལྡན་འདུས་སོ་སོའི་མདོར་བསྡུས་གསོ་ཚུལ་ཇི་ལྟར་ཡིན།

ལན། མདོར་ན་རླུང་ནད་འཇམ་རྩི་བཅུད་ཀྱི་གསོ། །མཁྲིས་པའི་ནད་ལ་བཤལ་དང་བསིལ་གྱི་བཅོས། །བད་ཀན་ནད་ལ་སྐྱུགས་དང་དྲོད་ཀྱི་བཅོས། །རླུང་དང་མཁྲིས་པར་ལྡན་ལ་བསིལ་བཅུད་

བསྐྱེན། །བད་མཁྲིས་ལྡན་ལ་བསིལ་ལ་ཡང་བས་བཅོས། །བད་རླུང་ལྡན་ལ་དྲོ་ལ་བཅུད་པས་བཅོས། །འདུས་པའི་ནད་ལ་བསིལ་བཅུད་ཡང་བས་བཅོས། །ཞེས་པ་ལྟར་རོ། །

༡༣༧. འཚོ་བས་སྐེམ་བཟང་བརྟ་བར་ཚོད་འཛིན་བྱ་ཞེས་པའི་རྒྱུ་མཚན་ཅི།

ལན། ལུས་ཚོ་ཆེ་བས་སྙིང་ཁུའི་ནད་དང་ཁྲག་རྩའི་ནད་རིགས་གཅིན་སྙི་ཟ་ཁུའི་ནད་སོགས་འབྱུང་སླ་བ་ལུས་འགུལ་བསྐྱོད་དཀའ་བ་བཅས་འབྱུང་བས་ཚོ་བ་ལས་སྐེམ་པ་བཟང་སྟེ་བརྟ་བར་ཚོད་ཟིན་རྒྱུ་གལ་ཆེ་བའོ། །

༡༣༨. རྒྱང་པ་རང་རྒྱུད་ཅན་གྱི་ནད་རིགས་རྣམས་ལ་གསོ་ཚུལ་ཇི་ལྟར་ཡིན།

ལན། དེ་དག་ཐོག་མར་རླུང་ཞུགས་ནད་འཕྲུག་བྱེད་ཕྱིར། །འཇིག་ཅིང་འཇུ་བྱེད་ཟས་ཀྱིས་སྨིན་བྱས་པས། །ནད་འཕོར་རླུང་དེ་ཚར་གཅོད་ཡོང་བུར་བསྒྱུ། །དཔེར་ན་ཆར་བ་འབེབས་པའི་རླུང་གཡོན་འདྲ། །དེ་ནས་གང་དང་ཉེ་བའི་ལམ་ནས་སྦྱུང་། །ཡན་ལག་ཕྱིར་གནས་ཡོང་དུ་མ་འདུས་ན། །རྩ་སྔོ་ཕྱི་དང་ནང་ནས་སྦྱངས་ལ་དབྱུང་། །ཞེས་པའོ། །

༡༣༩. ཟས་ཚོད་མ་ཟིན་ན་ཉེས་སྐྱོན་གང་དང་གང་ལྡན་ནམ།

ལན། གལ་ཏེ་བཟའ་བཏུང་གི་ཚོད་འཛིན་མ་ཐུབ་པར་ཞུང་བར་

གྱུར་ན་ལུས་ཀྱི་སྟོབས་མདངས་མི་འཕེལ་ཞིང་དེས་ལུས་ཟུངས་ཉམས་ཏེ་རླུང་ནད་མ་ལུས་འབྱུང་བར་བྱེད་པ་དང་། ཧ་ཅང་ཚད་ལས་ཐལ་ན་དེ་ཉིད་མ་ཞུ་བའི་དབང་གིས་ཕོ་བའི་བེ་སྐབས་བསྐྱེད་ནས་དེས་མེ་མཉམ་རླུང་རྒྱུའི་རྩ་སྦུབས་བཀག་སྟེ་ཕོ་བའི་མེ་དྲོད་ཉམས་ཞན་དུ་སོང་ནས་མ་ཞུ་བའི་ནད། ཤིང་རིངས་ལ་སོགས་ཉེས་པ་དང་གཅོང་ནད་ཀྱི་རིགས་མ་ལུས་བསྐྱེད་པར་བྱེད་པ་ཡིན།

༡༩༠. ལྟོ་བའི་ཆ་བཞི་ཞེས་པའི་ཚད་གཞི་ཀུན་གྱིས་བསྙོམས་མེད་དུ་སྤྱོད་རུང་ངམ།

ལན། མི་རུང་སྟེ་ཕོ་བའི་མེ་དྲོད་ཚུལ་བཞིན་དུ་མེད་པའི་སྐྱེ་བོས་ཚད་གཞིར་མ་བསྙོམས་པར་ཟོས་ན་མ་ཞུ་བའི་ནད་ཀུན་སྐྱེད་པར་བྱེད་སྲིད། འོན་ཀྱང་ན་ཚོད་དར་ལ་བབས་ཤིང་ཕོ་བའི་མེ་དྲོད་ཀྱི་སྟོབས་ཆེ་བ་དང་། རྒྱུན་དུ་ལུས་ཁམས་རྩོལ་བས་བྲེལ་བ་སོགས་ཀྱིས་ཟས་སྐོམ་ཅུང་ཟད་འགྲངས་པར་བཟའ་ཆོག་པ་ཡིན།

༡༩༡. གཉེན་པོ་ཆུ་བཞི་དང་མེ་བཞི་ཞེས་པའི་དོན་ཅི།

ལན། དེ་ཡང་མེ་བཞི་དང་ཆུ་བཞི་ཞེས་ཐོག་མར་ཚ་བ་ཆེན་པོའི་ནད་ལ་ཟས་སྤྱོད་སྨན་དཔྱད་བཞི་པོ་བསིལ་བ་ཕོ་ནར་བསྟེན་དགོས་པ་སྟེ། བསིལ་བའི་ཟས་སྐྱབས་དང་ཁུར་ཚོད། ཆབ་ཚ་ཆུ་བསིལ་སོགས་ཡིན་ལ་གཏད་པ་ལྟ་བུ་ཟས་ཀྱི་ཆུ་དང་། ལུས་མི་འགྲུགས་

ཞིང་གཉིད་མི་ལོག་པ་ཆུ་འགྲམ་ཞིང་འགྲམ་གྲིབ་ཕོག་སར་སྡོད་པ་ལྷ་བུའི་སྤྱོད་ལམ་གྱི་ཆུ། ཀ་བུར་ཚང་སོགས་བསིལ་བའི་སྨན་ཕོ་ན་བཏང་བ་ལྷ་བུའི་སྨན་གྱི་ཆུ། རྩེ་ཆུང་སོགས་གཏར་བ་དཔྱད་ཀྱི་ཆུ་སྟེ་བཞི་པོ། །གྲང་བ་སྟོབས་ཆེན་ནད་ལ་གཉེན་པོ་མེ་བཞི་སྦྱོར་དགོས་པ་ནི། དྲོད་སྨན་གྱི་ཁོངས་སུ་གཏོགས་པའི་སྨན་རྫས་ཡོད་པ་ཀུན་བསྡུས་ཞིང་སྦྱར་བ་ལྷ་བུའི་སྨན་གྱི་མེ་དང་། ཕོ་གསང་དུ་མེ་བཙའ་འཛོག་པ་ལྷ་བུའི་དཔྱད་ཀྱི་མེ། དྲོད་བཅུད་མཐའ་དག་བཟའ་བ་ཟས་ཀྱི་མེ། གནས་དང་གོས་དྲོ་བ་ནི་སྤྱོད་ལམ་གྱི་མེ་བཞི་ཡིན་ནོ། །

༡༩༢. འཚོ་བ་ཟས་ཀྱི་གནས་ལ་བསླབ་དགོས་པའི་རྒྱུ་མཚན་ཅི།

ལན། དེ་ཡང་ཟས་སྐོམ་སྤྱི་བྱེ་བྲག་པ་རྣམས་ཀྱི་ཕན་པ་གནོད་པ་བརྟག་ཞིབ་ཞིང་ལེགས་པར་སྤྱད་ནུས་ན་དེས་ལུས་དང་སྲོག་ལ་ཉེ་བར་ཕན་པས་ཡུན་རིང་དུ་འཚོ་ཞིང་གནས་པ་དང་། གལ་ཏེ་ཟས་སྐོམ་རྣམས་སྦྱོར་བ་དང་མི་ལྡན་པར་བབ་ཅོལ་དུ་ཟོས་ཞིང་བཏུངས་པར་གྱུར་ན་དམན་ལྷག་ལོག་གསུམ་གང་རུང་དུ་གྱུར་ཏེ་ནད་ཀུན་བསྐྱེད་ནས་ལུས་སྲོག་འཕྲལ་དུ་འཇོམས་པར་བྱེད་པའི་ཕྱིར་འཚོ་བ་ཟས་ཀྱི་གནས་ལ་བསླབ་དགོས་པ་ཡིན།

༡༩༣. དུས་དྲུག་ཏུ་སྤྱོད་པར་དགོས་པ་གང་ཡོད།

ལན། དུས་དྲུག་སོ་སོའི་གནམ་གཤིས་དྲོ་གྲང་དང་། ཟས་སྐོམ་

གྱི་རོ་ནུས་སོགས་ལ་བརྟེན་ནས་ཉེས་པ་རླུང་མཁྲིས་བད་ཀན་སོ་སོ་གསོག་ལྡང་ཞི་གསུམ་གྱི་དུས་དང་དེའི་གཉེན་པོ་ཟས་སྤྱོད་སྨན་དཔྱད་སོགས་ཇི་ལྟར་བསྟེན་ཚུལ་སོགས་མདོར་ན་མི་ཉམས་པ་སྟོབས་འཕེལ་བར་བྱེད་པའི་ཐད་དགོས་པ་ཆེན་པོ་ཡོད་དོ། །

༡༩༩. གནས་སྐབས་སྤྱོད་ལམ་གྱི་དགོས་ནུས་གང་ཡིན།

ལན། རང་གི་གནས་ལ་ནད་གང་ཡང་མི་འབྱུང་ཞིང་ནད་བྱུང་བ་དེ་དག་ཡང་སྐབས་འཕྲལ་ཞི་བའམ་སྦྱང་བར་བྱ་བའི་ཕྱིར་གནས་སྐབས་ཀྱི་སྤྱོད་ལམ་འདི་ཉིད་ནི་མཆོག་ཏུ་གྱུར་པ་ཡིན་པ་བསྟན་ནོ། །

༡༩༥. སྲོག་ཆགས་འཚོ་གནས་བྱ་ཡུལ་མི་འདྲ་བའི་དབང་གིས་ནུས་པར་ཁྱད་པར་གང་དག་ཡོད།

ལན། སྐམ་སར་གནས་པའི་སྲོག་ཆགས་ཀྱི་ཤའི་ནུས་པ་བསིལ་ཞིང་ཡང་ལ་རྩུབ་པ་དེས་རླུང་ངམ་བད་ཀན་ལྡན་པའི་ཚ་བའི་ནད་རྣམས་སེལ་བར་བྱེད་པ་དང་། རླན་ལ་གནས་པའི་ཤའི་ནུས་པ་སྣུམ་ཞིང་ལྕི་ལ་དྲོ་བ་དང་ལྡན་པ་དེས་ཕོ་བ་མཁལ་རྐེད་སོགས་ཀྱི་གྲང་བའི་ནད་ཀུན་ལ་ཕན་པ། སྐམ་གཤེར་ཐུན་མོང་དུ་གནས་པའི་ཤའི་ནུས་པ་བསིལ་དྲོས་གཉིས་སུ་ལྡན་པའི་ཚ་བ་དང་གྲང་རླུང་གཉིས་ཀ་སེལ་བར་བྱེད་པའོ། །

༡༩༥. བྱ་བ་སྤྱོད་ལམ་གྱི་གནས་ཞེས་པའི་གོ་དོན་ཅི་ཡིན།

ལན། ཚེ་རིང་བར་འདོད་པ་རྣམས་ཀྱི་ལུས་ངག་ཡིད་གསུམ་གྱི་བྱ་བ་སྤྱོད་པ་ལམ་དུ་ཇི་ལྟར་ཕྱིར་བའི་སྤང་བླང་ཞིབ་ཏུ་འཆད་པས་ན་བྱ་བ་སྤྱོད་ལམ་གྱི་གནས་ཞེས་བྱ་བ་ཡིན་ནོ། །

༡༩༦. ནད་ཀྱི་རྒྱུ་ལ་རྐྱེན་གྱིས་བསྐྱང་བའི་རྒྱུ་མཚན་ཅི།

ལན། འབྲས་བུ་འབྱུང་རུང་བའི་རྒྱུ་དངོས་སུ་ཡོད་ཀྱང་རྐྱེན་དང་མ་ཕྲད་ཚེ་རྒྱུ་ལས་འབྲས་བུ་འབྱུང་བ་མི་སྲིད་པ་ཡིན་པའི་ཕྱིར་རོ། །

༡༩༧. གཉིད་ལོག་པའི་སྤྱོད་པ་ཇི་ལྟར་བསྟེན་དགོས།

ལན། མཚན་གཉིད་མ་ལོག་རྩུབ་པས་ཅི་བདེར་ལོག །མ་ལོག་ནང་པར་སྨྱུང་བྱ་ཕྱེད་གཉིད་ལོག །ར་རོ་སྟོབས་ཟད་མྱ་ངན་རྩོལ་བས་དུབ། །སྨྲ་མང་རྒས་དང་འཇིགས་པའི་མི་རྣམས་ལ། །སོས་ཀ་རྩུབ་ཅིང་མཚན་མོ་ཐུང་བས་ན། །ལུས་ཀྱི་སྟོབས་འཕྲོག་རླུང་འཕེལ་འགྱུར་བའི་ཕྱིར། །ཉིན་པར་གཉིད་ལོག་རྨུམ་ཞྭིར་འགྱུར་བས་ཕན། །གཞན་དུ་ཉིན་གཉིད་བད་ཀན་སྐྱེད་ཅིང་སྐྲང་ས། །སྔོངས་བག་མགོ་ན་སྐྱེད་སྐྱུར་རིམས་འདེབས་འགྱུར། །ཞེས་གསུངས་པ་ལྟར་རོ། །

༡༩༨. རྩོལ་སྤྱད་རན་པར་བྱ་དགོས་པའི་རྒྱུ་མཚན་ཅི།

ལན། རྩོལ་སྤྱད་རན་པར་སྤྱད་པས་ལུས་ཁམས་ཡང་ཞིང་ཚོལ་བྲི་

བ་དང་། ལུས་ཁམས་སྟོད་སྨད་ལ་སོགས་པའི་སྦྲོམ་ཕྲའི་ཚ་རྣམས་སོ་སོར་ཕྱེད་པས་སྐྱེ་མཆེད་གཙང་བ། ལྷག་པར་དུ་ཕོ་བ་སོགས་མེ་དྲོད་ཀྱི་ཚ་ཤས་ཐམས་ཅད་སྐྱེད་པ་དང་ལུས་ཁམས་མཁྲེགས་ཤིང་བརྟན་པའི་བྱ་བ་བཅས་འབྱུང་བ་ཡིན།

༡༥༠. ནམ་ཟླ་དུས་དྲུག་གི་སྤྱོད་ལམ་སོ་སོར་བསྟན་པའི་དགོས་པ་ཅི།

ལན། ཉི་མའི་བགྲོད་ཕྱོགས་ལ་བརྟེན་ནས་ནམ་ཟླ་དུས་ཚིགས་ཀྱི་རྣམ་པ་དྲུག་ཏུ་ཕྱེས་ཤིང་དེ་དག་གི་འགྱུར་ལྡོག་དང་བསྟུན་ནས་འབྱུང་བའི་ཁམས་འདི་ཡང་མི་འདྲ་བར་འགྱུར་བཞིན་ཡོད་སྐབས་དུས་ཚིགས་རེ་རེའི་ཁྱད་ཆོས་དང་མཐུན་པར་ཟས་སྤྱོད་བསྟེན་ཚུལ་ཤེས་པའི་ཕྱིར་དུས་དྲུག་གི་སྤྱོད་ལམ་སོ་སོར་བསྟན་པ་ཡིན་ནོ། །

༡༥༡. ཟས་ཚོད་རན་པར་ཟིན་ན་ཡོན་ཏན་ཅི་འབྱུང་།

ལན། ཉེས་པ་ལམ་མིན་མི་འགྲོ་མེ་དྲོད་འབར། །ལུས་ཡང་དང་གབདེ་ལ་དབང་པོ་གསལ། །སྟོབས་ཆེ་བཤང་གཅི་འོག་རླུང་བདེ་བར་རྒྱུ། །ཟས་ཚོད་ལེགས་པར་ཟིན་ལས་འབྱུང་བར་འགྱུར། །ཞེས་པའོ། །

༡༥༢. ཚ་བྱད་ཀྱི་གོ་དོན་ཅི།

ལན། ཚ་བྱད་ཅེས་པའི་ཚའི་དོན་ནི། གང་ལ་ཉེར་མཁོའི་དངོས་

པོ་སྟེ། ལག་ཆ་ཞེས་པ་ལྟ་བུའོ། །བྱད་ཅེས་པའི་དོན་ནི། དེའི་དབྱིབས་ཏེ་དཔེ་བྱད་ཁ་བྱད་ཅེས་པ་ལྟ་བུའོ། །དེ་གཉིས་ཀྱི་སྒྲ་དོན་བསྡུས་པ་ལ་ཆ་བྱད་ཅེས་སོ། །

༧༥༣. དཔྱད་ཀྱི་གོ་དོན་ཅི།

ལན། ལུས་ཀྱི་ཕྱི་ནས་ནད་རྣམས་འབྱིན་པ་དང་། །ཞི་བར་བྱེད་པ་གང་ཡིན་དཔྱད་ཡིན་ཏེ། །ཞེས་པ་ལྟར་ནད་ཞི་བ་དང་འབྱིན་པའི་ཐབས་ཡོངས་སྤྱོད་པའམ་ལུས་ཀྱི་ཕྱི་ནས་ཇི་ལྟར་རིགས་ན་དེ་ལྟར་དཔྱད་དེ་བསྟེན་པས་ནད་རྣམས་ཕྱིར་འབྱིན་པ་དང་། ནང་དུ་ཞི་བར་བྱེད་པ་གང་ཡིན་པ་དེ་ཉིད་དཔྱད་ཡིན།

༧༥༤. དཔྱད་ལ་དབྱེ་བ་དུ་ཡོད།

ལན། དཔྱད་བྱེད་དུས་ཟུག་རྫུ་ཡོད་མེད་ཀྱིས་འཇམ་རྩུབ་དྲག་གསུམ་དུ་དབྱེ་ཞིང་། འཇམ་དཔྱད་ལ་དུགས་དང་། ལུམས། བྱུག་པ་གསུམ། རྩུབ་དཔྱད་ལ་གཏར་བསྲེག་དབུག་པ་སྟེ་ཐུར་མ་བཅས་གསུམ། དྲག་དཔྱད་ལ་འདྲལ་གཅོད་འདྲུད་འབྱིན་བཞི་བཅས་སོ། །

༧༥༥. ཆ་བྱད་ཀྱི་སྣེ་ཚན་དུ་ཡོད།

ལན། ལྔ་སྟེ་ཟུག་རྫུ་བཏག་པའི་ཆ་བྱད་ཀྱི་སྣེ་དང་། སྐམ་པའི་སྣེ། གཙགས་བུའི་སྣེ། ཐུར་མའི་སྣེ། ཆ་བྱད་ཕྲན་བུའི་སྣེ་བཅས་དང་།

ཟླུག་རྫུ་བརྟག་པའི་ཚ་བྱད་ལ། མགོ་བོའི་རུས་ཆག་བརྟག་པའི་ཚ་བྱད་དང་། ཡན་ལག་ཟླུག་རྫུ་བརྟག་པའི་ཚ་བྱད། རྣག་བརྟག་པའི་ཚ་བྱད། གཞང་འབྲུམ་རྟག་པའི་ཚ་བྱད་བཅས་བཞི་དང་། ཟླུག་རྫུ་འཁྱིན་པ་སྐམ་པའི་ཚ་བྱད་ལ་རུས་ཟླུག་འཁྱིན་བྱེད་ཀྱི་སྐམ་པ་དང་། ཤ་རྒྱུས་ཟླུག་རྫུ་དབྱུང་བྱེད་སྐམ་པ། རྨ་གཏིང་ལུས་པའི་ཟླུག་རྫུ་དབྱུང་བྱེད་སྐམ་པ། རྩ་རོ་རྒྱུས་པ་དབྱུང་བྱེད་སྐམ་པ་བཅས་བཞི་དང་། གཙགས་བུའི་ཚ་བྱད་ལ་བྱེའུ་སྦྲུ་གུའི་སྒྲོ་འདྲ་བ་དང་ལྕག་ཉལ། སྐ་རེ་ཁ། ཚུ་གྲི། ཟོར་དབྱིབས། གཙགས་འདྲ་བྲང་བ་ཅན་བཅས་དྲུག་དང་། ཐུར་མའི་ཚ་བྱད་ལ་སྦུབས་ཅན་དང་སྦུབས་མེད་གཉིས་ལས་སྦུབས་ཅན་ཐུར་མ་ལ་སྦལ་མགོ་དང་སྦྲུ་གུ་ཁ། བྱེད་པའི་མཆུ་འདྲ་བ་གསུམ། སྦུབས་མེད་ལ་ནས་འདྲ། སྦལ་མགོ །བྲ་བོ་ཁ། འབྲི་ལྕེ་ཁ། མདུང་རྩེ་སོ་བཅས་ལྔ། ཕྲན་བུ་སྣ་ཚོགས་པའི་ཚ་བྱད་ལ་རུས་པ་འབྲེག་བྱེད་སོག་ལེ། རྩ་རྒྱུས་གཅོད་བྱེད་ཆན་པ། རུས་འབུགས་གསོར། བེ་ལེ་ཁ། མང་ལ་ཐུར། སྐྱེ་ཁ། འཕྲུལ་ཐུར། རྩེ་ཀྱག ཁ་སྣར་དུ་བ་རྫུབ་པའི་ཚ་བྱད། གཅེའུ། ཛབས་ཙ། མེ་བུམ། སྦུ་གྲི། ཏེལ་བ། ཁབ་སོགས་མང་ངོ་། །

༧༥༨. གཏར་ག་ཞེས་པའི་གོ་དོན་ཅི།

ལན། གཏར་ཞེས་ཕུག་པའི་དོན་དང་། ཁ་ནི་དོན་སྟོད་རང་རང་གི་རྩའི་གཏར་དམིགས་ཀྱི་སྟེང་དུ་གཙགས་བུས་ཕུག་ཅིང་ཁྲག་ངན་

དབྱུང་བའི་ལམ་ཁ་གཏོད་པ་ལྟ་བུ་བྱས་པ་ལ་གཏར་ཁའམ་གཏར་ག་ཞེས་ཟེར་རོ། །

༡༥༧. གཏར་ག་ཏུང་བའི་ནད་གཞི་ནི་གང་དག་ཡོད།

ལན། འགྲམས་ཚད་དང་འཁྲུགས་ཚད། རིམས་ཚད་སྨིན་རྒྱས། ཁྲག་མཁྲིས་ཀྱི་སྐྲངས་པ། རྨ་རྙིང་། དྲེག་ནད། སུར་ཡ། མེ་དབལ། ཆུ་སེར་གྱི་ནད། མཛེ་ནད་སོགས་མདོར་ན་ཚ་བ་ཁྲག་མཁྲིས་ལས་གྱུར་པ་གཏར་ཏུང་བ་ཡིན།

༡༥༨. གཏར་ག་མི་ཏུང་བ་སྤང་ཡུལ་གང་།

ལན། གདོན་ཅན་དང་ཟུངས་ཟད། སྦྲུམ་མ། བཙས་རྗེས། སྐྱ་རབ། གཅོང་ཆེན་ཟད་བྱེད། མེ་དྲོད་ཉམས་པ་སོགས་མདོར་ན་བད་རླུང་ལས་གྱུར་པའི་ནད་ལ་སྤང་དགོས། གཞན་གཏར་གནས་གུ་དོག་ས་དང་རྩ་མདུད་སྟེང་། ཤ་གནད། རྩ་གནད། ཀླ་གནས་སར་གཏར་མི་ཏུང་བ་ཤེས་དགོས་སོ། །

༡༥༩. གཏར་དུས་མ་ཤེས་པའི་སྐྱོན་ཅི།

ལན། གཏར་བ་སྔས་ན་རླུང་སྐྱེ་ཞིང་ཚ་བ་བྱེར་བར་བྱེད་ལ། ཕྱིས་ན་ངན་ཁྲག་དེ་ཕྱི་ནང་གི་རྩ་མིག་ནང་སེབ་ཀྱིས་འགྲམས་ཏེ་ནད་རོ་མི་ཐོན་ལ་ལྷག་པར་དུ་ཚ་བ་སྟོབས་ཆེ་བ་གཏར་འཕྱིས་ན་ཚ་བ་

དེའི་སྟོབས་ཀྱིས་རྩ་དང་དོན་ལྷ་བོ་སོགས་ནད་གང་དུ་བབས་པ་དེ་རྣག་ཏུ་འགྱུར་བའི་རྐྱེན་གྱིས་འདུལ་བ་སོགས་འབྱུང་བ་ཡིན།

༡༤༠. གཏར་གའི་གདབ་ཚུལ་ནི་ཇི་ལྟར་ཡིན།

ལན། གཏར་གའི་གདབ་ཚུལ་ལ་གློ་ཐུག །སྣང་གཤགས། དོལ་ཆོད། ཉིས་ལེན། སྐྱུག་ཁ་བཅས་ཡོད་ལ། གློ་ཐུག་སྟེ་རྩའི་ལོག་ནས་གཡས་གཡོན་གང་རིགས་འཕྲེད་དུ་ཐུག་པ། སྣང་གཤགས་ཏེ་རྩའི་སྣལ་སྟེང་ནས་གཞུང་དུ་གཤགས་པ། དོལ་ཆོད་ནི་རྩ་དེ་ཐད་ཀྱིས་གཅོད་པ་སྟེ་ཐོག་མར་གཅིག་བུ་བསླལ་ལ་གཡས་གཡོན་དུ་དལ་གྱིས་ཐུག་ནས་སོ་གྱེན་དུ་བསྟན་ནས་བཅད་པའོ། །ཉིས་ལེན་ཏེ་སྔོན་ལ་རྩ་སྟེང་གི་པགས་པ་དབྲལ་ནས་དེའི་རྗེས་སུ་རྩ་ལ་འདེབས་པ། སྐྱུག་ཁ་སྟེ་གསེག་འཕྲོས་སུ་འདེབས་པའམ་སོ་དྲང་པོས་རྩ་ཐད་ཀྱིས་བཅད་པའོ། །རྩ་ཆེན་རྣམས་ལ་སྣང་གཤགས་དང་། རྩ་ཕྲན་རྣམས་ལ་སྐྱུག་ཁ རྩ་ཤིན་ཏུ་ཕྲ་བ་རྣམས་ལ་དོལ་ཆོད། སྟོད་ཀ་སོགས་གནད་སྟེང་གི་རྩ་ལ་ཉིས་ལེན་བསྟུགས་པ་ཡིན།

༡༤༡. གཏར་གའི་ཡོག་གནོན་དྲུག་པོ་གང་།

ལན། ཁྲག་མི་ཐོན་པ། ངན་ཁྲག་མེད་པ། ཁྲག་མ་ཆོད་པ། སྐྲངས་པ། འབོག་པ། རླུང་སྐྱེས་པ་དང་དྲུག་གོ །

༧༨༢. གཏར་དུས་ཁྲག་མི་འབྱུང་བའི་རྒྱུ་མཚན་བོ་གང་དག་ཡིན།

ལན། ལུས་གྲང་བ། མཚོན་རྟུལ་བ། ཟས་ཀྱིས་འགྲངས་དྲགས་པ། གཏར་ག་ལ་སྐྲག་ཅིང་བྲེད་པ། གདོན་གྱིས་གནོད་པ། འགྲུལ་སྣ་བྱུང་བ། རྩ་ཁ་ཆུང་བ། སྔོམ་པའི་དུས་པགས་པ་འཆུས་པ། བསྙལ་མ་ཐག་ཏུ་གཏར་བ། གཏར་མ་ཐག་ཏུ་གློད་པ་བཅས་སོ། །

༧༨༣. ཁྲག་སྲ་ཞེས་པའི་དོན་ཅི།

ལན། ཁྲག་སྲ་ཞེས་པ་ནི་ཁྲག་བཟང་ངན་གྱི་རྣམ་པར་དབྱེ་བའི་སྲ་བརྟག་པ་མཐོང་བ་ཕྱིར་བྱུང་བའི་ཁྲག་གི་ངོ་བོར་བརྟག་ནས་མི་མཐོང་བ་ནང་གི་ལུས་ཟུངས་ཀྱི་ཁྲག་དེ་ནད་དམ་ཟུངས་སམ་ཉེས་པ་གང་ལ་གཏོགས་པ་གསལ་བོར་བྱེད་པ་ཞིག་ཡིན།

༧༨༤. ཟུངས་ཁྲག་གི་ཁྲག་སྲ་ཇི་ལྟར་ཡིན།

ལན། རླུང་ཁྲག་ནག་ཅིང་རྩུབ་ལ་ལྦུ་བ་དམར། །མཁྲིས་པའི་ཁྲག་ནི་སེར་སྣ་རྣག་དྲི་མནམ། །བད་ཀན་ཁྲག་ནི་དམར་སྐྱ་སྣ་ལ་འཇམ། །མཚལ་ཁུ་ཚོས་ཁུ་འདྲ་ན་ཟུངས་ཁྲག་ཡིན། ཞེས་པ་ལྟར་རོ། །

༧༨༥. གཏར་ལེགས་པའི་ཡོན་ཏན་ཅི།

ལན། གཏར་ལེགས་ཡོན་ཏན་ཙ་ནད་ངན་ཁྲག་སྦྱོང་། །གཟེར་བ་ཟུག་གཙོག་སྐྲངས་པ་རྒྱུ་ནས་འཇོམས། །འདུལ་བ་བརྟས་བྱེད་རྣག་

ཚ་རྩད་ནས་གཅོད། །རྒྱ་ཡི་མདོག་འཁྲིན་འཁོལ་བུའི་ནད་ཀླངས་འདོན། །སྦྲུམ་པོ་འབྲི་ལ་སྐེམ་པོ་ཤ་རྒྱས་བྱེད། །ནད་དངོས་ཕྱིར་འབྱིན་དཔྱད་མཆོག་གཏར་གའི་བཤད། །ཅེས་པ་ལྟར་རོ། །

༡༤༤. མགོ་སྐེའི་གཏར་རྩ་ཉེར་གཅིག་གང་དག་ཡིན།

ལན། མཆོག་གསང་སྣ་རྩེ་ཐོང་རྩ་རྣམ་པ་གསུམ། །གསེར་མདུང་ལྟག་རལ་ལྟག་རྩ་རྣམ་པ་དྲུག །རྣ་བའི་ཕྱི་ནང་ལྡོན་ཤིང་གཉིས་གཉིས་བཞི། །ལྕེ་མིག་སོ་རྩ་རྩེ་ཚུང་གཡས་གཡོན་བརྒྱད། །དེ་རྣམས་མགོ་སྐེའི་གཏར་རྩ་ཉེར་གཅིག་ཡིན། །ཞེས་པ་ལྟར་རོ། །

༡༤༥. ལག་པའི་གཏར་དམིགས་སོ་བཞི་པོ་གང་དག་ཡིན།

ལན། དཔུང་རྩ་སྣང་རྩ་སྟོད་ཀ་དྲུག་མགོ་དང་། །གློ་མཆིན་འདོམ་རྩ་མཆིན་མཁྲིས་འདོམ་རྩ་དང་། །རུ་ཐུང་དང་ནི་གློ་སྙིང་འདོམ་རྩ་དང་། །བད་ཀན་གཤའ་རེངས་མཁྲིས་པ་གཤའ་རེངས་དང་། །ཆུ་སེར་གཤའ་རེངས་དྲུག་འདུས་སྐྱུར་པོང་རྩ། །སྲིན་ལག་རྒྱབ་རྩ་རྣམས་ལ་གཉིས་གཉིས་ཏེ། །ཕྲན་བུ་དྲུག་དང་བསྡོམས་པས་སུམ་ཅུ་བཞི། །ལག་པའི་གཏར་རྩ་ཡིན་པར་མཁས་པའི་གསུངས། །ཞེས་པ་ལྟར་རོ། །

༡༤༦. རྐང་པའི་གཏར་རྩ་བཅོ་བརྒྱད་ནི་གང་།

ལན། རྩ་ཆེན་སྐབ་རྩ་ཧ་མཐུར་བྱིན་གཞུག་དང་། །བྱིན་སྐྱུག་

གདོང་རྩ་ཤོང་རྩ་ཡོབ་གོང་རྩ། །རྒྱུ་རྩ་རྣམས་ལ་གཡས་གཡོན་གཉིས་རེ་སྟེ། །དྲིལ་བས་བཅོ་བརྒྱད་ཁང་པའི་གཏར་རྩ་ཡིན། །ཞེས་པ་ལྟར་རོ། །

༡༦༩. མེ་བཙའ་ཕུད་བའི་ནད་གཞི་ནི་གང་དག་ཡོད།

ལན། མ་ཞུ་བ་དང་། ཕོ་བའི་མེ་དྲོད་ཉམས་པ། སྐྱ་རབ། དམུ་ཆུ། སྐྲན། གྲང་མཁྲིས། མགོ་དང་ཡན་ལག་གི་ཆུ་སེར། འབྲས་དང་ཞོག་པ། སྔོངས་པའི་ཚ་བ། སྨྱོ་བྱེད། རྗེད་བྱེད། རྩ་ནད་ཐམས་ཅད། ཚ་བའི་རྗེས་སོགས་མདོར་ན་བད་ཀན་ལས་གྱུར་པའི་གྲང་བའི་ནད་རིགས་ཀུན་དང་། རྩ་དཀར་ནག་གི་ནད། ཆུ་སེར་གྱི་ནད་ལ་བསྟུགས་པ་ཡིན།

༡༧༠. མེ་བཙའ་མི་ཕུད་བའི་ཡུལ་ནི་གང་།

ལན། མཁྲིས་ཚད་དང་ཁྲག་ནད་ཐམས་ཅད། གནས་དབང་པོའི་སྒོ་སྟེ་ཕོ་མོའི་སྲིད་རྩ་དང་། ཟས་ཟོས་རྗེས་སོགས་ལ་མེ་བཙའ་གདབ་མི་ཕུད་དོ། །

༡༧༡. མེ་དམིགས་ཀྱི་དབྱེ་ཚུལ་ཇི་ལྟར་ཡིན།

ལན། ནད་ཀྱིས་ཚུལ་བསྟན་པའི་མེ་དམིགས་དང་སྨན་པས་ཕར་བཙལ་བའི་མེ་དམིགས་གཉིས་ལས། སྨན་པས་བཙལ་བ་རྒྱབ་

གསང་ཉི་ཤུ་དང་མདུན་གསང་ཉེར་གཉིས། མཇུབ་ཚུགས་གསང་ཉེར་དགུ་བཅས་མི་དམིགས་སྔོམ་པས་དངོས་བསྟན་བདུན་ཅུ་དོན་གཅིག་ཡོད། རྒྱབ་གསང་ལ་ཨན་སྔོང་ཚིགས་པ་དང་པོ་རླུང་གསང་། གཉིས་པ་མཁྲིས་གསང་། གསུམ་པ་བད་ཀན་གསང་། བཞི་པ་གློ་མ་ལྷེ་པ་གློ་བུའི་གསང་། དྲུག་པ་སྲོག་རྩའི་གསང་། བདུན་པ་སྙིང་གསང་། བརྒྱད་པ་མཆིན་དྲི། དགུ་པ་མཆིན་པའི་གསང་། བཅུ་པ་མཁྲིས་གསང་། བཅུ་གཅིག་མཆེར་གསང་། བཅུ་གཉིས་ཕོ་བའི་གསང་། བཅུ་གསུམ་བསམ་སེའུ་གསང་། བཅུ་བཞི་མཁལ་གསང་། བཅོ་ལྔ་དོན་སྣོད་སྤྱི་གསང་། བཅུ་དྲུག་ཡོང་གསང་། བཅུ་བདུན་རྒྱུ་མའི་གསང་། བཅོ་བརྒྱད་ལྒང་པའི་གསང་། བཅུ་དགུ་ཁུ་བའི་གསང་། ཉི་ཤུ་ཐུར་སེལ་རླུང་བཅས་དང་། མདུན་གསང་ལ་སྐྱེ་སྔོང་ཙ་ར་ཁུང་། བྲང་གཞུང་དཀར་ནག་མཚམས། ལྷེན་གསང་། སྐྲན་གསང་། མེ་མཉམ་གསང་། ཡོང་ཐེར་གསང་། ཡོང་ཐུག་གསང་། རྒྱུ་སྔོད་གསང་། རྒྱུ་སྨད་གསང་། ལྒང་བའི་གསང་། ལྟག་པའི་སྟོད་སྒོ སྤྱི་གཙུག་སྤུ་འཁྱིལ། མཚོགས་མའི་འདུས་སོ། ལྟག་པའི་སྤུ་འཁྱིལ། མ་མཆུའི་འོག། རྐང་པའི་སྤྱི་ཡོང་། ལག་པའི་མཁྲིག་གསང་། ངར་གདོང་ཆུ་བར་གསང་། བརྣ་ཡི་སྤྱི་སུལ། ཨོལ་འཇུམ། མཐེ་བོང་སྤུ་སྐྱེས། རྟིང་པའི་དྲིག་མཚམས་སོགས་མང་ངོ། །

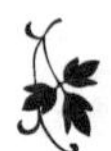

༡༧༢. མི་བཙའི་གདབ་ཐབས་ཇི་ལྟར་ཡིན།

ལན། གདབ་ཐབས་ལ་བཙོ་བ་དང་། བསྲེག་པ། བསྲོ་བ། བསྡིག་པ་བཞི་སྟེ། འབྲས་དང་སྐྲན་ལ་སོགས་པར་ཐོག་མར་འཕེལ་བྱེད་ཀྱི་རྩ་ཐག་སྡོམ་ཆེད་འབྲས་སྐྲན་གྱི་མཐའ་སྐོར་དུ་མེ་ཐེངས་ཉི་ཤུ་ཡན་ཆད་གཅིག་ཐོག་ཏུ་གཅིག་བསྐྱར་ལ་གདབ་པ་ནི་ཚོས་པར་བཙོ་བའོ། །བད་ཀན་སྐྱ་བོ་དང་ཆུ་སེར་དང་སྙིང་རླུང་བཅས་ལ་མེ་ཐེངས་བཅོ་ལྔ་ཙམ་གྱིས་རིམ་པས་བསྲེག་པ། རླུང་གི་ནད་དང་གྲང་སྲིན་དང་རྩ་ཆུ་འགག་པ་ལ་ཐེངས་ལྔའམ་བདུན་གྱིས་བསྲོ་བ། བྱིས་པར་སྤྲ་བ་སྲན་མ་ཙམ་གྱི་ཚུགས་རེས་ཚོས་པར་མི་བསྲེག་པར་བསྡིགས་པའོ། །

༡༧༣. དུགས་རུང་བའི་ནད་གཞི་གང་དག་ཡོད།

ལན། བད་རླུང་གི་ནད་དང་། མ་ཞུ་བའི་རིགས། སྐྱང་ཐབས། ཆུ་སེར་གྱི་ནད། ཁྲག་འཁྲུགས། ཚད་པའི་གཟེར་སོགས་ལ་བསྙེན་དུ་རུང་བ་ཡིན།

༡༧༤. དུགས་མི་རུང་བའི་ཡུལ་གང་།

ལན། བད་ཀན་སྨུག་པོ། མཁྲིས་པ་ཀླ་ཡ་ནག་པོ། བལ་ནད། མཛེ་དུག། དམུ་ཆུ་ནག་པོ། ལུས་ཚ་ཆེས་པ། འབྲུམ་ཐོར་དོན་པ། ཟས་ཟོས་མ་ཐག་རྗེས་རྣམས་སུ་སྤང་དགོས།

༡༧༥. དུགས་ཀྱི་དགེ་མཚན་ཅི།

ལན། ནད་ཟྲུག་འཕྲུལ་གཅིག་དཔྱད་མཆོག་དུགས་སུ་བཤད། ། ཅེས་པ་ལྟར་རོ། །

༡༧༦. ལུམས་རུང་བའི་ནད་གཞི་གང་དག་ཡོད།

ལན། ཡན་ལག་རེངས་པ་དང་འཁུམས་པ། ཞ་བ། འབྲས། སྐྱག་པ། རྨ་རྙིང་དང་རྨ་གསར་གྱིས་སྐྲངས་པ། བུད་མེད་ཀྱི་ཚབས་ནད། སྐྱུར་པོ། ཤ་རུས་ལ་ཆུ་སེར་གཡོས་པ། ཁྱད་པར་རླུང་གི་ནད་ཐམས་ཅད་ཀུན་ལ་ཧ་ཅང་བསྟུགས།

༡༧༧. ལུམས་མི་རུང་བ་ལ་གང་དག་ཡོད །

ལན། ནད་གཞིས་མི་རུང་བ་དང་གནས་ཀྱིས་མི་རུང་བ་གཉིས་ཡོད་པ་ལས། ནད་གཞིས་མི་རུང་བ་ནི་རིམས་ཚད་དང་འབྲུགས་ཚད། སྐྲ་ཐབ། ཉམས་ཆུང་བ། དང་ག་འགགས། གནས་ཀྱིས་མི་རུང་བ་ནི་མིག་དང་། མཁུར་ཚོས། དྲིག་བཞི། ཧྲིག་པ། ལྟོ་བ། སྙིང་གའི་གནས་རྣམས་སུ་ལུམས་མི་རུང་ངོ་། །

༡༧༨. ལུམས་ལ་དབྱེ་བ་ག་ཚོད་ཡོད།

ལན། ལུམས་ལ་རང་བྱུང་ཆུ་ཚན་དང་། ཆུ་ལུམས། བཙེངས་ལུམས། རླངས་ལུམས། བྱེ་མའི་ལུམས་སོགས་དབྱེ་བ་མང་ངོ་། །

༡༧༩. བྱུག་པ་བྱ་རུང་བ་གང་དག་ཡོད།

ལན། རུང་བ་ལུས་རྩུབ་ཁྲག་དང་ཁུ་བ་ཟད། །སྟོབས་ཆུང་རྒས་དང་མྱ་ངན་སེམས་ལས་ཆེ། །མིག་འགྲིབ་གཉིད་མེད་རྩོལ་བས་དུབ་པ་དང་། །རླུང་ནད་ཀུན་ལ་སྐུམ་བྱུག་བསྟེན་པར་བྱ། །ཞེས་པ་ལྟར་རོ། །

༡༨༠. བྱུག་པ་མི་རུང་བའི་ནད་གང་དག་ཡོད།

ལན། མ་ཞུ་བཀྲ་རེངས་དབྱིག་དུག་ཡི་ག་འཆུས། །དམུ་རྫིང་བད་ཀན་ནད་ལ་སྐུམ་བྱུག་སྤང་། །ཞེས་པ་ལྟར་རོ། །

༡༨༡. བྱུག་པའི་ཕན་ཡོན་ཅི།

ལན། བྱུག་པའི་ཕན་ཡོན་ཚེ་རིང་དབང་པོ་གསལ། །ཞེས་སྤྱིར་ནི་ས་ཆུའི་གཞི་བརྟན་པར་བྱས་པས་ཆུ་མེ་རླུང་གསུམ་ཡང་མ་འཁྲུགས་པས་དེ་ལ་བརྟེན་པའི་སྲོག་ཀྱང་ཡུན་རིང་དུ་མ་ཐལ་བར་གནས་པ་སྟེ་ཚེ་རིང་ཞིང་མིག་ལ་སོགས་པའི་དབང་པོ་རྣམས་ཀྱང་སྔོན་ལས་སྟོབས་ལྡན་དུ་གྱུར་པས་གསལ་བར་བྱེད་པ་ཡིན་ནོ། །

༡༨༢. ཐུར་མའི་དབྱེ་བ་ག་ཚོད་ཡོད།

ལན། ཚ་ཐུར་དང་གྲང་ཐུར་གཉིས་ལས། ཚ་ཐུར་ལ་ཚ་ཐུར་རྐྱང་མ། ཚ་ཐུར་གྱི་གྲང་ཐུར། ཚ་ཐུར་སྦྲག་མ་གསུམ་དང་། གྲང་ཐུར་

ལ་གྲང་ཐུར་རྒྱང་མ། གྲང་ཐུར་གྱི་ཚ་ཐུར། གྲང་ཐུར་སྨྱུག་མ་གསུམ་སོ། །

༡༨༣. རིང་ཐུང་གི་ཚད་འཛལ་བའི་རིམ་པ་ཇི་ལྟར་འཛིན།

ལན། འདིར་བསྟན་པའི་འཇལ་བྱེད་ཀྱི་ཚད་ལ། ཚོན་གང་ནི་མཐེ་བོང་རྩེ་མོའི་ཚིགས་དེའི་མཚམས་ནས་སེན་དྲིག་ཡོད་མེད་མཚམས་ལ་ཚོན་གང་། དེ་སོར་མོ་གཉིས་ཀྱི་ཚད་ཡིན། སོར་མོ་གཅིག་གི་ཕྱེད་ལ་ཕྱུན་གང་ཟེར། དོན་དུ་ཚོན་གང་གི་བཞི་ཆ་གཅིག་ཡིན། སོར་མོ་བཞི་ལ་ཚོན་དོའམ་ཆག་གང་། སོར་མོ་ལྔའམ་ཚོན་གཉིས་དང་སོར་གཅིག་ལ་མཁྱིད་གང་། ནད་པ་རང་གིས་ཁུ་ཚུར་བཅིངས་ནས་མཐེ་བོང་ནེའུ་ལེའི་རི་མོའི་དཔུས་ཟླུམ་པོ་དེ་མཚུབ་ཚིགས་ལ་སྦྱར་ཏེ་མི་མངོན་ཙམ་བྱས་པའི་ཚད་ལའོ། །སོར་མོ་དྲུག་གམ་ཚོན་གསུམ་ལ་མཛུབ་གང་སྟེ་མཛུབ་མོའི་རྩེ་ནས་མཐེབ་ཆེན་གྱི་རྩ་བའི་བར་ཡིན། མཐོ་གང་། མཐེབ་མཛུབ་ཤེད་ཀྱིས་བརྐྱངས་པའི་བར་ཚད་ཡིན། མཐོ་དོ་ལ་ཁྲུ་གང་སྟེ་གྲུ་མོའི་ཚིགས་མགོ་ནས་མཐེབ་ཆུང་རྩ་བའི་བར་ལ་བསྐུམ་ཁྲུ་ཞེས་པ་དེ་ཡིན།

༡༨༤. སྨན་པའི་རྒྱུ་དྲུག་གང་དག་ཡིན།

ལན། རྒྱུ་ནི་བློ་ལྡན་བསམ་པ་དཀར་བ་དང་། །དམ་ཚིག་ལྡན་ཞིང་རྣམ་པ་བཟོ་བ་དང་། །བྱ་བ་ལ་བརྩོན་མི་ཆོས་མཁས་དང་

དྲུག །ཅེས་པ་ལྟར་རོ། །

༡༤༥. ཐློ་བཞག་པ་ཡི་དམ་ཚིག་རྣམ་པ་དྲུག་གང་དག་ཡིན།

ལན། དང་པོ་སློབ་དཔོན་གསུང་དང་གསོ་དཔྱད་དང་། །མཆེད་དང་ནད་པ་རྣག་ཁྲག་རྣམ་དྲུག་ལ། །སངས་རྒྱས་དྲང་སྲོང་གསུང་དང་བཀའ་བརྒྱུད་དང་། །གྲོགས་སྤུན་བུ་ཚ་ཁྱི་ཕག་ལྟ་བུར་ནི། །ཐློ་བཞག་པ་ཡི་དམ་ཚིག་དྲུག་བསྲུང་བྱ། །ཞེས་པའོ། །

སྐབས་གསུམ་པ།

དཀའ་གནད་དང་གཙོ་གནད་ཀྱི་སྐོར།

༡༦༨. དེ་ནས་ཞེས་པའི་ཐ་སྙད་འདི་དོན་གང་དག་འཇུག

ལན། སླ་ཟེར་དུ། འདིར་དེ་ནས་ཞེས་བྱ་བའི་སྒྲ་ནི། བཀྲ་ཤིས་པ་དང་དབང་དུ་བྱ་བ་དང་། དེ་མ་ཐག་པའི་དོན་གྱི་དབང་དུ་བྱས་པ་ཡིན་ཏེ། དེ་ཡང་ཡི་གེ་དང་དེ་ནས་སྒྲ། །གཉིས་པོ་འདི་དག་སྔོན་ཚངས་པའི། །མགྲིན་ཆོས་རྟོལ་ཏེ་མངོན་པར་བྱུང་། །དེས་ན་འདི་གཉིས་བཀྲ་ཤིས་ཡིན། །ཞེས་སྨྲས་པ་ཡིན་ལ། བཀྲ་ཤིས་པ་ལ་སོགས་པ་ནི་དེའི་དོན་བྱེད་པ་རྣམས་ལ་བར་ཆད་མེད་པར་རབ་ཏུ་འཇུག་ཅིང་། མངོན་པར་འདོད་པའི་དོན་གྲུབ་པ་འབྱུང་བར་འགྱུར་བ་ཡིན་ནོ། །དབང་དུ་བྱ་བ་ནི་ཚེ་འདོད་པ་ལ་ཕན་པའི་བསྟན་བཅོས་ཀྱི་དབང་དུ་བྱས་པ་ཡིན་ཏེ། གང་འདི་ནས་ཉེ་བར་བརྩམས་ཏེ་གཞུང་ཡོངས་སུ་རྫོགས་ཀྱི་བར་ཐམས་ཅད་ནི་ཚེ་འདོད་པ་རྣམས་ལ་ཕན་པ་ཡིན་ནོ། །ཞེས་དང་། དེ་ནས་ཞེས་པ་མཚམས་སྦྱོར་བའི་ཚིག་སྟེ། སྔ་མ་གསུངས་ཚར་མ་ཐག་ཏུ་ཕྱིམ་ལ་འཇུག་པའི་དོན་ནོ། །

༡༦༩. འགྲོ་དྲུག་གཙོ་བོར་གྱུར་པ་མི་ལུས་ཡིན་པའི་རྒྱུ་མཚན་ཅི།

ལན། འགྲོ་བ་རིགས་དྲུག་ལས་མི་ལུས་ནི་གཙོ་བོར་གྱུར་པ་ནི།

རྟག་ཏུ་མི་སྡོད་པར་འགྲོ་བའི་ངང་ཚུལ་ཅན་གྱི། ལྷ་དང་ལྷ་མིན། མི་དང་དུད་འགྲོ་དང་ཡི་དྭགས་དང་། དམྱལ་བ་སྟེ་རིགས་དྲུག་གི་ནང་ན་ཆོས་སྒྲུབ་པའི་རྟེན་དང་། ཁམས་དྲུག་ལྡན་པ་གསང་སྔགས་ཀྱི་རྟེན་དུ་ཉུང་བའི་དལ་བ་བརྒྱད་དང་འབྱོར་བ་བཅུ་དང་ལྡན་པ། མཐོང་བའི་ཆོས་ལ་སྨིན་འགྱུར་གྱི་ལས་ཀྱི་འབྲས་བུ་ཐོབ་པར་ཡོད་པས་འཛམ་བུ་གླིང་པའི་མི་རྣམས་ལས་ཀྱི་ས་པར་བཞག་པས་དང་། བསྒོམ་ན་སྐྱེ་བ་འདི་ལ་སངས་རྒྱས་ཐོབ་པའི་ནུས་པ་ཡོད་པ་སྟེ། ཟབ་མོ་ནང་དོན་ལས། གླིང་གསུམ་སྐྱེས་པའི་ཁམས་དྲུག་ལྡན། །མཆོག་ཡིན་འཛམ་གླིང་ལེགས་སྐྱེས་པ། །ལས་ཀྱི་ས་པར་རབ་ཏུ་གྲགས། །ཞེས་དང་། ཇི་སྲིད་ཚེའི་འཕེན་པ་མ་རྫོགས་བར་དུ་གནས་པ་ཚེ་རིང་བ་དང་། འཇིག་རྟེན་མི་དང་། དམ་པའི་ཆོས་ལུགས་ཀུན་དང་། ཟང་ཟིང་དང་འཕགས་པའི་ནོར་རྣམས་དང་། ཚེ་འདི་དང་ནམ་བཞག་གཏན་གྱི་བདེ་བ་དང་། མདོར་ན་འཇིག་རྟེན་དང་འཇིག་རྟེན་ལས་འདས་པའི་དགེ་ལེགས་ཐམས་ཅད་ཅིག་ཅར་དུ་བསྒྲུབ་པར་བྱ་བའི་ཕྱིར་འགྲོ་བ་རིགས་དྲུག་ལས་མི་ལུས་ཉིད་མཆོག་གམ་གཙོ་བོར་གྱུར་པ་ཡིན་ནོ། །

༡༨༨. རླུང་ཟླང་འཚུག་དང་གྲང་བ་གཉིས་མི་འགལ་ལམ།

ལན། བཤད་རྒྱུད་དུ། རླུང་ནི་ཚ་གྲང་གཉིས་ཀའི་ཁྱབ་བྱེད་དེ། །ཉི་མར་ལྡན་ན་བསྲེགས་པའི་གྲོགས་བྱེད་ལ། །ཟླ་བར་ལྡན་

ན་བསྒིལ་བར་བྱེད་པ་སྟེ། །ཞེས་དང་། ཟུང་འཇུག་རླུང་ལ་ཞེས་རླུང་ཚ་གྲང་གཉིས་ཀར་ཁྱབ་པར་བཤད་པ་གང་ཞེ་ན། རླུང་ཟུང་དུ་འཇུག་ཅིང་ཚ་གྲང་གཉིས་ཀར་ཁྱབ་པར་གསུངས་པ་ནི་བྱེད་པ་ལ་དགོངས་པ་དང་། གྲང་བར་བཤད་པ་ནི་མཚན་ཉིད་ལ་དགོངས་པ་སྟེ། མཚན་ཉིད་གྲང་བ་གཉེན་པོ་ཚ་བས་འཇོམས་པས་འགལ་བར་མི་བསམ་མོ། །

༡༨༩. རྒྱུད་ལྔ་དང་དྲང་སྲོང་ལྔ་ཡེ་ཤེས་ལྔ་དུག་ལྔ་སྐུ་ལྔ་ལ་སོགས་པར་ཟུར་ལྟར་འགྲེལ།

ལན། གཡུ་ཐོག་སྙིང་ཐིག་ལས། ཐུགས་སྤྲུལ་མི་བསྐྱོད་རིག་པའི་ཡེ་ཤེས་མཐིང་། །མཚན་དཔེའི་རྒྱན་རྫོགས་རྡོ་རྗེ་ལྷུང་བཟེད་བསྣམས། །རྩ་རྒྱུད་སྟོན་མཛད་མེ་ལོང་ཡེ་ཤེས་དང་། །ཞེ་སྡང་རྒྱུ་འབྲས་ནད་སེལ་དབང་བསྒྱུར་རོ། །སྐུ་སྤྲུལ་རྣམ་སྣང་རིག་པའི་ཡེ་ཤེས་དཀར། །མཚན་དཔེ་རྒྱན་རྫོགས་འཁོར་ལོ་ལྷུང་བཟེད་བསྣམས། །བཤད་རྒྱུད་སྟོན་མཛད་ཆོས་དབྱིངས་ཡེ་ཤེས་དང་། །གཏི་མུག་རྒྱུ་འབྲས་ནད་སེལ་དབང་བསྒྱུར་རོ། །ཡོན་ཏན་རིག་འབྱུང་རིག་པའི་ཡེ་ཤེས་སེར། །མཚན་དཔེའི་རྒྱན་རྫོགས་རིན་ཆེན་ལྷུང་བཟེད་བསྣམས། །མན་ངག་རྒྱུད་སྟོན་མཉམ་ཉིད་ཡེ་ཤེས་དང་། །ང་རྒྱལ་རྒྱུ་འབྲས་ནད་སེལ་དབང་བསྒྱུར་རོ། །ཕྲིན་ལས་དོན་གྲུབ་རིག་པའི་ཡེ་ཤེས་ལྗང་། །མཚན་དཔེའི་རྒྱན་རྫོགས་རྒྱ་

གྲམ་ལྷུང་བཟེད་བསྣམས། །ཕྱི་རྒྱུད་སྟོན་བྱེད་བྱ་གྲུབ་ཡེ་ཤེས་དང་། །ཕྲག་དོག་རྒྱུ་འབྲས་ནད་སེལ་དབང་བསྐུར་རོ། །ཞེས་གསུངས་ཏེ། གསལ་པོར་གཤམ་གྱི་རེའུ་མིག་ལྟར་རོ། །

དུག་ལྔ།	ཡེ་ཤེས་ལྔ།	སྐུ་ལྔ།	རྒྱུད་ལྔ།	ནད་ལྔ།	སྨན་ལྔ།
ཞེ་སྡང་།	མེ་ལོང་།	ཐུགས་སྤྲུལ།	རྩ་རྒྱུད།	རླུང་།	ཐང་།
གཏི་མུག།	ཆོས་དབྱིངས།	སྐུའི་སྤྲུལ།	བཤད་རྒྱུད།	མཁྲིས།	ཕྱེ།
ང་རྒྱལ།	མཉམ་ཉིད།	ཡོན་ཏན།	མན་རྒྱུད།	བད་ཀན།	རིལ་བུ།
ཕྲག་དོག།	བྱ་གྲུབ།	ཕྲིན་ལས།	ཕྱི་རྒྱུད།	ཁྲག།	སྨན་མར།
འདོད་ཆགས།	སོར་རྟོག།	གསུངས་སྤྲུལ།	མཇུག་ དོན་ ཡོངས་ གཏད།	ཆུ་སེར།	ལྡེ་གུ།

༡༩༠. ཞི་བྱེད་སྡེ་ཚན་ལྔ་པོ་གང་དག་ཡིན། དེ་དག་ལ་ཁྱད་ཆོས་ཅི་ཡོད།

ལན། རང་གནས་སུ་གསོག་དུས་ཞི་བར་བྱེད་པ་སྟེ། དེ་ལ་དང་པོ་སྔོང་ཟླ་བསལ་ཏེ་ལམ་དུ་གཞུག་པ་ཐང་། བར་དུ་དངོས་པོ་བསད་པ་ཕྱེ་མ་དང་རིལ་བུ། གཞུག་ཏུ་ནད་སྦྱངས་ཤིང་ལུས་ཟུངས་བརྟས་པར་བྱེད་པ་ལྡེ་གུ་དང་སྨན་མར་ཏེ། སྡེ་ཚན་ལྔའོ། །ཐང་གི་སྨན་དེ་ལ་ཡོད་པའི་ཁམས་ཀྱི་དྭངས་མའི་ཆ་མེ་ཆུས་ནུས་པ་འབྱིན་ཅིང་། རང་གི་དང་པོའི་ནུས་པ་ལས་ལག་ལེན་གྱི་རྐྱེན་གྱིས་ཅུང་ཟད་འགྱུར་བར་བལྟ་སྟེ། རོ་ནུས་ཞུ་རྗེས་གསུམ་ལས་རོ་ཤས་ཆེས་ཏེ་སྐེབ་པ་

ལས་ལྷུར་ལ་ནད་བསྲུ་བར་བྱེད་པའི་ལས་ཅན་ནོ། །ཕྱེ་མ་ནི་རོ་ནུས་ཞུ་རྗེས་གསུམ་ལས་ནུས་པ་ཤས་ཆེ་བར་སྡེབ་པ་ནད་ཀྱི་ངོ་བོ་འཛོམས་པས་སོ། །རིལ་བུ་ནི་རོ་ནུས་ཞུ་རྗེས་གསུམ་ལས་ཞུ་རྗེས་ཤས་ཆེ་བར་སྡེབ་པ་སྨན་རང་གི་ནུས་པ་ཡུན་དུ་འཛིན་པ་དང་ནད་ཀྱི་གཉེར་ལེན་པས་སོ། །ལྡེ་གུ་ནི་སྨན་གྱི་བྱེད་པ་སྨན་རྫའི་སྟོབས་དང་ལྡན་པར་བལྟའོ། །སྨན་མར་ནི་སྨན་དང་བཅུད་ཀྱི་དྭངས་མ་བསྡེབ་ནས། དྭངས་མས་དྭངས་མར་ཕན་གནོད་བྱེད་པའི་རྟེན་འབྲེལ་དུ་བལྟའོ། །ཐལ་སྨན་ནི་སྨན་དེའི་མེ་ཁམས་བསྐྱེད་ཅིང་བརླན་སྐྱུམ་སོགས་ས་ཆུའི་ཁམས་འབྲིད་པར་བལྟའོ། །ཁནྡ་ནི་ཆུའི་ཁམས་བསྐྱེད་པ་དང་ནུས་པ་རིང་དུ་འཛིན་པར་བལྟའོ། །སྨན་ཆང་ནི་རྫས་དེ་ཉིད་སྐལ་སྣོང་གི་འགྱུར་བ་དང་། ཕབས་རྩིའི་ནུས་ལྡན་དུ་བལྟའོ། །རྫོ་སྦྱོར་བཙལ་སླ་བས་དབུལ་པོའི་དོན་དུ་བལྟའོ། །

༡༦༡. སྦྱོར་བྱེད་ལས་ལྔ་ནི་གང་དག་ཡིན། དེ་དག་གི་ཁྱད་པར་ཅི།

ལན། ནད་སློང་ཞིང་ཕྱིར་འབྱིན་པར་བྱེད་པའི་སྦྱོར་བ་དང་གཞན་གནས་སུ་ལངས་དུས་སྦྱོང་བྱེད། དེ་ལ་སྔོན་འགྲོ་སྣུམ་འཚོས། མཁྲིས་པ་ལ་བཤལ། བད་ཀན་ལ་སྐྱུག། རླུང་ལ་འཇམ་རྩི། འདུས་པ་ལ་ནི་རུ་ཧ། མགོ་ནད་ལ་སྣ་སྦྱོངས་ཏེ། སྦྱོང་བྱེད་བཤལ་སྐྱུག་འཇམ་རྩི་ནི་རུ་ཧ། །སྣ་སྦྱོངས་ཉེས་གསུམ་འདུས་པ་མགོ་ནད་འབྱིན། །ཞེས་སོ། །སྦྱོང་བྱེད་ལས་ལྔའི་ཁྱད་པར་ནི། སྦྱོང་བྱེད་

ཐམས་ཅད་ཀྱི་ལོག་པོར་གནོན་པའི་མཐུ་ཅན་རྩ་སྦྱོངས་ཏེ། སྣུམ་འཚོས་ནི་ཁམས་ཡང་བ་རྩུབ་པ་སྐྱ་བ་སོགས་སུ་གྱུར་པས་ནད་ལེགས་པར་འཕྲིན་མི་ཐུབ་ཅིང༌། རླུང་གིས་གཏོར་བས་དེའི་གཉེན་པོར་བསྟེའོ། །བཤལ་ནི་ཆུ་ཁམས་བསྐྱེད་པའང་ལྷན་ཅིག་མཁྲིས་ཚད་ཐུར་དུ་སྦྱོང་བར་བསྟེའོ། །སྐྱུག་ནི་བད་ཀན་ཤས་ཆེར་གྱེན་དུ་འདྲེན་པར་བསྟེའོ། །འཇམ་རྩི་ནི་རླུང་རང་གནས་སུ་གཞུག་པར་བསྟེའོ། །ནི་རུ་ཧ་ནི་ལུས་ལ་སྙོད་དང་སྨད་དུ་ལྷུང་བ་འཕྲིན་པར་བསྟེའོ། །སྣ་སྨན་ནི་གླད་པ་དང་འབྲེལ་བའི་དབང་པོའི་སྣ་སྒྲུབས་སྦྱོང་བར་བསྟེའོ། །རྩ་སྦྱོངས་ནི་ལུས་ཀུན་རྩའི་དྲ་བར་འབྲེལ་བ་ལས་ནད་ཀྱིས་བུ་ག་འགགས་པ་སྦྱོང་བར་བསྟེའོ། །

༡༦༢. དཔྱད་སྡེ་ལྔ་ནི་གང་དག་ཡིན།

ལན། དཔྱད་ནི་ལུས་ཀྱི་ཕྱི་ནས་ནད་རྣམས་འཕྲིན་པར་བྱེད་པ་སྟེ་ཁྲག་མཁྲིས་ཚད་པ་ལ་གཏར་བ། བད་རླུང་གྲང་བ་ལ་བསྲེག་པ། གར་དགོས་སྐབས་དང་སྦྱར་བ་དུགས་ལུམས་དཔྱུག་པ། དཔྱད་ཐམས་ཅད་ཀྱི་ལོག་པོར་གནོན་པ་ཐུར་མ། དེ་ལས་གཏར་ག་ནི་ནད་རྒྱུ་དང་བཅས་པ་གནོན་པར་བསྟེའོ། །མེ་བཙའ་ནི་བུ་ག་ལོག་པར་རྒྱུ་བའི་ལམ་འགག་པ་དང་ཁམས་ཀྱི་མེ་སྟོབས་བསྐྱེད་པར་བསྟེའོ། །དུགས་ནི་གར་རེག་ཁོལ་བུའི་ཉེས་པ་སློམས་པར་བསྟེའོ། །ལུམས་ནི་ནད་པ་སྤུ་ནས་འཕྲིན་པ་དང་ལུས་མཉེན་པར་བསྟེའོ། །དཔྱུག་པ་

ནི་བ་སྤྱིའི་བུ་ག་ནས་ནང་རྩར་བརྒྱུད་དེ་ནད་ཞི་བར་བལྟའོ། །ཐུར་མ་ནི་རྗེན་དང་བཅས་པའི་ནད་དམིགས་དངོས་སུ་གཞོམ་པར་བལྟའོ། །

༡༨༣. ལྟ་བ་ལྕེ་ལ་བརྟག་པའི་རྒྱུ་མཚན་ཅི།

ལན། ལྕེ་ནི་སྙིང་དང་འབྲེལ་བ་སྟེ། སྙིང་ནི་རླུང་ཁྱབ་བྱེད་དང་མཁྲིས་པ་འཛུ་བྱེད་གཉིས་ཀྱི་གནས་ཡིན་པ་དང་། ད་དུང་བད་ཀན་མྱོང་བྱེད་ལྕེ་རང་ལ་གནས་པ། རླུང་གྱེན་རྒྱུའི་རྒྱུ་ལམ་ཡིན་པ་སོགས་ཉེས་པ་གསུམ་ཀ་ལྕེ་ལ་འབྲེལ་བའི་དོན་གྱིས་སོ། །

༡༨༤. ལྡོག་རྒྱུ་བཅུ་གཉིས་ཀྱི་གྲངས་ཇི་ལྟར་བརྩི་བ་ཡིན།

ལན། རླུང་ནད་བཅོས་པར་རླུང་ཞི་ནས་མཁྲིས་པ་ལྡོག་པ་དང་བད་ཀན་དུ་ལྡོག་པ། རླུང་ནད་བཅོས་པར་རླུང་མ་ཞི་བར་མཁྲིས་པར་ལྡོག་པ་དང་བད་ཀན་དུ་ལྡོག་པ། མཁྲིས་ནད་བཅོས་པར་མཁྲིས་ནད་ཞི་ནས་རླུང་དུ་ལྡོག་པ་དང་བད་ཀན་དུ་ལྡོག་པ། མཁྲིས་ནད་བཅོས་ཀྱང་མ་ཞི་བར་རླུང་དུ་ལྡོག་པ་དང་བད་ཀན་དུ་ལྡོག་པ། བད་ཀན་བཅོས་པར་བད་ཀན་ཞི་ནས་རླུང་དུ་ལྡོག་པ་དང་མཁྲིས་པར་ལྡོག་པ། བད་ཀན་བཅོས་ཀྱང་བད་ཀན་མ་ཞི་བར་རླུང་དུ་ལྡོག་པ་དང་མཁྲིས་པར་ལྡོག་པ་སྟེ་བཅུ་གཉིས་སོ། །

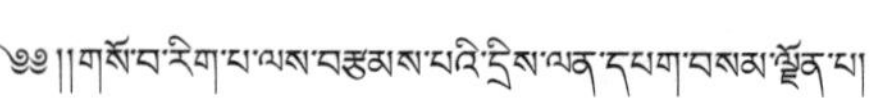

ཟློག་རྒྱུ་བཅུ་གཉིས་ཀྱི་རེའུ་མིག།

རྣམ་གྲངས།	ནད།	རོ།	སྦྱོར་བ།	ཞི་དང་མ་ཞི།	ཉེས་དམིགས།
༡	རླུང་།	ཁ་བ།	ཐོག།	རླུང་མ་ཞི།	བད་ཀན་དུ་ལྡོག།
༢	རླུང་།	ཚ་བ།	ཐོག།	རླུང་མ་ཞི།	མཁྲིས་པར་ལྡོག།
༣	རླུང་།	མངར་བ།	ལྷག།	རླུང་ཞི།	བད་ཀན་སྐྱེད།
༤	རླུང་།	ལན་ཚ་བ།	ལྷག།	རླུང་ཞི།	མཁྲིས་པ་སྐྱེད།
༥	མཁྲིས་པ།	ལན་ཚ་བ།	ཐོག།	མཁྲིས་པ་མ་ཞི།	བད་ཀན་དུ་ལྡོག།
༦	མཁྲིས་པ།	ཚ་བ།	ཐོག།	མཁྲིས་པ་མ་ཞི།	རླུང་དུ་ལྡོག།
༧	མཁྲིས་པ།	མངར་བ།	ལྷག།	མཁྲིས་པ་ཞི།	བད་ཀན་སྐྱེད།
༨	མཁྲིས་པ།	ཁ་བ།	ལྷག།	མཁྲིས་པ་ཞི།	རླུང་སྐྱེད།
༩	བད་ཀན།	ཁ་བ།	ཐོག།	བད་ཀན་མ་ཞི།	རླུང་དུ་ལྡོག།
༡༠	བད་ཀན།	ལན་ཚ་བ།	ཐོག།	བད་ཀན་མ་ཞི།	མཁྲིས་པར་ལྡོག།
༡༡	བད་ཀན།	ཚ་བ།	ལྷག།	བད་ཀན་ཞི།	རླུང་སྐྱེད།
༡༢	བད་ཀན།	སྐྱུར་བ།	ལྷག།	བད་ཀན་ཞི།	མཁྲིས་པ་སྐྱེད།

༡༩༥. འབྱུང་ལྔ་མ་ཚང་ན་ལུས་མི་གྲུབ་ཅེས་པའི་དོན་ཅི།

ལན། སྦྱོར་ལུས་ཞེས་པ་བསགས་པའམ་རྟེན་ལ་འཇུག་པས། བསགས་པས་ཚོགས་ཤིང་གཅིག་ལ་གཅིག་བརྟེན་པས་ལུས་སུ་གྲུབ་

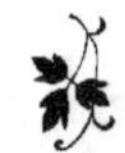

པ་དེ་ནི་ཕ་མའི་ཟས་སྐོམ་སོགས་རོ་དྲུག་ལྡན་གྱིས་བསྐྱེད་པའི་ལུས་ཟུངས་ཁུ་བ་དང་ཁྲག་སྐྱོན་མེད་པ་དེ་ལ། ལས་ཉོན་དང་བཅས་པའི་བར་དོའི་རྣམ་པར་ཤེས་པས་བདག་ཏུ་བཟུང་ནས། འབྱུང་བ་ལྔའི་ཁམས་ཀྱིས་བརྟེན་ཅིང་སྐྱེད་པའི་ཚུལ་དུ་ཆགས་ནས་ཚེའི་འཕེན་པ་ཇི་སྲིད་གནས་ཀྱི་བར་མི་འབྲལ་བར་བྱེད་པ། ལྷན་ཅིག་པའི་རྒྱུའི་རྐྱེན་འབྱུང་བ་ལྔ་མ་ཚང་ན་ལུས་མི་གྲུབ་སྟེ། ས་མེད་ན་རྟེན་མེད་པས་མི་གྲུབ། ཆུ་མེད་ན་བསྡུ་བར་མི་འདུས། མེ་མེད་ན་ལྷན་ཅིག་ཏུ་མི་སྨིན། རླུང་མེད་ན་འཕེལ་བར་མི་འགྱུར། ནམ་མཁའ་མེད་ན་འཕེལ་བའི་གོ་མི་འབྱེད་པས་རྒྱུ་ཁུ་ཁྲག་སེམས་གསུམ་གཞི་གཅིག་ཏུ་འདུས་ཀྱང་དེར་རང་ཆས་སུ་ཡོད་པའི་ཤིན་ཏུ་ཕྲ་བའི་འབྱུང་ལྔའི་ཆ་ཤས་གཅིག་ཙམ་མི་ཚང་ཞིང་འདུས་པར་མ་གྱུར་ན་འང་ལུས་གྲུབ་པར་མི་འགྱུར་ཞེས་པའོ། །

༡༨༤. ས་ལས་ཤ་དང་རུས་པ་སྣ་དྲི་སྐྱེད། །ཆུ་ལས་ཁྲག་དང་ལྕེ་རོ་བརླན་པ་སྐྱེད། །མེ་ལས་དྲོད་དང་མདོག་གསལ་མིག་གཟུགས་སྐྱེད། །རླུང་ལས་དབུགས་དང་པགས་པ་རེག་བྱ་སྐྱེད། །མཁའ་ལས་བུ་ག་རྣ་བ་སྒྲ་སྐྱེད་འགྱུར། །ཞེས་པར་ཇི་ལྟར་འགྲེལ།

ལན། འདི་ནི་རྒྱུ་ལས་འབྲས་བུ་སྐྱེད་ཚུལ་ཡིན་ལ། འབྱུང་བ་སའི་ལས་ཏེ་རྩངས་པའི་རླུང་གིས་ཤ་དང་རུས་པ་སྣའི་དྲི་འཛིན་པའི་དབང་རྟེན་མོ་ཁབ་གཞིབས་པ་ལྟ་བུ་རྣམས་སྐྱེད་དོ། །ཆུའི་ལས་ཏེ་

ལྷ་སྦྱིན་རླུང་གིས་ཁྲག་དང་ལྷེའི་རོ་ཡི་རྟེན་བླ་བ་གས་པ་ལྟ་བུ་དང་ལུས་ཀྱི་གཉེར་ཞིང་བརླན་པའི་ཚ་རྣམས་སྐྱེད་དོ། །མེའི་ལས་ཏེ་ཀླུའི་རླུང་གིས་དྲོད་དང་ལུས་ཀྱི་མདོག་གསལ་བ་སྟེ་བཀྲག་དང་ལྡན་པ་དང་མིག་གིས་གཟུགས་མཐོང་བའི་རྟེན་ཟེར་མའི་མེ་ཏོག་ལྟ་བུ་རྣམས་སྐྱེད་དོ། །རླུང་གི་ལས་ཏེ་ནོར་ལས་རྒྱལ་གྱི་རླུང་གིས་དབུགས་དང་པགས་པ་དང་རེག་བྱའི་རྟེན་བྱ་རེག་འཛམ་གྱི་པགས་པ་ལྟ་བུ་རྣམས་སྐྱེད་དོ། །ནམ་མཁའི་ལས་ཏེ་རུས་སྦལ་གྱི་རླུང་གིས་ཕྱི་ནང་གི་བུ་ག་རྣམས་དང་། རྣ་བའི་སྒྲའི་རྟེན་གྱི་གྲོ་ག་གཅུས་པ་ལྟ་བུའི་ནང་གི་ཁོང་སྟོང་པ་རྣམས་སྐྱེད་པར་འགྱུར་ཞེས་པ། འབྱུང་བ་སོ་སོའི་མཚན་ཉིད་གཅིག་པ་དང་དབང་པོའི་རྟེན་སྐྱེད་པ་སྟེ། ཐབས་ཤེས་དང་རྟེན་དང་བརྟེན་པ་སྦྱར་བའི་དོན་ནོ། །

༡༨༧. རང་བཞིན་བདུན་གྱི་དབང་དུ་བྱས་ནས་ཆེ་འབྲིང་ཆུང་དང་མཆོག་དམན་བར་གསུམ་གྱི་དབྱེ་བ་ཇི་ལྟར་ཕྱེ།

ལན། རྐྱང་པའི་རང་བཞིན་གསུམ་གྱི་ནང་ནས་བད་ཀན་དང་རང་བཞིན་བདུན་གའི་དབང་དུ་བྱས་ན་འདུས་པའི་རང་བཞིན་གྱི་ལུས་ཁམས་དེ་མཆོག་ཡིན་ཞིང་། དེ་ནས་བད་མཁྲིས་དང་། བད་རླུང་། རླུང་མཁྲིས། བད་ཀན། མཁྲིས་པ། རླུང་བཅས་རིམ་པ་བཞིན་དུ་དམན་པའོ། །

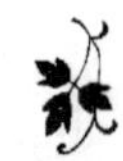

༡༨༥. རླུང་མཁྲིས་བད་ཀན་གསུམ་གྲངས་དང་གོ་རིམ་ངེས་པའི་རྒྱུ་མཚན་ཅི།

ལན། རླུང་མཁྲིས་བད་ཀན་གསུམ་པོ་ནར་གྲངས་ངེས་པ་དང་། ཐོག་མར་རླུང་བར་དུ་མཁྲིས་པ་ཐ་མར་བད་ཀན་གསུམ་གྱི་གོ་རིམ་ངེས་པའི་གཏན་ཚིགས་ཅི་ཞེར་ན། རྣམ་པར་གྱུར་ན་གནོད་བྱ་བཅུ་ལ་གནོད་པར་བྱེད་པའི་ཉེས་པ་ནི་རླུང་མཁྲིས་བད་ཀན་གསུམ་དུ་སྐྱེད་བྱེད་ཀྱི་རྒྱུ་དང་། རང་གི་ངོ་བོ་དང་། འདུ་བའི་དཔེ་དང་། མཐར་ཐུག་གི་འབྲས་བུ་དང་། འཇོམས་བྱེད་ཀྱི་གཉེན་པོ་དང་ལྔའི་སྒོ་ནས་གྲངས་དང་གོ་རིམ་ངེས་ཤིང་གྲུབ་པ་ཡིན་ཏེ། རྒྱུ་འདོད་ཆགས་ཞེ་སྡང་གཏི་མུག་གསུམ་དུ་ངེས་ཏེ། རྒྱུ་ནི་འདོད་ཆགས་ཞེ་སྡང་གཏི་མུག་གསུམ། །རླུང་མཁྲིས་བད་ཀན་རིམ་པས་སྐྱེད་པའི་རྒྱུ། །ཞེས་རྒྱུ་དུག་གསུམ་དུ་ངེས་ཤིང་། གོ་རིམ་ཡང་ཐོག་མར་ཡུལ་དུ་འོང་བ་ལ་འདོད་ཆགས་སྐྱེ། དེ་ནས་ཡིད་དུ་མི་འོང་བ་ལ་ཞེ་སྡང་། བླང་དོར་གྱི་གནས་ལ་གཏི་མུག་པས་རྨོངས་པའམ་གཏི་མུག་རྗེས་མར་བྱུང་བར་བཤད་དོ། །ངོ་བོ་གཡོ་བ་རླུང་། ཚ་བ་མཁྲིས་པ། གྲང་བ་བད་ཀན་གསུམ་དུ་གྲངས་ངེས་ལ། གོ་རིམ་ནི། དེ་ལས་རླུང་ནི་ནད་ཀུན་འཁྲུག་པའི་རྒྱུ། །སྣ་འདྲེན་མདུག་སྡུད་འཐོར་དང་ཁྱབ་པར་བྱེད། །རང་རྒྱུད་གདུག་ཅིང་ནད་མང་རྩུབ་པའི་ཕྱིར། །ཐོག་མར་རླུང་གི་བཅོས་ཐབས་བཤད་པར་བྱ། །ཞེས་རླུང་དང་པོར་སྨོས་སོ། །དེ་ནས་ཚ་བའི་ནད་དེ་སྣ་མང་འཁྲུལ་སོ་ཆེ། །ངོས་འཛིན་བཅོས་དཀའ་རྒྱས་སླ་མྱུར་སྲོག་འཕྲོག །འདི་ཤེས་གྲང་ནད་ཞོར་ལ་

ཉེས་འགྱུར་བས། །ཞེས་པ་མཁྲིས་པ་བར་དུ་བསྟན། སྤྱིར་ན་བད་ཀན་ལྷི་བསིལ་རྒྱལ་བའི་ཕྱིར། །སོང་ནད་ཀུན་གྱི་རྩ་བར་བད་ཀན་བྱེད། །ཤ་པགས་རྩ་རུས་ཕྱི་རུ་བྱེར་བ་ཉུང་། །རང་གི་གནས་ལས་གཞན་དུ་ཞུགས་པ་དཀོན། །ཞེས་ནད་ལྷི་ཞིང་བུལ་བ་དང་། སྙ་ཉུང་བས་རྗེས་མར་བསྟན་པས་གོ་རིམ་གྲུབ་བོ། །དཔེ་འཛིག་རྟེན་ཆགས་པ་ལ་ཡང་རླུང་མེ་ཆུ་གསུམ། འཛིག་པ་ལ་ཡང་རླུང་མེ་ཆུ་གསུམ་དུ་ངེས་ལ། གོ་རིམ་ཡང་རླུང་ལ་མེ་བརྟེན། མེ་ལ་ཆུ་བརྟེན་པ་ལྟར། ལུས་ཆགས་པ་ཡང་རླུང་མཁྲིས་བད་ཀན་གསུམ། འཛིག་པ་ཡང་རླུང་མཁྲིས་བད་ཀན་ལ་བསྟེན་ཅིང་འཛིག་པས་གསུམ་དུ་གྲངས་ངེས། གོ་རིམ་ཡང་ལུས་བརྟེན་པའི་ཚུལ་དུ། རླུང་སྣད་དང་མཁྲིས་པ་བར་དང་བད་ཀན་སྟོད་ན་གནས་པར་གྲུབ་བོ། །གནོད་བྱེད་ཉེས་པའི་འབྲས་བུ་ཡང་རླུང་། རླུང་ནད་སྲོག་རྟེན་ཆད་པ། མཁྲིས་པའི་ཚ་བ་ལ་འདས་པ། བད་ཀན་གྱི་གྲང་བ་གཏིང་མཁར་བ་གསུམ་དུ་གྲངས་ངེས་ལ། གོ་རིམ་ཡང་ཐོག་མར་རླུང་ཁམས་དབུགས་ཕྱིར་བཏོན། དེ་ནས་མཁྲིས་པའི་ཁམས་དྲོད་སྡུད། མཐར་བད་ཀན་གྱི་ཁམས་སྲ་བ་དང་། རླན་པ་འདོར་བར་བྱེད་པས་གོ་རིམ་གྲུབ་བོ། །གཉེན་པོ། སྣུམ་པས་རླུང་སེལ། བསིལ་བས་མཁྲིས་པ་སེལ། རྡོ་བས་བད་ཀན་སེལ་བ་གསུམ་དུ་གྲངས་ངེས་ཤིང་། གོ་རིམ་ཡང་ཐོག་མར་རླུང་གི་ནད་རྩེ་གཞིལ། དེ་ནས་མཁྲིས་པའི་མེ་བསད། མཐར་བད་ཀན་གྲང་བ་རྡོད་ཀྱིས་གསོ་བར་བྱ་དགོས་པས་

གོ་རིམ་གྲུབ་པོ། །དེ་ལྟར་རྒྱུ་དང་ངོ་བོ་དང་དཔེ་དང་འབྲས་བུ་དང་། གཉེན་པོའི་སྒོ་ནས་གྲངས་དང་གོ་རིམ་གྲུབ་པོ། །

༡༨༨. རང་གི་སེམས་ལས་དབང་པོའི་རྣམ་ཤེས་འབྱུང་ཞེས་པའི་སེམས་ནི་གང་། རྒྱུ་མཚན་ཅི།

ལན། དེ་ནི་ཀུན་གཞིའི་རྣམ་ཤེས་ལ་གོ་དགོས་ལ། རྒྱུ་མཚན་ནི་ཀུན་གཞིའི་རྣམ་ཤེས་ཀྱི་མིང་གི་རྣམ་གྲངས་ལ་ཀུན་གཞིའི་རྣམ་པར་ཤེས་པ་དང་ལེན་པའི་རྣམ་པར་ཤེས་པ་ཞེས་བྱ་བ་གཉིས་ཡོད་ལ། ཅིའི་ཕྱིར་ཀུན་གཞི་རྣམ་པར་ཤེས་པ་ཤེ་ན། ཀུན་གཞི་རྣམ་པར་ཤེས་པ་ཉིད་ནི་ས་བོན་ཐམས་ཅད་ཀྱི་ཀུན་གཞི་དང་། རང་གི་དམིགས་པར་བྱ་བའི་ཡུལ་ཤེས་པས་ན་རྣམ་པར་ཤེས་པའོ། །ས་བོན་ཐམས་ཅད་ཀྱི་ཀུན་གཞི་ཞེས་བྱ་བ་ལ་འདོད་ཆགས་ལ་སོགས་པ་ཀུན་ནས་ཉོན་མོངས་པ་ཐམས་ཅད་ཀྱི་ས་བོན་ཇི་སྙེད་ཡོད་པའི་གནས་དང་རྟེན་བྱེད་པས་ན་ཀུན་གཞི་ཞེས་བྱ་སྟེ། ཀུན་གཞི་ཞེས་བྱ་བ་དང་། གནས་ཞེས་བྱ་བ་དང་། རྟེན་ཞེས་བྱ་བ་ནི་དོན་གཅིག་སྟེ་མིང་གི་རྣམ་གྲངས་སུ་ཟད་དོ། །ཀུན་གཞི་དེ་ཆོས་རྣམས་ལ་རྒྱུའི་དངོས་པོར་འདྲེ་ཞིང་འབྲེལ་བ་ནི་རྣམ་ཀུན་གཞི་བག་ཆགས་དེ་ལས་ཆོས་རྣམས་བྱུང་བས་ན་ཀུན་གཞི་ནི་རྒྱུ་ལྟར་གནས་ལ་ཆོས་རྣམས་འབྲས་བུ་ལྟར་གནས་པས་ན་ཀུན་གཞི་དེ་ཆོས་ཐམས་ཅད་ཀྱི་རྒྱུའི་དངོས་པོར་འདྲེ་ཞིང་འབྲེལ་བ་ཞེས་བྱའོ། །ཀུན་གཞི་ཞེས་བྱ་བའི་ཚིག་གི་

དོན་གཞན་ནི། ལུས་ཀྱི་ཀུན་གཞི་དང་རྒྱུ་དང་ལུས་ལ་གནས་པའི་ཕྱིར་སྟེ། དེ་ལ་ལུས་ཀྱི་ཀུན་གཞི་ཞེས་བྱ་བ་ལ་ཚོར་བ་དང་། འདུ་ཤེས་དང་། འདུ་བྱེད་དང་། རྣམ་པར་ཤེས་པ་སྟེ། མིང་གི་ཕུང་པོ་བཞི་དང་། གཟུགས་ཀྱི་ཕུང་པོ་སྟེ་ཕུང་པོ་ལྔ་ལ་ལུས་ཞེས་བྱའོ། །ལུས་དེ་ཡང་ཀུན་གཞི་ལ་གནས་ཤིང་ཀུན་གཞི་ལ་བརྟེན་ལ་ཀུན་གཞིའི་མཐུས་རྒྱུན་མ་ཆད་པར་འབྱུང་སྟེ། ལུས་ཀྱི་གནས་དང་གཞི་བྱེད་པའི་ཕྱིར་ཡང་ཀུན་གཞི་ཞེས་བྱའོ། །ཀུན་གཞི་དེ་ལ་ཅིའི་ཕྱིར་མིང་དུ་ལེན་པའི་རྣམ་པར་ཤེས་པ་ཞེས་བྱ་ཞེ་ན། དེའི་གཏན་ཚིགས་ནི། ལུས་ལེན་པའི་ཕྱིར་སྟེ། ཀུན་གཞི་འདིས་ལུས་ལེན་པ་དང་། འཛིན་པ་དང་། ལུས་མི་གཏོང་བར་བྱེད་པས་ན་ལེན་པའི་རྣམ་པར་ཤེས་པ་ཞེས་བྱ་བས་རང་གི་སེམས་ལས་དབང་པོའི་རྣམ་ཤེས་འབྱུང་ཞེས་པའི་སེམས་དེ་ཀུན་གཞིའི་རྣམ་ཤེས་ལ་གོ་བར་ཟད་དོ། །

༡༠༠. འབྱུང་བ་ལྔ་དང་ལྡན་པའི་དུས་ཁོ་ནར་མ་བབས་པར་གསོག་ལྡང་ཞི་གསུམ་ཡོད་དམ་མེད། ཚུལ་ཇི་ལྟར་ཡིན།

ལན། འབྱུང་བའི་དུས་ལ་མ་བབས་ཀྱང་། ཟས་སྤྱོད་ཀྱི་དབང་གིས་གསོག་ལྡང་ཞི་གསུམ་འཕྲུལ་དུ་བྱེད་པའང་ཡོད་དེ། དེ་ཡང་རླུང་མཁྲིས་བད་ཀན་འཕེལ་བར་བྱེད་པའི་ཟས་སྤྱོད་རང་རང་གི་གཉེན་པོའམ་མགོ་གནོན་བྱེད་ཙུང་ཟད་དང་བཅས་པ་བསྟེན་པས་ཉེས་པ་གསུམ་སོ་སོར་གསོག་པར་བྱེད་ལ། གཉེན་པོའི་མགོ་གནོན་

མཁན་མེད་པར་འཕེལ་བྱེད་ཟས་སྤྱོད་རྒྱུད་པ་བསྟེན་པས་ལྡང་བར་འགྱུར་ཞིང་། ཉེས་པ་གསུམ་པོ་གང་ཡང་རང་རང་གི་གཉེན་པོ་གསུམ་བཞི་ཙམ་འཚོག་པར་བསྟེན་ན་ཞི་བར་འགྱུར་བ་ཡིན།

༡༠༧. ནད་ཀྱི་འཇུག་ཚུལ་དེ་བྱ་བྱེད་ལས་གསུམ་དང་སྦྱར་ན་ཇི་ལྟར་ཡིན།

ལན། ནད་ཀྱི་རྒྱུ་དེ་དག་རྐྱེན་རིགས་ཀྱིས་བསྐྱེད་པར་བྱས་ནས་ལུས་ལ་འཇུག་པའི་ཚུལ་ཇི་ལྟར་ཡིན་སྙམ་ན། བྱ་བྱེད་ལས་གསུམ་གྱི་དབང་དུ་བྱས་ནས་ཤེས་པར་བྱ་སྟེ། དཔེར་ན། མདའ་འཕང་བར་བྱ་བའི་ཡུལ་ལམ་འབེན་ལྟ་བུ་རླུང་མཁྲིས་བད་ཀན་གསུམ་པོ་དེ་ལ། འཕེན་པར་བྱེད་པའི་མི་ལྟ་བུ་རྐྱེན་དུས་གདོན་ཟས་སྤྱོད་བཅས་རྣམ་པ་བཞི་པོས། མདའ་ལྟ་བུ་རླུང་མཁྲིས་བད་ཀན་གྱི་མཚན་ཉིད་དང་རྗེས་སུ་མཐུན་པའི་ཡང་རྩུབ་བམ་ཚ་སྣོ། སླི་བསིལ་སོགས་ཀྱི་ཡོན་ཏན་རྣམས་འཕང་བར་བྱ་བ་ཡིན། འབེན་ནམ་རླུང་མཁྲིས་བད་ཀན་གསུམ་པོ་གང་རུང་ཞིག་ལ་ཕོག་པ་ན་དེ་དང་འདྲ་བའི་ལུས་ཟུངས་ཀྱང་ཉེན་པར་བྱེད་པ་ནི། ཕན་ཚུན་གྱི་འབྲེལ་བས་ཀྱང་དཔོག་ཐུབ་པ་ཡིན།

༡༠༨. དང་པོ་ཉེས་པ་འཕེལ་དང་ཟད་པའི་རྒྱུ། །ཟས་སྤྱོད་མི་འདོད་སྙོང་དང་མི་འཕྲོད་འཕྲད། །སྟངས་ཕྱིན་དེ་དང་དེས་འཕེལ་ཟད་པར་འགྱུར། །ཞེས་པའི་དོན་ཅི།

ལན། འདི་ནི་ཉེས་པ་འཕེལ་ཟད་ཀྱི་རྒྱུ་སྟེ། ཟས་དང་སྤྱོད་ལམ་

གཉིས་ཀ་མི་འདོད་པ་དེ་མི་འགྲོད་ལ། དེ་བྱིན་ན་འཕེལ་བར་གྱུར། སྤངས་ན་ཟད་པར་འགྱུར་བའོ། །ཕྱོགས་གཅིག་དཔེར་བཀོད་ན། རོ་ཁ་བ་དང་ནུས་པ་རྩུབ་ཡང་གི་ཟས་དང་སྤྱོད་ལམ་རླུང་སྐྱེད་པར་བྱེད་པ་རྣམས་རླུང་གི་ནད་པས་མི་འདོད་པ་དེ་མི་འགྲོད་ལ། དེ་རྣམས་བྱིན་ན་རླུང་འཕེལ་བར་འགྱུར། སྤངས་ན་ཟད་པར་འགྱུར་བའོ། །རོ་ཚ་བ་དང་ནུས་པ་ཚ་རྣོའི་ཟས་དང་སྤྱོད་ལམ་མཁྲིས་པ་སྐྱེད་པར་བྱེད་པ་རྣམས་མཁྲིས་པའི་ནད་ལ་མི་འདོད་པ་དེ་མི་འགྲོད་ལ། དེ་རྣམས་བྱིན་ན་མཁྲིས་པ་འཕེལ་བར་འགྱུར། སྤངས་ན་ཟད་པར་འགྱུར་བའོ། །རོ་མངར་བ་དང་ནུས་པ་ལྕི་བསིལ་གྱི་ཟས་དང་སྤྱོད་ལམ་བད་ཀན་སྐྱེད་པར་བྱེད་པ་རྣམས་བད་ཀན་ནད་ལ་མི་འདོད་པ་དེ་མི་འགྲོད་ལ། དེ་རྣམས་བྱིན་ན་བད་ཀན་འཕེལ་བར་འགྱུར། སྤངས་ན་ཟད་པར་འགྱུར་བའོ། །ཟས་དང་སྤྱོད་ལམ་གཉིས་སློང་བ་དེ་འགྲོད་ལ། དེ་བྱིན་ན་ཟད་པར་འགྱུར། སྤངས་ན་འཕེལ་བར་འགྱུར་བའོ། །དེ་ཡང་དཔེར་ན། རོ་ལན་ཚྭ་དང་ནུས་པ་སྣུམ་དྲོའི་ཟས་དང་སྤྱོད་ལམ་རླུང་སེལ་བར་བྱེད་པ་རྣམས་རླུང་ནད་ལ་འདོད་ཅིང་སློང་བ་དེ་འགྲོད་ལ། དེ་བྱིན་ན་ཟད་པར་འགྱུར་ལ། སྤངས་ན་འཕེལ་བར་འགྱུར་བ་ལྟ་བུའོ། །

༡༠༣. ལུས་ཟུངས་འཕེལ་ཟད་ཀྱི་རྒྱུ་གང་ཡིན།

ལན། ལུས་ཁམས་ཀྱི་མེ་དྲོད་མཁྲིས་པ་འཇུ་བྱེད་ཅེས་བྱ་བ་དེ་

ཉིད་རང་གི་གནས་ཞུ་བ་དང་མ་ཞུ་བའི་བར་ན་འདུག་པ་དེ་དང་། ཆ་ཤས་ལུས་ཟུངས་སོ་སོར་གནས་པའི་མེ་དྲོད་རྣམས་ཀྱི་སྟོབས་བྲི་ཞིང་ཞན་པས་ལུས་ཟུངས་འཕེལ་བ་དང་། ཆེས་ཆེར་འབར་བས་ལུས་ཟུངས་ཟད་པར་འགྱུར་བ་ཡིན་ཏེ། དེ་ཡང་ཅིའི་ཕྱིར་ཞེ་ན། ཕོ་བའི་མེ་དྲོད་སྤྱི་དང་ཁྲག་ལ་སོགས་པའི་ལུས་ཟུངས་རང་རང་གི་མེ་དྲོད་བྱེ་བྲག་པ་རྣམས་ཀྱི་སྟོབས་བྲི་ཞིང་ཉམས་པ་ན་ཕོ་བར་ཟས་མ་ཞུ་བའི་དྭངས་མ་ཆེར་འཕེལ་ཞིང་དྭངས་མ་མ་ཞུ་བ་དེས་རྒྱུ་བྱས་ཏེ་ཁྲག་དང་ཤ་ལ་སོགས་པ་རྣམས་ཀྱང་རང་རང་གི་མེ་དྲོད་ཀྱིས་མ་སྨིན་པའི་ཕྱིར། ཕྱི་མ་ཕྱི་མའི་ཟུངས་རྣམས་ཀྱང་ཆེར་འཕེལ་ཞིང་རྒྱས་ཏེ་སོ་སོའི་ནད་རྟགས་སྟོན་པར་བྱེད་ལ། དེ་བཞིན་དུ་ཕོ་བའི་མེ་དྲོད་སྤྱི་དང་བྱེ་བྲག་པ་རྣམས་ཀྱི་སྟོབས་འབར་དྲགས་ན་ཁ་ཟས་ཀྱི་དྭངས་མ་སྐམ་པར་འགྱུར་ཞིང་། དྭངས་མ་སྐམ་པར་གྱུར་པ་ན་ཁྲག་ལ་སོགས་པའི་ལུས་ཟུངས་ཕྱི་མ་ཕྱི་མ་རྣམས་ཀྱང་རིམ་པ་བཞིན་དུ་ཟད་ཅིང་འགྲིབ་པར་གྱུར་ནས་རང་རང་གི་ཟད་པའི་ནད་རྟགས་རྣམས་སྟོན་པར་བྱེད་པ་ཡིན་ནོ། །སྐབས་འདིར་ལུས་ཟུངས་ལོག་པར་འཕེལ་བའམ་ཟད་པས་ལུས་ལ་ནད་སྐྱེད་ཚུལ་སྟོན་པ་ཡིན་ཏེ་ནད་ཟུངས་དྲི་མ་གསུམ་འཕེལ་ཟད་དུ་གྱུར་པའི་རྒྱུ་བཤད་པའི་སྐབས་ཡིན་པའི་ཕྱིར་རོ། །

༡༠༩. མཚན་ཉིད་ཉི་ཤུའི་གོ་དོན་ཅི་ཡིན།

ལན། རླུང་གི་མཚན་ཉིད་ལས་རྒྱུ་བ་ནི་རང་རྒྱུད་གདུག་ཅིང་

རྩུབ་པས། ནད་དྲག་ལ་བཟོད་དཀའ་བ་སྟེ། དཔེར་ན་མི་ཕྲུ་པོ་ལྟ་བུའོ། །གོས་འཇམ་པོ་གྱོན་ཡང་རྩེ་ཡེར་འབྱུང་བའོ། །ཡང་བ་ནི་རང་རྒྱུ་ཡང་བར་གནས་པས། གཉེན་པོའི་ཁ་ནས་ཡང་བ་སྟེ། ལུས་དང་ཤེས་པ་ཡང་བ། གཉིད་ཡེར་བ། བསྐྱུ་མཉེ་དང་ཐུག་པ་གསུར་དུད་ཙམ་གྱིས་ཀྱང་ངོ་སོ་འབྱུང་བའོ། །གྲང་བ་ནི་བསིལ་བ་ཙམ་མ་ཡིན་ཏེ། ངོ་བོ་ལ་དྲོད་མེད་པར་གནས་པའོ། །དེའི་རྟགས་ནི་གྲང་ཤུམ་བྱེད། ཟས་སྤྱོད་དྲོ་བ་ལ་སྲེད་པ་འབྱུང་བའོ། །སྲ་བ་ནི་མི་འདྲུལ་ཞིང་ཕུགས་དཀའ་བ་སྟེ། དེའི་ནད་རྟགས་སྐྲངས་པ་རྣག་ཏུ་མི་འདོད། ཚ་བ་སྨིན་པ་དཀའ། སྟོ་བ་སྲ་བས་སྤྲུངས་མི་ཐེབས་སོ། །ཕྲ་བ་ནི་རྫས་སུ་མ་གྲུབ་པའི་ཕྱིར། བུ་ག་ཕྲ་མོ་ཀུན་ལ་འཇུག་ནུས་པ་སྟེ། ནད་རྟགས་སུ་སྐྲ་དང་བ་སྤུ་ལངས་ཤིང་། སོ་དང་སེན་མོ་ཡན་ཆད་བེར་གྱིས་ན་བའོ། །གཡོ་བ་ནི་གཅིག་ཏུ་མི་བརྟན་པས། འཕོ་འགྱུར་ཆེ་བ་སྟེ། དེའི་ནད་རྟགས་སུ་སེམས་འཁྱོ། འཁྲོ་སྙིང་འདོད། གཟེར་འཕོ་བའོ། །མཁྲིས་པའི་མཚན་ཉིད་ལས་རྣམ་བཅས་ནི་རྣམ་པ་མ་ཡིན་ཞིང་ཙུང་ཟད་རྣམ་པ་དང་ལྡན་པ་སྟེ། དེའི་ནད་རྟགས་སུ་གདོང་བ་རྣམ་པ་དང་། བ་སྤུའི་སྒོ་རྣམ་པ་འབྱུང་བའོ། །རྣོ་བ་ནི་ལས་བྱེད་པ་མྱུར་ཏེ། དེའི་ནད་རྟགས་སུ་སྐྲངས་པ་རྣག་ཏུ་སྨིན་སླ། ཚ་བ་སྨིན་སླ། སྲོག་ལ་མྱུར་ཏུ་རྒོལ་བའོ། །ཚ་བ་ནི་ངོ་བོ་ཆུ་ཚན་ལྟར་གནས་པས། གནོད་བྱ་སྲེག་ནུས་པ་སྟེ་དེའི་ནད་རྟགས་སུ་ལུས་ཚ་བས་གདུང་། ཟས་སྐོམ་བསིལ་བ་ལ་སྲེད་

པའོ། །ཡང་བ་ནི་གཉེན་པོའི་ཁ་ནས་ཡང་བ་སྟེ། ནད་རྟགས་སུ་ཚ་བ་རྒྱང་བ་ལས་མ་འདས་པ་རྣམས་ཆུ་བཞི་བསྟེན་ནས་འཕྲལ་དུ་བཟློག་ནུས་པའོ། །དྲི་མ་མནམ་པ་ནི་སྣའི་དབང་པོ་ལ་དཀའ་བ་སྟེ། རྔུལ་དྲི་ཁ་དྲི་ཆུར་འགྲོ་བའི་དྲི་ནད་ཀྱི་དྲི་ཆེ་བའོ། །འབྲུ་བ་ནི་ཕྱོ་བ་སྐྱེ་བས་ཕྱིར་དུ་འབྱུང་བ་སྟེ། ནད་རྟགས་སུ་ཟས་སྐྱོད་མི་མཐུན་པ་བག་ཙམ་རེ་ལའང་འགྲོ་བའོ། །གཤེར་བ་ནི་སྐམ་པ་མ་ཡིན་པ་སྟེ། ངོ་བོ་ལྷན་ལ་གནས་ཤིང་གཤེར་ཡོད་པའོ། །དེའི་རྟགས་སུ་འབྲུ་བ་སླ་བ། ལུད་པ་སླ་བ། གཏར་ཁྲག་སླ་བ་འབྱུང་བའོ། །བད་ཀན་གྱི་མཚན་ཉིད་ལས་སྙུམ་པ་ནི་རྫས་ཀྱི་ངོ་བོ་རང་སྙུམ་པར་གནས་པ་སྟེ། དེའི་ནད་རྟགས་སུ་འབྲུ་སྐྱུག་ལུད་པ་གཏར་ཁྲག་ཀུན་གྱི་མདོག་སྙུམ་པའོ། །བསིལ་བ་ནི་ཚ་བ་མེད་པ་ཙམ་མ་ཡིན་ཏེ། ཤིན་ཏུ་གྲང་བའོ། །དེའི་རྟགས་སུ་ལུས་ལ་དྲོད་མེད། ཟས་སྐྱོད་དྲོད་ལ་སྲིད་པ་འབྱུང་བའོ། །ལྕི་བ་ནི་རྫས་ཀྱི་ངོ་བོ་ལྕི་བས་གཉེན་པོའི་ཁ་ནས་ལྕི་བའོ། །དེའི་ནད་རྟགས་སུ་ལུས་དང་ཤེས་པ་ལྕི། ནད་རྒྱས་ཏེ་གཉེན་པོ་ཁ་ནས་འཛོམས་དཀའ་བའོ། །རྟུལ་བ་ནི་བུ་ག་ཕྲ་མོར་འཛུག་མི་ནུས་པ་སྟེ། དེའི་ནད་རྟགས་སུ་ནད་གོལ་ནས་ལས་མི་རྒྱུས། སྲོག་གཅོད་པ་བུལ། བུ་ག་ཕྲ་མོར་འཛུག་མི་ནུས་པའོ། །འཇམ་པ་ནི་རང་རྒྱུད་འཇམ་པར་གནས་པ་སྟེ་རྟགས་སུ་ལྕེ་འཇམ། པགས་པ་འཇམ། གཏར་ཁྲག་འཇམ། ནད་འཇམ་པ་སྟེ་ན་ཟུག་ཆུང་བའོ། །བརྟན་པ་ནི་འགྱུར་ལྡོག་མི་བྱེད་པ་སྟེ། དེའི་རྟགས་སུ

སྒྲངས་པ་བརྟན། གཟེར་བ་བརྟན། སྐྲན་བརྟན། ཚོགས་མཚམས་སོགས་མཁྲང་ཞིང་དམ་པའོ། །འབྱར་བག་ཅན་ནི་རྫས་ཀྱི་ངོ་བོ་སྣ་རིང་ལ་སྦྱིན་པ་སྟེ། རྟགས་སུ་འཁྲུ་སྐྱུག་ལུད་པ་དང་གཏར་ཁྲག་རྣམས་སྣབས་ལྟར་འབྱུང་བའོ། །

༡༠༥. ཨུ་རྗེས་གསུམ་གང་ཡིན།

ལན། མངར་དང་ལན་ཚྭའི་ཞུ་རྗེས་མངར་བར་ཞུ། །སྐྱུར་བ་རོ་མཚུངས་ཁ་ཚ་བསྐ་གསུམ་ཁ། །ཞེས་པ་ལྟར་དེ་ནི་མངར་བ་དང་སྐྱུར་བ། ཁ་བ་གསུམ་ཡིན་ནོ། །

༡༠༦. ཨུ་རྗེས་ཀྱི་ལས་རེ་རེས་ཉེས་པ་གསུམ་པོ་གཉིས་གཉིས་སེལ་ཚུལ་ཇི་ལྟར་ཡིན།

ལན། ལུས་སྲོག་ལ་གནོད་ཅིང་སུན་འབྱིན་པའི་ཉེས་པ་རླུང་མཁྲིས་བད་ཀན་གསུམ་ཀྱང་རོ་དྲུག་ལས་གྱུར་པའི་ཞུ་རྗེས་རེ་རེས་སེལ་བར་བྱེད་པ་ཡིན་ཏེ། ཞུ་རྗེས་མངར་བའི་སྨུམ་ལྩི་འཇམ་བརྟན་གྱིས་རླུང་སེལ་བ་དང་སླ་བསིལ་རྟུལ་མཉེན་གྱིས་མཁྲིས་པ་སེལ་བས་རླུང་མཁྲིས་གཉིས་ལྷན་གྱི་ནད་སེལ། རོ་སྐྱུར་བའི་སྨུམ་ལྩི་བརྟན་པས་རླུང་སེལ་བ་དང་ཚ་རྣོ་རྩུབ་སྐམ་གྱིས་བད་ཀན་སེལ་བས་རླུང་དང་བད་ཀན་གཉིས་ལྷན་གྱི་ནད་སེལ། ཁ་བའི་ཡང་རྩུབ་གཡོ་བས་བད་ཀན་སེལ་བ་དང་སླ་བསིལ་རྟུལ་མཉེན་གྱིས་མཁྲིས་པ་སེལ་བས་

བད་མཁྲིས་གཉིས་ལྡན་གྱི་ནད་སེལ་ལོ། །

༡༠༧. རོའི་གྱུར་ཚུལ་ཇི་ལྟར་ཡིན།

རོ་དྲུག་འབྱུང་བས་བསྐྱེད་ཚུལ་དང་དེའི་ཡོན་ཏན་བསྟན་པའི་རེའུ་མིག།

འབྱུང་བ།	ས	ཆུ	མེ	ས	ཆུ	མེ	ཆུ	རླུང	མེ	རླུང	ས	རླུང
རོ	མངར་བ།		སྐྱུར་བ།		ལན་ཚྭ།		ཁ་བ།		ཚ་བ།		བསྐ་བ།	
འབྱུང་བའི་ཡོན་ཏན།	ལྕི	སླ	ཚ	ལྕི	སླ	ཚ	སླ	ཡང	ཚ	ཡང	ལྕི	ཡང
	བརྟན	བསིལ	རྣོ	བརྟན	བསིལ	རྣོ	བསིལ	གཡོ	རྣོ	གཡོ	བརྟན	གཡོ
	རྟུལ	ལྕི	སྐམ	རྟུལ	ལྕི	སྐམ	ལྕི	གྲང	སྐམ	གྲང	རྟུལ	གྲང
	འཇམ	རྟུལ	རྩུབ	འཇམ	རྟུལ	རྩུབ	རྟུལ	རྩུབ	རྩུབ	རྩུབ	འཇམ	རྩུབ
	སྣུམ	སྣུམ	ཡང	སྣུམ	སྣུམ	ཡང	སྣུམ	ཕྲ	ཡང	ཕྲ	སྣུམ	ཕྲ
	སྐམ	འཇམ	སྣུམ	སྐམ	འཇམ	སྣུམ	འཇམ	སྐམ	སྣུམ	སྐམ	སྐམ	སྐམ
		མཉེན	གཡོ		མཉེན	གཡོ	མཉེན		གཡོ			

ལན། སྨན་གྱི་རོ་ནུས་ཞུ་རྗེས་བཤད་པ་བཻཌཱུར་མེ་ལོང་ལས། སྨན་ཀུན་འབྱུང་ལྔས་བསྐྱེད་དེ་ས་ཡི་རྟེན། །ཆུས་བརླན་མེ་ཡིས་སྨིན་བྱས་རླུང་གིས་བསྐྱོད། །ནམ་མཁས་ཀུན་ལ་སྐྱེ་བའི་གོ་ཕྱེ་ཡང་། །ཤས་ཆེའི་དབང་ལས་རྩ་བའི་རོ་དྲུག་གྲུབ། །ཅེས་པ་ལྟར་རྒྱུ་འབྱུང་བ་གཉིས་གཉིས་ཤས་ཆེ་ཆུང་ལས་རོ་དྲུག་བསྐྱེད་པ་སྟེ། རྒྱུད་ལས། ས་ཆུ་མེ་ས་ཆུ་མེ་ཆུ་དང་རླུང་། །མེ་རླུང་ས་རླུང་གཉིས་ཀྱིས་རོ་དྲུག

བསྐྱེད། ཅེས་པ་ལྟར་རོ། །

༡༠༥. ཁུ་རྡེས་ཀྱི་གྲུབ་ཚུལ་ཇི་ལྟར་ཡིན།

ལན། རྒྱུད་ལས། མངར་དང་ལན་ཚྭ་ཁུ་རྡེས་མངར་བར་ཞུ་བ་དང་། སྐྱུར་བ་རོ་མཚུངས་ཁ་ཚ་བསྐ་གསུམ་ཀ། །ཞེས་པ་ལྟར། རོ་མངར་བ་ནི་རང་རྒྱུད་འབྱུང་བ་ས་ཆུ་གཉིས་ལས་བྱུང་ཞིང་། དེ་ཐོག་མར་བད་ཀན་སྨུག་པོའི་སྐབས་སུ་འབྱུང་བ་ས་ཆུ་དང་འཕྲད་པའི་ཚེ་རང་བཞིན་གཅིག་ཏུ་གྱུར་ནས་ཁུ་རྡེས་ཀྱི་རོ་མངར་བ་ལས་མ་འདས། བར་དུ་མཁྲིས་པ་འཇུ་བྱེད་དང་འཕྲད་པའི་ཚེ། མངར་བའི་ས་མེའི་བུ་ཡིན་པས་བཏང་སྙོམས་སུ་གྱུར། ཆུ་ནི་མེའི་དགྲ་ཡིན་ཡང་མེ་རང་གནས་སུ་རང་སྟོབས་ཆེ་བས་ཆུ་ནུས་ཞི་སྟེ་མི་གསལ། ཐ་མར་མེ་མཉམ་རླུང་དང་འཕྲད་པའི་ཚེ། མངར་བའི་ཆུ་ནུས་འཇུ་བྱེད་ཀྱི་སྐབས་ཞི་བ་དང་ས་ནུས་རླུང་གིས་གཏོར་བས་རྒྱུ་མེད་དུ་སོང་བས་ཁུ་རྡེས་རོ་མི་གསལ་བ།

རོ་སྐྱུར་བ་ནི་རང་རྒྱུ་འབྱུང་བ་མེ་ས་གཉིས་ལས་བྱུང་ཞིང་། ཐོག་མར་བད་ཀན་སྨུག་པོ་དང་འཕྲད་པའི་ཚེ། མེ་ནུས་ཞི་བས་མངར་བ་ཙམ་འཇུ་ཡང་སླར་འཇུ་བྱེད་དང་འཕྲད་ཚེ་ཁུ་རྡེས་དངོས་སྐྱེའོ། །བར་དུ་མཁྲིས་པ་འཇུ་བྱེད་དང་འཕྲད་ཚེ། སླར་མེ་སྟོབས་རང་གི་ས་བོན་ལས་ལྡང་ཞིང་། ས་སྟོབས་ནི་གནས་སྐབས་དེ་གཉིས་ཀར་མི་ཉམས་པས། ས་མེ་ལས་སྐྱུར་བ་སྐྱེ་བ་དང་། ཐ་མར་

མེ་མཉམ་རླུང་དང་འཕྲད་ཚེ། ས་ནུས་རླུང་གིས་གཏོར་ལ། མེ་ཡང་རང་སྟོབས་ཆུང་ན་འཆི་བས་ཞུ་རྗེས་ཏྲ་ཙང་མི་གསལ་ལོ། །

རོ་ལན་ཚྭ་བ་ནི་རང་རྒྱུ་འབྱུང་བ་ཆུ་མེ་གཉིས་ལས་བྱུང་ཞིང་། དེ་ཐོག་མར་བད་ཀན་སྨུག་བྱེད་འཕྲད་པའི་ཚེ། ལན་ཚྭའི་མེ་ནི་སྨུག་བྱེད་ཀྱི་ཆུ་ཉམས་པར་བྱས་ལ། ལན་ཚྭའི་ཆུ་ནི་སྨུག་བྱེད་དང་རང་བཞིན་གཅིག་ཏུ་གྱུར་པས་ཞུ་རྗེས་མངར་བར་གནས། བར་དུ་མཁྲིས་པ་འཇུ་བྱེད་དང་འཕྲད་པའི་ཚེ། ཆུ་མེ་དགྲ་ཡིན་ཡང་མེ་རང་གནས་སུ་རང་སྟོབས་ཆེ་བས་ཆུ་ནུས་ཞི། མེ་ནང་འཕྲད་ཀྱང་མེ་གཅིག་པུ་ལས་རོ་མི་སྐྱེས། ཐ་མར་མེ་མཉམ་རླུང་དང་འཕྲད་པའི་ཚེ། ལན་ཚྭའི་ཆུ་ནུས་འཇུ་བྱེད་ཀྱི་སྐབས་སུ་ཞི་བས་མེད་པས་ཆགས། མེ་རླུང་གི་ནུས་པ་སྟོབས་ཆེར་སོང་བས་ཞུ་རྗེས་ཚ་བ་ཙམ་ཞིག་སྐྱེ་བའང་ཡོད།

རོ་ཁ་བ་ནི་རང་རྒྱུ་འབྱུང་བ་ཆུ་རླུང་གཉིས་ལས་བྱུང་ཞིང་། དེ་ཐོག་མར་བད་ཀན་སྨུག་བྱེད་དང་འཕྲད་པའི་ཚེ། ཆུ་ནང་འཕྲད་ཅིང་ས་ཆུ་གཉིས་ཀས་རླུང་ལ་གནོད་པས་རང་སྟོབས་མི་གསལ། བར་དུ་མཁྲིས་པ་འཇུ་བྱེད་དང་འཕྲད་པའི་ཚེ། མཁྲིས་པའི་མེས་ཆུའི་ནུས་པ་སྐེམ་ལ་རླུང་ས་བོན་ལས་ཀྱང་མི་ལྷང་བས་རང་སྟོབས་འདིར་ཡང་མི་ཐོན། ཐ་མར་མེ་མཉམ་རླུང་དང་འཕྲད་པས་ཆུ་ནུས་ཀྱང་ལྷང་སྟེ་ཆུ་རླུང་ལས་ཞུ་རྗེས་ཁ་བར་གྱུར།

རོ་ཚ་བ་ནི་རང་རྒྱུ་འབྱུང་བ་མེ་རླུང་གཉིས་ལས་བྱུང་ཞིང་།

དེ་ཐོག་མར་བད་ཀན་སྨུག་བྱེད་དང་འཕྲད་ཚོ། བད་ཀན་ས་རྒྱུའི་སྟོབས་ཀྱིས་མེ་ནུས་ཉམས། རླུང་དགྲ་གཉེན་གཉིས་ཀ་དང་འཕྲད་པས་བཏང་སྙོམས་སུ་ལུས་ཏེ་རང་སྟོབས་མི་གསལ། བར་དུ་མཁྲིས་པ་འཇུ་བྱེད་དང་འཕྲད་ཚོ། མེ་ས་བོན་ལས་ལངས་ནས་མེ་ནུས་ནང་འཕྲད་པས། མེ་ཏ་ཙང་སྟོབས་ཆེ་བར་འགྱུར་ཏེ་རླུང་ནུས་བཅོམ་པས་ཞུ་རྗེས་ཀྱི་རོ་མི་གསལ། ཐ་མར་མེ་མཉམ་རླུང་དང་འཕྲད་ཚོ། རླུང་ས་བོན་ལས་ལངས་ནས་དེ་གཉིས་ལས་མེ་སྟོབས་སྦྱར་བས་ཞུ་རྗེས་ཁ་བའམ་ཚ་བར་འགྱུར།

རོ་བསྐ་བ་ནི་རང་རྒྱུ་འབྱུང་བ་ས་རླུང་གཉིས་ལས་བྱུང་ཞིང་། དེ་ཐོག་མར་བད་ཀན་སྨུག་བྱེད་དང་འཕྲད་ཚོ། ས་ནུས་ནང་འཕྲད་པས་རླུང་ནུས་བཅོམ་ཏེ་མི་གསལ། བར་དུ་མཁྲིས་པ་འཇུ་བྱེད་དང་འཕྲད་ཚོ། ས་ནི་མ་དང་འཕྲད་ལ། རླུང་ནི་བུ་དང་འཕྲད་པས་གཉིས་ཀར་རང་སོར་གནས་པས་རོ་མི་གསལ། ཐ་མར་རླུང་མེ་མཉམ་དང་འཕྲད་ཚོ། རླུང་ནང་འཕྲད་པས་ས་ནུས་གཏོར། འཇུ་བྱེད་ཀྱི་ཤུགས་ཀྱིས་མེ་རླུང་སྟོབས་སྐྱེ་སྟེ་རོ་ཁ་བར་ཞུ།

༡༠༩. ནུས་པ་དང་སྟོབས་དང་ཡོན་ཏན་བཅས་ཀྱི་ཁྱད་པར་ཅི།

ལན། ནུས་པ་ནི་རོ་དྲུག་ལ་ཡོད་པའི་ནུས་པ་ལྕི་སྣུམ་བསིལ་རྟུལ་ཡང་རྩུབ་ཚ་རྣོ་བརྒྱད་པོ་སྟེ་དོན་བྱེད་ནུས་པའི་ཕྱིར་ནུས་པའམ་གང་ཕུལ་དུ་ཕྱིན་པའི་ཆ་ནས་མཐུ་ཞེས་བྱ་ཞིང་། མཐུ་དེ་ཡིས་མི་མཐུན་

ཕྱོགས་འཛོམས་པར་ཐོགས་རྡུགས་མེད་པའི་རྩལ་ཤུགས་ཐུལ་དུ་ཕྱིན་པ་དེ་ལ་སྟོབས་ཞེས་བཤད། དེ་ལས་མི་མཐུན་ཕྱོགས་འཛོམས་པ་དང་། མཐུན་ཕྱོགས་འཕེལ་བ་དེ་ལ་ཡོན་ཏན་ཞེས་བྱ་སྟེ། དཔེར་ན་ཉི་མའི་འོད་ཟེར་གསལ་ཞིང་ཚ་བ་དེ་ལ་ནུས་པ། ཚ་རེག་ཁྱད་པར་ཅན་དེ་ལ་མཐུ་དང་། དེ་ཡིས་མུན་པ་འཛོམས་པ་དང་གྲང་བ་སེལ་བའི་ཐོགས་རྡུགས་མེད་པའི་རྩལ་ཤུགས་ཅན་དེ་ལ་སྟོབས་ཞེས་པ་དང་། དེ་ལས་དངོས་པོ་སྣང་བ་དང་། རྩི་ཤིང་སྨིན་པ་སོགས་ལ་ཡོན་ཏན་ཞེས་བྱ་བ་ལྟ་བུའོ། མེས་ཞལ་ལས། མཐུ་དང་ནུས་པ་ནི་ཐམས་ཅད་དུ་ཐོགས་པ་དང་རྡུགས་པ་མེད་པར་འགྲོ་བ་ཡིན་པས་སྨན་གང་ལ་ཡོན་ཏན་གྱི་རིགས་གང་རུང་ཟད་ཡོད་པ་དེ་ཐམས་ཅད་ལའོ། མཐུ་དང་སྟོབས་དེ་དག་ལ་ཡོད་པའི་མཚུངས་ལྡན་གྱི་ཆོས་ཀྱིས་དེ་དང་མི་མཐུན་པའི་ཆོས་གཞན་འཛོམས་པར་བྱེད་པ་དེ་ལ་ཡོན་ཏན་ཞེས་བྱ་ཞིང་། ཡོན་ཏན་ཚོགས་པ་ལས་ནུས་མཐུ་དང་། ནུས་མཐུ་ཚོགས་པ་ལས་སྟོབས་འབྱུང་བ་ལྟར་གཅིག་ལ་མ་བརྟེན་ན་གཅིག་མ་ཡིན་ནོ། །ཞེས་དང་། རྒྱུད་ལས། དེ་དག་ཕལ་ཆེར་རོ་ལས་ཞེས་འབྱུང་སྟེ། །རོ་ནི་ས་སོགས་རྣམས་ལ་བརྟེན་པའི་ཕྱིར། །ཞི་རྩུབ་ལ་སོགས་དེ་ལས་འབྱུང་བ་ཡིན། །ཞེས་གསུངས་པ་ལྟར་གསལ་པོར་ཤེས་ཐུབ།

༡༧༠. སྨན་གྱི་ཡོན་ཏན་བཅུ་བདུན་གྱིས་ནད་ཀྱི་མཚན་ཉིད་ཉི་ཤུའི་འཇོམས་ཚུལ་ཇི་ལྟར་ཡིན།

ལན། བྱང་བ་རྣམ་རྒྱལ་གྲགས་བཟང་གི་ཡན་ལག་བརྒྱད་པ་ཐམས་ཅད་ཀྱི་སྙིང་པོ་བསྡུས་པ་ཡིད་བཞིན་གྱི་ནོར་བུ་རིན་པོ་ཆེ་ཞེས་བྱ་བ་ལས།

སྨན་གྱི་ནུས་པ་རྒྱང་བ་བཅུ་བཞི་ཡིས། །རྒྱང་པའི་ནད་ཀྱང་བཅུ་བཞི་འཇོམས་འགྱུར་ལ། །ནུས་པ་གསུམ་གྱི་ནད་རིགས་གཉིས་གཉིས་དྲུག །འཇོམས་པའི་ཐབས་དང་རྟགས་རྣམས་བཤད་པར་བྱ། །རྩུབ་པའི་རླུང་ནི་ལུས་པོ་སེམས་ཀུན་རྩུབ། །དེ་དག་འཇམ་པ་ཉིད་ཀྱིས་སེལ་བ་ཡིན། །ཡང་བ་ལུས་ཀུན་ཡང་ཤིང་ཤེས་པ་འཁྱོ། །ཁོང་པ་སྟོང་སྐམ་བྱེད་པ་ལྕི་བ་སེལ། །གྲང་བ་ལུས་ཀུན་གྲང་ཞིང་སྙིང་ག་གྲང་། །དེ་དག་དྲོ་བ་ཉིད་ཀྱིས་སེལ་བ་ཡིན། །སྲ་བ་ལུས་ཀུན་རྡོ་ལྟར་སྲ་སྣང་འཆར། །ཡན་ལག་རེངས་གྱུར་ཐྲ་བའི་མཚན་ཉིད་ནི། །སྐྲ་དང་བ་སྤུ་ལངས་བརྩེ་སོ་སེན་བར། །སྣུམ་པ་གཅིག་པོས་དེ་གཉིས་སེལ་བར་བྱེད། །གཡོ་བ་འགྲོ་སྙིང་འདོད་ཅིང་གྱེན་དུ་སྐྱུག །འཕེལ་འགྲིབ་ཆེ་བ་བརྟན་པས་སེལ་བ་ཡིན། །སྣུམ་པ་གཅིག་པོས་དེ་གཉིས་སེལ་བར་བྱེད། །གཡོ་བ་འགྲོ་སྙིང་འདོད་ཅིང་གྱེན་དུ་སྐྱུག །འཕེལ་འགྲིབ་ཆེ་བ་བརྟན་པས་སེལ་བ་ཡིན། །སྣུམ་པའི་མཁྲིས་པ་བ་སྤུ་གདོང་པ་སྣུམ། །སྐྱ་བས་སེལ་འགྱུར་རྣོ་བས་སྤྲོ

ཐུང་ཞིང་། །སྨིན་པ་མྱུར་བ་རྟུལ་བས་སེལ་བར་བྱེད། །ཚ་བ་ལུས་པོ་ཚ་ཞིང་སྐོམ་དད་ཆེ། །དེ་དག་ནུས་པ་བསིལ་བས་མཁྲིས་སེལ་བྱེད། །ཡང་བ་ལུས་ཡང་གཉེན་པོའི་ཁོ་ན་ཡང་། །ལྕི་བས་སེལ་འགྱུར་དྲི་སྣམ་ཁ་དྲི་དང་། །རྟུལ་དྲི་འབྲུ་བའི་དྲི་དུགས་སླ་བ་སེལ། །འབྲུ་བ་དོན་མེད་འབྲུ་བ་སླ་བ་དང་། །གཤེར་བ་གཅེས་པ་བརླན་པའི་ཆ་ཡིན་ཏེ། །འབྲུ་གཤེར་གཉིས་ཀ་སྐམ་པ་གཅིག་པོས་སེལ། །སྨུམ་པའི་བད་ཀན་འབྲུ་སྐྱུག་ལུད་ཁྲག་སྨུམ། །སྐྱ་བས་སེལ་འགྱུར་བསིལ་བ་ལུས་ཀུན་བསིལ། །རྡོད་མེད་གནས་པ་ཚ་བས་སེལ་བར་བྱེད། །ལྕི་བ་གཉེན་པོའི་ཁར་ལྕི་ལུས་སེམས་ལྕི། །ཡང་བས་སེལ་འགྱུར་རྟུལ་བ་སྨིན་པ་དཀའ། །རྣོ་བའི་ནུས་པས་སེལ་བར་བྱེད་པ་ཡིན། །བརྟན་པ་འགྱུར་ལྡོག་ཉུང་ཞིང་ལུས་ཀུན་ལྕི། །གཡོ་བས་སེལ་འགྱུར་འཇམ་པའི་ནད་རྟགས་ནི། །ལྕེ་སོགས་འཇམ་ཞིང་ནད་ཀྱང་ཟུག་ཆུང་འཇམ། །འབྱར་བག་ལུད་པ་འཁྱིན་དཀའ་འབྲུ་སྐྱུག་དང་། །རྣག་ཁྲག་རྣམས་ནི་འབྱར་བུ་འབྱུང་བ་སྟེ། །འཇམ་འབྱར་གཉིས་ཀ་རྩུབ་པས་སེལ་བར་བྱེད། །ཞེས་གསུངས་པ་ནི་ནད་ཀྱི་མཚན་ཉིད་ཉི་ཤུ་གཉེན་པོ་ཡོན་ཏན་བཅུ་བདུན་གྱིས་འཇོམས་ཚུལ་གྱི་རྩ་དོན་ཞིག་ཏུ་གྱུར་ཡོད། ཡན་ལག་བརྒྱད་པ་ལས། ཡོན་ཏན་ལྕི་རྟུལ་བསིལ་དང་སྣུམ། །འཇམ་དང་བསྐྱ་བ་མཉེན་དང་བརྟན། །ཕྲ་དང་བཅས་ཤིང་སྐམ་བག་ཅན། །དེ་བཟློག་པ་ནི་ཉི་ཤུ་ཡིན། །ཞེས་བྱ་བ་ལ། འགྲེལ་བ་ཟླ་ཟེར་ལས། དེ་ལ་རྫས་ཀྱི་ཡོན་

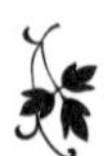

ཏན་ནི་ལྷི་བ་ལ་སོགས་བཅུ་ཡིན་ལ། དེ་ལས་ལྡོག་པ་དང་བཅས་པས། ཉི་ཤུ་ཡིན་པར་ཤེས་པར་བྱ་སྟེ། འདི་དག་རིམ་གྱིས་ལྡོག་པ་ནི་ཡང་བ་དང་། རྣོ་བ་དང་། ཚ་བ་དང་། རྐྱུ་བ་དང་། རྩུབ་པ་དག། སླ་བ་དང་། སྲབ་དང་། གཡོ་བ་དང་། སྦྲམ་པ་དང་། ལྷ་གབ་ནལ་ནལ་པོ་རྣམས་ཡིན་ནོ། །ཞེས་པ་ལྟར་ཡོན་ཏན་ཉི་ཤུ་ཡོད་པར་ཁས་བླངས་པ་དང་། ནད་ཀྱི་མཚན་ཉིད་ཉི་ཤུ་འཇོམས་པ་ལ། སྨན་གྱི་ཡོན་ཏན་བཅུ་བདུན་ལས་མང་མི་དགོས་ཤིང་། ཉུང་ན་མི་འདུ་བའི་ཁྱད་ཆོས་དང་ལྡན་པ་དང་ཁྱད་པར་རྣམ་པས་སྲ་སྨྲ་གཉིས་འཇོམས་པ་དང་། སྐམ་པས་འབྲུ་གཤེར་གཉིས་འཇོམས་པ། རྩུབ་པས་འཇམ་འབྱར་གཉིས་འཇོམས་པ་ནི་གཡུ་ཐོག་མཁས་པའི་དགོངས་སྙིང་ཡིན་པས་ང་ཚོས་ཡང་དག་པའི་རིག་པ་འདི་ལ་རྗེས་སུ་ཡི་རང་དང་རྒྱུན་འཛིན་བྱེད་དགོས་སོ། །

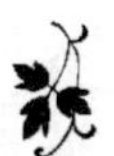

འབྲས་བུ་ཡོན་ཏན་བཅུ་བདུན་གྱིས་ནད་ཀྱི་མཚན་ཉིད་
ཉི་ཤུ་འཇོམས་ཚུལ་གྱི་རེའུ་མིག

འཇོམས་བྱེད་སྨན་གྱི་ཡོན་ཏན།	འཇམ།	ལྕི།	དྲོ།	སྣུམ།	བརྟན།		༥
རླུང་གི་མཚན་ཉིད།	རྩུབ།	ཡང་།	གྲང་།	སྲ་ཕྲ།	གཡོ།		༦
འཇོམས་བྱེད་སྨན་གྱི་ཡོན་ཏན།	སྐྱ།	རྟུལ།	བསིལ།	ལྕི།	སླ།	སྐམ།	༦
མཁྲིས་པའི་མཚན་ཉིད།	སྣུམ།	རྣོ།	ཚ།	ཡང་།	དྲི་མནམ་པ།	འཁྲུ་གཞེར།	༧
འཇོམས་བྱེད་སྨན་གྱི་ཡོན་ཏན།	སྐྱ།	ཚ།	ཡང་།	གཡོ།	རྣོ།	རྩུབ།	༧
བད་ཀན་གྱི་མཚན་ཉིད།	སྣུམ།	བསིལ།	ལྕི།	བརྟན།	རྟུལ།	འཇམ་འབྱར།	༧

༡༡༡. རིན་ཆེན་སྤྱི་འདུལ་ཇི་ལྟར་བྱེད་པ་ཡིན།

ལན། བྱི་རུ་དང་གཟི་སྙིང་། གཡུ། མུ་ཏིག་སོགས་རིན་ཆེན་སྤྱི་འདུལ་བྱ་ཚུལ་ནི། དཔེར་ན། མུ་ཏིག་ནས་འབྲུ་ཙམ་དུ་བརྡུངས་པ་རྒྱ་མ་དོ་ཡོད་པ་དེ། ཚ་ལ་ཆུ་བཅད་རྒྱ་མ་དོ་དང་། ཟེ་ཚྭ་ཆུ་བསྐོལ་བཙགས་པའི་གཙང་མ་རྒྱ་མ་གང་། ལྷམ་བུའམ་བེ་ལྷང་རེ་རལ་སྲང་བཞི། སྟར་ཕྲ་སྲང་བཞི་བཅས་སྨན་སྣ་བཞི་པོ་ལུ་མའི་ཆུ་ལ་བསྐུས་པའི་ཁུ་བ་བཙགས་ནས་དྭངས་མ་དེ་ལ་རྒྱ་མ་བཅོ་ལྔ་ཙམ་ལ་ལུ་མའི་

ཚ་བསྣན་བཞིན་བཙོས་ཏེ། མདོག་ཅུང་འགྱུར་དུས་ས་ལ་ཕོག་ནས་ཚ་དྲོན་གྱིས་དག་པར་བཤལ། དེ་ནས་ཆང་རྒན་བཟང་པོ་རྒྱ་མ་ལྔ་ཙམ་གྱི་ནང་དུ་ཁུ་བ་བསྐྱིམ་ལ་ཁད་དུ་བཙོས་ནས། ཚ་དྲོན་གྱིས་དག་བཤལ་བྱས།

༡༡༢. རྩ་བལྟ་བའི་སྐབས་ནམ་མཁར་ཉི་ཤར་དུས་དང་ཉི་ཟེར་ཀླུངས་ལ་མ་ཕེབས་པའི་དུས་དེ་རུ་བརྟག་དགོས་པའི་རྒྱུ་མཚན་གང་ཡིན།

ལན། སྔོན་ཐུན་ངེས་ཤེས་སྒོ་འབྱེད་ལས། སྲིབས་ཉུབ་གྲང་ཁམས་མི་བསྐྱེད་ཕྱིར། །ནམ་མཁར་ཉི་ཤར་དུས་སུ་བརྟག །གདགས་ཉུབ་དྲོ་ཁམས་མི་བསྐྱེད་ཕྱིར། །ཉི་ཟེར་ཀླུངས་མ་ཕེབས་དུས་བརྟག །ཅེས་པ་ལྟར་རོ། །

༡༡༣. རྩ་བལྟ་བའི་སྐབས་སྐྱེས་པའི་སྙིང་རྩ་གཡོན་དང་བུད་མེད་སྙིང་རྩ་གཡས་སུ་བལྟ་དགོས་པའི་རྒྱུ་མཚན་གང་ཡིན།

ལན། གོང་སྨན་པས། ཕྱི་རྒྱུད་རྩ་མདོ་གསུང་པའི་སྐབས། །སྙིང་རྩ་ཕོ་གཡོན་མོ་གཡས་སུ། །གསུངས་པ་སྙིང་གི་ཡིད་འཛུག་གི །རྩ་ཡི་རྩེ་མོ་ཐབས་ཤེས་དབང་། །ཕོ་གཡོན་མོ་གཡས་བསྟན་ཕྱོགས་ཀྱི། །རླུང་ཁྲག་དེའི་ཕྱོགས་བཞུར་པ་ལ། །དགོངས་ནས་དེ་ལྟར་གསུངས་པ་ཡིན། །ཞེས་པ་ལྟར་རོ། །

༢༧༤. སོར་མོའི་ཡར་ཐུར་ལ་དོན་ལྔ་དང་མར་ཐུར་ལ་སྣོད་དྲུག་གི་ཐ་སྙད་དེ་ལྟར་སྦྱར་དགོས་པའི་རྒྱུ་མཚན་གང་ཡིན།

ལན། བྱང་བ་བཀྲ་ཤིས་དཔལ་བཟང་གིས། ལུས་ཀྱི་དྭངས་མ་གནས་པའི་དོན། །གཙོ་བོ་ཡིན་ཕྱིར་ཡར་ཐུར་བཀོད། །འབྱུང་ལྔའི་ཟས་སྙིགས་བསགས་པའི་སྣོད། །ཕལ་པ་ཡིན་ཕྱིར་མར་ཐུར་བཀོད། །ཅེས་པ་ལྟར་རོ། །

༢༧༥. ཆུ་སྒ་ན་ཚ་བ་དང་སྨྱ་ན་གྲང་བ་ཡིན་པའི་རྒྱུ་མཚན་གང་ཡིན།

ལན། ལག་ལེན་གསལ་བྱེད་ལས། སྒ་ན་ཚ་བ་ཡིན་ཏེ་མེ་དྲོད་ཀྱི་ཆུ་བཅད་པས་སོ། །སྨྱ་ན་གྲང་བ་ཡིན་ཏེ་ཆུ་ཁམས་བསིལ་འཕེལ་བས་སོ། །

༢༧༦. དོན་ནད་རྩ་དང་སྣོད་ནད་ཆུ་ལ་གསལ་ཆ་ཆེ་བའི་རྒྱུ་མཚན་གང་ཡིན།

ལན། ལག་ལེན་གསལ་བྱེད་ལས། དོན་ནད་རྩ་ལ་གསལ་ཏེ་སྙིང་ཁྲག་དོན་ལ་རྒྱུ་བ་ཤས་ཆེ་བས་སོ། །སྣོད་ནད་ཆུ་ལ་གསལ་ཏེ་ནད་ཆུ་སྣོད་རྣམས་སུ་རྒྱུད་ནས་འབྱུང་བས་སོ། །

༢༧༧. ཕོ་མཚེར་མཁལ་མའི་ནད་ལ་བད་ཀན་གཙོ་བོར་བཟུང་དགོས་དོན་ཅི་ཡིན།

ལན། བཻ་སྔོན་ལས། ཕོ་བ་ས་ཁམས་བད་ཀན་ཟས་འཇུ་བ་དང་།

མཆེར་བ་ས་ཁམས་བད་ཀན་དང་མཁལ་མ་ཆུ་ཁམས་བད་ཀན་གྱང་བའི་གཞི་རྟེན་ཞེས་གསུངས་པ་བཞིན་ནོ། །

༢༧༨. དྲི་བའི་སྒོ་ནས་བརྟག་པ་ལས་གང་གིས་གང་ལྟར་གང་ན་གང་དུ་གང་ཞེས་པའི་གང་ལྔ་བོས་ཅི་ཞིག་སྟོན་པ་ཡིན།

ལན། ནད་དེ་ཉིད་རྐྱེན་གང་གིས་ན་བ་དང་ན་ལུགས་གང་ལྟར་ཡིན་པ། ལུས་ཀྱི་གནས་གང་དུ་ན་བ། དུས་གང་གི་ཚེ་ན་བ། ཟས་སྤྱོད་ཕན་གནོད་གང་འདུག་ལ་སོགས་པ་དྲི་བར་བྱ་བ་དེ་ལའོ། །

༢༧༩. བརྟག་ཐབས་བལྟ་དང་རེག་པ། དྲི་བ་བཅས་སོ་སོ་ནས་ཅི་ཞིག་ཤེས་པར་ནུས།

ལན། བལྟ་བ་ཚ་གྲང་ཆུ་ལ་མཐོང་བས་གསལ། །རེག་པ་རྩ་ལ་འཚོ་འཆི་དཔྱད་པས་རྟོགས། །སློང་རྐྱེན་གར་བབས་ན་ལུགས་དྲིས་པས་ཤེས། །ཞེས་པ་ལྟར་གཙོ་བོ་བལྟ་བ་མིག་ཡུལ་ཐོངས་དབྱིབས་ཁ་དོག་ལ་བརྟག་པས་ཤེས་སོ། །རྒྱུད་ལས། བལྟ་བ་མིག་ཡུལ་ཐོངས་དབྱིབས་ཁ་དོག་བརྟག །ཁྱད་པར་ལྕེ་དང་ཆུ་ལ་བརྟག་པར་བྱ། །འདི་ནི་མཐོང་བ་ཡུལ་རིགས་བརྟག་པ་ཡིན། །ཞེས་པ་དང་། རེག་པ་ནི་རྩ་དང་མཉེ་འཕུར་བྱས་པས་ཤེས་སོ། །དྲི་བ་སློང་རྐྱེན་དང་ན་ལུགས་དྲིས་པས་ཤེས་སོ། །

༢༢༠. ནད་ལ་བརྟག་པའི་སྒོ་བདུན་པོ་དེ་རླུང་དང་སྦྱར་ན་ཇི་ལྟར་ཡིན།

ལན། དེ་རླུང་དང་སྦྱར་ན་ངད་ཅན་གྲང་བ་ལ་སོགས་པའི་ཡུལ་དང་། དཔྱར་ལ་སོགས་པའི་དུས། དབྱིབས་སྐྲུར་ལ་སོགས་པའི་རང་བཞིན། རྒས་པ་ལ་སོགས་པའི་ན་ཚོད། ཕོ་རངས་ལ་སོགས་པའི་དུས། བགྲེས་དུས་ལ་སོགས་པའི་ཟས་ཟོས་མ་ཟོས། དཔྱི་རྐེད་ལ་སོགས་པའི་ནད་ཀྱི་གནས་ཏེ་དེ་རྣམས་ཕན་ཚུན་སྒོ་བསྟུན་ནས་ལེགས་པར་བརྟགས་པ་ལས་ཡུལ་དུས་སོགས་ཐམས་ཅད་མཚུངས་ན་རྐྱང་བའི་ནད་གསུམ་པོའི་གང་རུང་ཡིན་ཞིང་། དེ་དག་ཕན་ཚུན་འདྲེས་ན་ལྡན་པ་དང་འདུས་པའི་ནད་གང་རུང་ཡིན་པ་རྟོགས་ནུས་སོ། །

༢༢༡. ནམ་ཕྱེད་ཕན་ཆད་ཀྱི་ཆུ་ལ་བརྟག་རུང་ངམ།

ལན། མི་རུང་སྟེ། ནམ་ཕྱེད་ཕན་ཆད་ཀྱི་ཆུ་ནི་མེ་དྲོད་གསུམ་གྱི་བྱེད་ལས་རྫོགས་མེད་པའི་ཟས་ཀྱི་ཆུ་ཡིན་ལ། དེ་ནམ་སྨད་ཀྱི་ཆུ་ནི་དེ་གསུམ་གྱི་བྱེད་ལས་རྫོགས་ཏེ་དྭངས་སྙིགས་ཕྱེ་ཟིན་པས་དེ་ནི་བརྟག་པའི་ཡུལ་ཡིན། །

༢༢༢. ཆུ་ལ་བལྟ་དུས་སྣོད་དཀར་པོའི་ནང་བརྟག་པའི་རྒྱུ་མཚན་ཅི།

ལན། སྣོད་དཀར་པོ་མ་ཡིན་པའི་ཁ་དོག་དམར་པོ་སོགས་ཀྱི་ནང་དུ་བལྟས་ན་ཆུ་མདོག་སྣོད་ཀྱི་ཁ་དོག་ཏུ་འགྱུར་བ་དང་། སྣོད་དཀར་པོས་ནི་ཆུའི་རང་མདོག་མི་འགྱུར་བས་དེར་བརྟག་པར་གཅེས་སོ། །

༡༡༣. དྲི་ཆུའི་འགྱུར་སོ་བསལ་བ་ལ་ནང་གསེས་དུ་ཡོད།

ལན། དེ་ལ་ལྷར་སྣང་གི་འགྱུར་སོ་བསལ་བ་དང་ཕྱོག་དུས་ཀྱི་འགྱུར་སོ་བསལ་བ། མེ་ཏོག་གི་འགྱུར་སོ་བསལ་བ། གྲིས་མའི་འགྱུར་སོ་བསལ་བ། ཁ་དོག་གི་འགྱུར་སོ་བསལ་བ་བཅས་རྣམ་པ་ལྔའི་སྒོ་ནས་བསྟན་ཡོད་ཅིང་། དེ་དག་ནི་ཁ་དོག་དཀར་སྐྱ་ཀུ་ཡ་མཐུག་པའི་ཆུ། །ལྷར་སྣང་གྲང་ཡང་གཉིང་ན་ཚད་པ་ཡོད། །དམར་སེར་དྲི་ཆུ་ཀུ་ཡ་མེད་པ་ནི། །ལྷར་སྣང་ཚ་ཡང་ངོ་བ་གྲང་བ་ཡིན། །ཚ་ཆུ་ཕྱོག་བུལ་གྲང་ཆུ་ཕྱོག་པ་སྐྱེན། །ཚ་བ་གབ་པའི་ནད་དུ་ཤེས་པར་བྱ། །ཚ་ཆུ་མེ་ཏོག་མེད་ན་ཁོང་ཤོར་བྱེད། །གྲང་ཆུ་མེ་ཏོག་མེད་ན་གྲང་བ་འབྱམས། །ཚ་ཆུ་གྲིས་མ་མཐུག་ན་ལུས་ཟུངས་ཞུ། །དེ་བཞིན་གྲང་ཆུ་མར་མ་ཞུ་བར་ངེས། །ལར་ན་སྟོངས་ཚད་ཁྲག་ཚད་དམར་པོར་འགྱུར། །བད་ཀན་སྨུག་པོ་ཆུ་སེར་སྨུག་པོར་འགྱུར། །མཁལ་མ་མཆིན་པ་མཆེར་གསུམ་དམར་པོར་འགྱུར། །གབ་ཚད་བད་རླུང་གྲང་བ་སྟོན་པོར་འགྱུར། །དེ་དག་མ་འགྱུར་ནད་ངོས་སོ་སོར་བཟུང་། །ཞེས་པ་དེའོ། །

༡༡༤. ཉེས་པ་གསུམ་སོ་སོའི་དྲི་ཆུའི་མདོག་དང་ཀུ་ཡ་བཅས་ཀྱི་ཁྱད་པར་ཇི་ལྟར་ཡིན།

ལན། རླུང་གི་ཆུ་མདོག་ལུ་མའི་ཆུ་ལྟར་སྔོ་ལ་སླ་བ། ལྦུ་བ་སྔོ་ལ་ཆེ་བ། ཀུ་ཡ་རའི་སྤུ་གཏོར་འདྲ། མཁྲིས་པའི་ཆུ་མདོག་སེར་ཤས་ཆེ

བ། ལྷུ་བ་ཉ་མིག་ལྟར་སྲ་བ། ཀུ་ཡ་བལ་འདབ་ཆུ་སྐྱུར་འདྲ་བ། བད་ཀན་གྱི་ཆུ་མདོག། དཀར་པོ། ལྷུ་བ་མཆིལ་མ་འདྲ་བ། ཀུ་ཡ་ཧ་དཀར་པོའི་སྤུ་རྩེ་བཅད་འདྲའོ། །

༢༢༥. ཚ་ཆུ་དང་གྲང་ཆུ་ལ་དམིགས་བསལ་གྱི་ཁྱད་པར་ཅི་ཡོད།

ལན། དེ་དུས་གསུམ་བརྟག་ཚུལ་དགུའི་སྒོ་ནས་བསྡུར་བར་བྱས་ན་འདི་ལྟ་སྟེ།

དུས་གསུམ།	བརྟག་ཡུལ།	ཚ་བའི་ནད་ཀྱི་ཆུ།	གྲང་བའི་ནད་ཀྱི་ཆུ།
ཚན་དེ།	ཁ་དོག།	དམར་ལ་སེར་ཤོས་ཆེ་བ།	སྔོ་ལ་སྐྱ་བ།
	རླངས།	ཆེ་བ།	ཆུང་ལ་ཡུན་རིང་བ།
	དྲི།	དྲི་མ་དུགས་པ།	མེད་དམ་ཆུང་བ།
	མེ་ཏོག།	སྤྲ་སེར་སངས་སྐྱེན་པ།	ཆེ་བ་སངས་དལ།
ངད་ཡལ།	ཀུ་ཡ།	མཐུག་པ།	སྲབ་པ།
	སྤྲིས་མ།	མཐུག་པ།	སྲབ་པ།
གྲང་བ།	ལྡོག་དུས།	རླངས་མ་ཡལ་བའི་སྐབས།	རླངས་ཡལ་གྲང་ནས་ལྡོག།
	ལྡོག་ཚུལ།	གཉིང་ནས་ཡོང་པོར་ལྡོག།	མཐའ་ནས་ལྡོག།
	ལོག་རྗེས།	སྐྱ་བ།	སླ་བ།

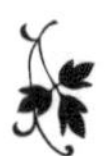

༢༢༦. དྲི་བའི་བརྟག་ཚུལ་ལྔ་ཡོད་པ་ལས་གཙོ་བོ་གང་དག་ཡིན།

ལན། ནད་དེ་སློང་བའི་རྒྱུ་རྐྱེན་དང་། ན་སའི་གནས། ནད་དེའི་མཚན་ཉིད་བཅས་ཞིབ་ཏུ་དྲིས་པ་གཅེས་ཏེ། རྒྱུ་མཚན་ནི། ནད་དེ་ཉིད་རྐྱེན་གང་གིས་བསླང་བ་དྲིས་ཤིང་བརྟག་པས་ཉེས་པ་གསུམ་པོ་ལས་གང་ཞིག་ཡིན་པ་ཤེས་ཐུབ་པ་དང་། སྟོད་སྨད་ཕྱི་ནང་སོགས་ན་བའི་གནས་དྲིས་ཤིང་བརྟག་པས་འཇུག་པའི་སྒོ་དྲུག་པོ་གང་ཞིག་ཡིན་པ་ཤེས་ཐུབ་པ། འཕེལ་ཟད་འཁྲུགས་གསུམ་གྱི་མཚན་ཉིད་ལྟར་ན་ལུགས་ཇི་ལྟར་ཡིན་པ་དྲིས་ཤིང་བརྟག་པས་ནད་རིགས་བྱེ་བྲག་དང་བཅས་པ་ཀུན་ལ་མ་འདྲེས་པར་ཕྱེད་ནུས་པ་བཅས་ཀྱིས་སོ། །

༢༢༧. ངན་གཡོ་སྐྱོན་གྱི་སྒོ་ནས་བརྟག་པའི་ཐབས་ལ་རྣམ་པ་ཏུ་ཡོད།

ལན། དེ་ལ་བརྟག་པའི་ཐབས་རྣམ་པ་བརྒྱད་ཡོད་དེ། མཚན་ཉིད་ཤེས་པར་བྱ་བ་དང་མཚང་འབྲུ་བ། དུས་བསྲིང་བ། ཐར་རྗེས་བཅད་པ། བཅུད་ལ་བོར་བ། ཁ་བཅིང་བ། སྤྱི་ལ་གདོན་པ། ཐབས་འོག་གཞུག་པ་བཅས་བརྒྱད་དོ། །

༢༢༨. ནད་གསོ་བར་སླ་བ་ལ་ཡན་ལག་གང་དག་ལྡན་དགོས།

ལན། སྨན་པ་སྨན་དང་ནད་གཡོག་རྣམ་པ་གསུམ། །སྨན་པ་མཁས་པའི་སྟེགས་ལ་འཛེག་པ་དང་། །གཞུང་གི་དོན་ཤེས་ལས་

རྣམས་མཐོང་ཞིང་གཙང་། །སྨན་ནི་ཆེ་ག་ཡོན་ཏན་མང་དུ་ལྡན། །
ཕུན་སུམ་ཚོགས་ཤིང་འཕྲོད་པར་སྦྱར་བའོ། །ནད་གཡོག་སྙིང་བརྩེ་
གཙང་སྲ་བློ་དང་ལྡན། །ཡན་ལག་བཅུ་གཉིས་ལྡན་ན་གསོ་བ་སླ། །
ཞེས་པ་བཞིན་ཡན་ལག་བཅུ་གཉིས་ལྡན་པ་ཡིན།

༢༢༩. རྩ་བལྟ་བའི་གནས་གང་ཡིན་པ་དང་དེར་ཇི་ལྟར་བལྟ་བ་ཡིན།

ལན། དེ་ནི་ལག་པའི་མཁྲིག་མའི་གཉེར་མ་དང་པོ་ནས་ནད་པ་རང་གི་ཚོན་གང་མར་བཅལ་བའི་རྟུས་པ་འབུར་པོའི་ལྡེབས་ནས་སྨན་པའི་མཛུབ་མོར་ཚོན་དང་། གུང་མོ་ལ་ཀན། སྲིན་ལག་ལ་ཆག་ཅེས་གྲགས་པ་དེ་གསུམ་མ་འདྲུས་པ་སྟེ་ཕན་ཚུན་མ་འབྲེལ་ཙམ་སྙོམས་པོར་བཞག་ནས་བལྟ་བ་ཡིན་ནོ། །

༢༣༠. རྩ་བལྟ་བའི་གནས་དེ་མཁྲིག་མའི་རྟུས་པ་འབུར་པོའི་ལྡེབས་སུ་འཛོག་པའི་རྒྱུ་མཚན་གང་ཡིན།

ལན། རླུང་ཁྲག་རྒྱུ་བའི་འཕར་རྩ་ནི་ལུས་ཀྱི་སྟོད་སྨད་ཕྱི་ནང་ཀུན་ཏུ་ཡོད་མོད་ཀྱང་། དོན་སྙིང་དང་ཉེ་བ་གཉིད་ལོག་གི་འཕར་རྩ་ལྟ་བུར་བལྟས་ན་རི་གཟར་གྱི་ཕུ་ཆུ་དྲག་ཏུ་འབབ་པའི་རྩར་མི་འགའ་ཞིག་ཕར་ཚུར་ལབས་ཀྱང་ཆུ་སྒྲ་དེའི་དབང་དུ་སོང་ནས་སྐད་ཀྱི་བཛ་མི་འགྲོར་བ་དང་མཚུངས་ཏེ་རྩ་མི་གསལ་བ་ཡིན། དེ་བཞིན་དུ་དོན་སྙིང་དང་རིང་བ་ཐང་བའི་འཕར་རྩ་ལྟ་བུ་ལ་བལྟས་ན་ཐག་རིང་ནས་

འོང་བའི་མགྲོན་པོའི་གཏམ་ལ་བདེན་རྫུན་སྣ་ཚོགས་འབྱུང་བ་དང་འདྲ་སྟེ་ནད་དེ་ལྟ་བ་བཞིན་རྟོགས་མི་ནུས་སོ། །

༡༣༡. རྩ་བལྟ་སྐབས་ཚོན་ཀན་ཆག་གསུམ་གྱི་མནན་ཚད་མི་འདྲ་བའི་རྒྱུ་མཚན་ཅི།

ལན། ལག་ངར་ཞྭ་སིལ་གྱི་སྤྱབས་ནས་ཐོན་པའི་རྩ་དབྱིབས་དེ་ས་འོག་ནས་རིམ་གྱིས་རྒྱས་ཏེ་ཐོན་པའི་ལ་ཕུག་དང་འདྲ་བར་གནས་ཤིང་། དེ་ལ་གྲུ་མོའི་ཕྱོགས་ཀྱི་ཤ་རྫམས་མཐུག་པ་དང་། མཁྲིག་མའི་ཕྱོགས་ཀྱི་ཤ་རྫམས་སྲབ་པ་བཅས་ཀྱི་ཁྱད་པར་ལས་ཚོན་གྱིས་པགས་པ་ནོན་ཙམ་དང་། ཀན་གྱིས་ཤ་ནོན་ཙམ། ཆག་གིས་རུས་པ་ནོན་པ་བཅས་འཕར་རྩའི་རྒྱུ་བ་ཇི་བཞིན་གསལ་པོར་ནོན་དགོས་པས་ཡིན།

༡༣༢. སྐྱེས་པ་དང་བུད་མེད་གཉིས་ཀྱི་ཚོན་རྩ་གཡས་གཡོན་གཉིས་པོ་གོ་ལྡོག་པའི་རྒྱུ་མཚན་ཅི།

ལན། སྤྱིར་སྐྱེས་པ་དང་བུད་མེད་ཀྱི་དོན་སྣོད་ལ་གནས་ཀྱི་ཁྱད་པར་མེད་མོད་ཀྱི་སྙིང་གི་རྩེ་མོར་ཡིད་འཛུག་གི་བུ་ག་ཡོད་པ་དེ་སྐྱེས་པ་ཐབས་ཀྱི་རང་བཞིན་ཡིན་པས་བུ་ག་རྒྱང་མ་སྟེ་གཡོན་ཕྱོགས་སུ་ཉེ་བ་དང་། བུད་མེད་ཤེས་རབ་ཀྱི་རང་བཞིན་ཡིན་པས་བུ་ག་རོ་མ་སྟེ་གཡས་ཕྱོགས་སུ་ཉེ་བའི་ཕྱིར་རོ། །

༡༣༣. གཞི་རྩ་མ་རྟོགས་ན་ཉེས་སྐྱོན་གང་དག་འབྱུང་བ་ཡིན།

ལན། དེ་ཡང་རྩ་རྒྱུད་སྲུ་ཏྲིག་འཕྲེང་བ་དང་གོང་བཀྲལ་མ་ཚང་སྟོད་འཛིན་ལ་སོགས་ངེས་མེད་འབྱུང་བ་དང་། ཁྱད་པར་རྟེན་གྱི་གཞི་རྩ་ཕོ་མོ་མ་ནིང་གསུམ། ན་ཚོད་ཀྱི་གཞི་རྩ་རྒན་བྱིས་དར་མ་གསུམ། དུས་ཀྱི་གཞི་རྩ་དུས་དང་ཁམས་ཏེ་དཔྱིད་ཤིང་ཁམས་མཆིན་རྩའི་མཚན་ཉིད་ཙོ་གའི་སྐད་ལྟར་ཕྲ་ལ་གྲིམས་པར་འཕར་བ་སོགས། སྐྱེས་ཁམས་ཀྱི་གཞི་རྩ་སྐྱེས་པ་དྲག་ལ་བུད་མེད་ཞན་པ་བཅས་པའི་རྒྱུན་རྩ་རྣམས་མ་རྟོགས་པར་ཁ་དམར་གདགས་པ་ནི་དོན་ཐོག་ཏུ་མི་འཁེལ་བར་ལོག་པར་འགྲོ་སྟེ། དཔེར་ན། རྟེན་གྱི་གཞི་རྩ་ཕོ་རྩ་སྦོམ་ལ་རགས་པ་དང་། མོ་རྩ་ཕྲ་ལ་མྱུར་བ། བུ་རྩ་སྙི་སྲུམ་མའི་རྩ་འབུར་ལ་འདྲིལ་བར་འཕར་བ་གསུམ་རྒྱུན་རྩར་འབྱུང་བ་མ་ཤེས་ན་ཚ་བར་འཁྲུལ་སོ་ཡོད་པ་དང་། བྱང་ཆུབ་སེམས་རྩ་རྒྱུད་རིང་འཇམ་ལ་མཉེན་པ་དེ་བད་ཀན་གྲང་བའི་རྩ་དང་འཁྲུལ་སོ་ཡོད་ཅིང་། ད་དུང་དོན་སྣོད་གང་ཟུང་གི་རྩ་མ་ཚང་བ་དང་འཕར་མཚམས་གཅོད་པ། འཕར་མཚམས་གཅིག་གི་ཡུན་ཙམ་དུ་མི་འཕར་བར་སྟོད་པ་རྣམས་འཆི་རྩར་འཁྲུལ་བ་དག་ཡོད་གཤིས། ནད་པ་རྒྱུས་མེད་རྣམས་ལ་ཐོག་མ་ཉིད་ནས་ཕོ་རྩ་ཡོད་དམ་མོ་རྩ་ཡོད་པ་ལ་སོགས་དྲི་བ་གཅེས་སོ། །

༡༣༤. སྟོད་སྨད་དོན་སྣོད་ཀྱི་ནད་རྣམས་ཇི་ལྟར་བརྟག་དགོས་པ་ཡིན།

ལན། དེ་དག་སྟོད་སྨད་དོན་སྣོད་གར་བབས་ནད། །ཚོན་རྩ་གཉིས་ཀྱིས་གློ་སྙིང་སྟོད་ནད་བརྟག །ཆག་རྩ་གཉིས་ཀྱིས་མཁལ་རྐེད་སྨད་ནད་བརྟག །གདགས་སྲིབས་རྩ་ཡིས་དོན་ལྔ་སྣོད་དྲུག་བརྟག །ཡར་ཐུར་དོན་ལྔ་ཕྱིར་རྒྱུ་གདགས་ཀྱི་རྩ། །མར་ཐུར་སྣོད་དྲུག་ནང་རྒྱུ་སྲིབས་ཀྱི་རྩ། །དོན་སྣོད་ཕལ་ཆེར་ཚ་རོལ་མི་འབྱུང་ཞིང་། །དོན་ཚ་སྣོད་ལ་གྲང་བ་འབྱུང་སྲིད་ཀྱི། །སྣོད་ཚ་དོན་ལ་གྲང་བ་འབྱུང་མི་སྲིད། །སྟོད་སྨད་གཉིས་ཀྱང་དེ་བཞིན་ཤེས་པར་བགྱི། །དེ་དག་མ་འདྲེས་ཕྲ་ཞིབ་ཕྱེད་པར་རྟོགས། །ཞེས་གསུངས་པ་ལྟར་རོ། །

༡༣༥. རྩའི་ནོར་འཕྲང་དྲུག་པོ་ཇི་ལྟར་ངོས་འཛིན་དགོས།

ལན། ཁྲག་རྩ་རླུང་རྩ་རྐྱལ་བྱེད་ནོར་ར་རེ། །རྒྱས་ཚད་སྟོངས་ཚད་རྒྱུག་བྱེད་ནོར་ར་རེ། །བད་ཀན་ཁྲག་རྐན་བྱིང་བྱེད་ནོར་ར་རེ། །ཁྲག་རྩ་རྐྱལ་ཡང་གྲིམས་ཤིང་མནན་མི་བཟོད། །རླུང་རྩ་རྐྱལ་ཞིང་སྟོང་བས་མནན་མི་བཟོད། །རྒྱས་ཚད་དྲག་ལ་གྲིམས་པ་མནན་ན་བཟོད། །སྟོངས་ཚད་མནན་མི་བཟོད་ལ་སྟོང་ཆ་ཡོད། །བད་ཀན་རྩ་རྒྱུད་བྱིང་ཞིང་གུད་པ་ཡོད། །ཁྲག་རྐན་རྩ་ལ་ཤེད་ཆེའི་ཁྱད་པར་ཡོད། །ཅེས་པ་ལྟར་རོ། །

༡༣༦. དྲི་ཆུ་དང་ཀུ་ཡའི་ཁྱུར་ཚུལ་གང་ལྟར་ཡིན།

ལན། ཁྱུར་ཚུལ་ཟས་སྙོམ་པོ་བར་དྭངས་སྙིགས་ཕྱེ། །སྙིགས་མ་རྒྱུ་མའི་ནང་ཚུད་སྐ་སླ་ཕྱེ། །སླ་བ་རྒྱུ་གྲོག་རྩ་ནས་ལྷང་བར་འདྲིལ། །དྭངས་མ་མཆིན་པའི་གནས་བརྒྱུད་ཁྲག་ཏུ་འགྱུར། །ཁྲག་གི་སྙིགས་མ་མཁྲིས་པའི་གནས་སུ་གསོག །མཁྲིས་པའི་དྭངས་མ་ལུས་ཀྱི་ཆུ་སེར་འགྱུར། །མཁྲིས་པའི་སྙིགས་མ་ཆུ་ཡི་ཀུ་ཡར་འགྱུར། །རྩ་མིག་འཁྱིམས་ནས་ལྷང་བའི་ནང་དུ་གསོག །ཅེས་པ་ལྟར་རོ། །

༡༣༧. ཀུ་ཡ་ལས་ནད་ཚ་གྲང་རྟོགས་ཐུབ་པའི་རྒྱུ་མཚན་ཅི།

ལན། དྲི་ཆུའི་ནང་དུ་འབྱུང་བའི་ཀུ་ཡ་ནི་མཆིན་པ་བརྒྱུད་དེ་ཁྲག་དང་མཁྲིས་པའི་གནས་ནས་འབྱུང་བའི་ཕྱིར་ན། ནད་པ་དེའི་ལུས་ལ་ཁྲག་མཁྲིས་ཚ་བའི་ནད་ཡོད་ན་ཀུ་ཡ་མཐུག་ཅིང་ཆེ་བ་དང་། གྲང་བའི་ནད་རིགས་ཡོད་ན་ཀུ་ཡ་སྲབ་ཅིང་ཆུང་བས་ན་ཚ་གྲང་གང་ཡོད་དྲི་ཆུའི་ནང་དུ་ཐོན་པའི་ཀུ་ཡ་མང་ཉུང་དེ་ལས་གསལ་བ་ཡིན།

༡༣༨. དོན་སྣོད་ཕལ་ཆེར་ཚོ་རོལ་མི་འབྱུང་ཞིང་། །དོན་ཚ་སྣོད་ལ་གྲང་བ་འབྱུང་སྲིད་ཀྱི། །སྣོད་ཚ་དོན་ལ་གྲང་བ་འབྱུང་མི་སྲིད། །སྟོད་སྨད་གཉིས་ཀྱང་དེ་བཞིན་ཤེས་པར་བྱ། །ཅེས་པའི་དོན་ཅི།

ལན། རྩའི་སྒོ་ནས་བརྟག་པའི་ཚེ་ན་དོན་སྣོད་སོ་སོའི་ནད་རྟགས་རྣམས་ཕལ་ཆེར་ཚ་གྲང་ཕོ་ལྡོག་ནས་མི་འབྱུང་བ་ཡིན་ཞིང་། སྣོད

རྣམས་རང་རང་གི་ཁམས་དང་མཐུན་པའི་དོན་གྱི་རྗེས་སུ་འཇུག་པ་ལ་དཔེར་ན། དོན་སྙིང་དང་སྣོད་རྒྱུ་མ་ལྟ་བུ་ལ་ཚ་གྲང་གི་ནད་མི་མཐུན་པ་དུས་གཅིག་ཏུ་འབྱུང་བ་དཀའ་སྟེ་ཕལ་ཆེར་མི་འབྱུང་བ་ཡིན། གལ་ཏེ་འབྱུང་བ་ཡིན་ཡང་དོན་སྙིང་ལ་ཚ་བ་ཡོད་ཚེ་སྣོད་རྒྱུ་མ་ལ་གྲང་བ་ཡོད་པ་སྲིད་ཀྱང་། སྣོད་རྒྱུ་མར་ཚ་བ་ཡིན་བཞིན་དུ་དོན་སྙིང་ལ་གྲང་བ་དུས་གཅིག་ཏུ་འབྱུང་མི་སྲིད་པ་ལྟ་བུའོ། །ལུས་ཀྱི་སྟོད་སྨད་ཀྱི་དབང་དུ་བྱས་ནའང་ནད་ཚ་གྲང་གི་འབྱུང་ཚུལ་དེ་ལྟར་ཤེས་པར་བགྱི་དགོས་པ་སྟེ། སྟོད་ཚ་ལ་སྨད་གྲང་བ་འབྱུང་སྲིད་ཀྱིས་སྨད་ལ་ཚ་བ་ཡོད་བཞིན་དུ་སྟོད་ལ་གྲང་བ་དུས་གཅིག་ཏུ་མི་འབྱུང་ངོ་། །

༡༣༨. ནད་རྩེ་ཞི་ཞིང་གཉོམ་མིན་གྱི་ཚད་གཞི་དེ་གང་ལ་ངོས་འཛིན་དགོས།

ལན། ནད་གང་གསོ་བྱེད་སྦྱར་ཡང་མཆིལ་སྣབས་མང་། །ལུས་ལྕི་དང་ག་མི་བདེ་ཟས་མི་འཇུ། །རྒྱུན་སྐམ་ཁོང་འདྲུལ་བཤང་གཅི་དུས་མིན་འབྱུང་། །ཤེད་ཆུང་སྐད་དམའ་ནད་རྩེ་མ་ཞིལ་རྟགས། །ནད་གང་ཞི་དུས་གོང་ལས་ལྡོག་རྟགས་འབྱུང་། །ཞེས་པ་ལྟར་རོ། །

༡༤༠. ཁ་འཛིན་དང་ཁ་བསྒྱུར། ཁ་ཚར་དང་ཁ་སྒྲོད། ལྟག་སྒྲོད་བཅས་ཀྱི་ཁྱད་པར་ཅི།

ལན། ཁ་འཛིན་ནི་གནོད་པ་བསྲུང་ཞིང་ཕན་པ་བསྒྲུབ་པ་དང་།

དེར་གནས་ལ་ལྟོས་པའི་ཁ་འཛིན་དང་ཉེས་པ་ལ་ལྟོས་པའི་ཁ་གནོན་གཉིས་ཡོད། ཁ་བསྒྱུར་ནི་མདའ་མོ་འབེན་སྟེང་དུ་མདེའུ་ཁ་བསྒྱུར་བའམ་རྟ་ཕོ་སྲབ་ཀྱིས་ཁ་ལོ་བསྒྱུར་བ་ལྟར་སྦྱོར་སྡེའི་སྨན་སྦྱོར་གྱི་ཁར་གཉེན་པོ་ནད་སྟེང་དུ་ཁ་ལོ་བསྒྱུར་ཅིང་འཁྲིད་པར་བྱེད་པའི་སྨན་ལ་བྱའོ། །ཁ་ཚར་ནི་ཡོངས་གྲགས་ཀྱི་སྦྱོར་སྡེའི་སྟེང་མན་ངག་གུད་དུ་སྤྲས་པའི་སྦྱོང་གྲུབ་ཀྱི་སྨན་ཁ་སྣོན་བཏབ་པ་ལ་བྱའོ། །གཙོ་བོ་སྨན་གྱི་རྗེ་འདོན་ཁྱད་པར་ཅན་ཞིག་ལས་རང་ག་བས་མི་རུང་། ཁ་སྦྱོད་ནི་སྨན་གཉིས་བསྡེབས་དགོས་པའི་རིགས་ལ་བསིལ་བཙུད་བཙོ་ལྔ། སྤྲིན་ཐལ་ཟླ་ཟེར། བདུད་ཏིག། གི་ཏིག། གསེར་ཞི་སོགས་རྒྱུད་དང་མན་ངག་བར་མ་ཆད་པ་ལས་བྱུང་བ་རྣམས་ལས་གང་འདོད་དུ་བསྡེབ་མི་རུང་བ་ལའོ། །ལྷག་སྦྱོད་ནི་མཁས་པ་རྣམས་ཀྱི་བཞེད་ཚུལ་རྣམ་པ་གཉིས་ཡོད་དེ། གཅིག་ནི་ལྷག་པ་སྦྲད་པ་ནི་སྦྲག་ཏེ་བཏང་བ། གཅིག་ནི་གཉེན་པོའི་སྨན་གཉིས་ལྷག་པ་སྦྲད་ཅེས་ཉིན་ཞིག་གཅིག་གི་ནང་དུ་སོ་སོའི་གཉེན་པོ་རེ་མོས་ཀྱི་སྒོ་ནས་ལན་གཉིས་བཏང་བས་དུས་གཅིག་གཞོམ་པར་བྱའོ། །

༡༩༧. རང་རང་རྩ་གཏར་རང་སོར་རང་གསང་བསྲེག་ཅེས་པའི་གོ་དོན་ཅི།

ལན། རང་རང་རྩ་ནི་སྙིང་ལ་སྟོད་ཀ། གློ་བར་དྲུག་འགོ མཆིན་པར་རུ་ཐུང་། མཆེར་བར་རྟ་མཐུར། མཁལ་མར་བྱིན་གཞུག། ཕོ་བར་ཕོ་བའི་རྣ་རྩ་དང་རྒྱབ་རྩ་དྲུག་འདུས། མཁྲིས་པར་བཤའ་

རེངས། རྒྱུ་མར་རྒྱུ་རྩ། བསམ་སེའུ་ཐྲིན་ཀྱིག། ལྷང་པ་དང་ལོང་ག་ལ་ལོང་རྩ་སོགས་ལ་གཏར་བ།

རང་སོར་རང་གསང་ནི་སྙིང་དང་རྒྱུ་མར་མཐེ་བོང་། གློ་ལོང་མཛུབ་མོ། མཆིན་མཁྲིས་གུང་མོ། ཕོ་མཆེར་སྲིན་ལག། བསམ་སེའུ་དང་ལྷང་བར་མཐེབ་ཆུང་། སྙིང་ལ་ཚོགས་པ་བདུན་པ། རྒྱུ་མར་ཚོགས་པ་བཅུ་བདུན། གློ་བར་ཚོགས་པ་བཞི་ལྔ། ལོང་གར་ཚོགས་པ་བཅུ་དྲུག། མཆིན་པར་ཚོགས་པ་དགུ་བ། མཁྲིས་པར་ཚོགས་པ་བཅུ་བ། ཕོ་བར་ཚོགས་པ་བཅུ་གཉིས། མཆེར་བར་ཚོགས་པ་བཅུ་གཅིག། བསམ་སེའུ་ཚོགས་པ་བཅུ་གསུམ། ལྷང་བར་ཚོགས་པ་བཅོ་བརྒྱད་བཅས་ལ་བསྲེག་པའོ། །

༡༩༢. རྟེན་དང་བརྟེན་པ་འཕེལ་ཟད་བཅོས་ཐབས་གཅིག་ཅེས་པར་ཇི་ལྟར་འགྲེལ།

ལན། ལུས་ནད་གཉེན་པོ་ཐམས་ཅད་འབྱུང་བ་ལྔ་ལས་གྲུབ་པ་ཡིན་པས་རྟེན་ལུས་ཟུངས་ལ་སོགས་པའི་གནོད་བྱ་རྣམས་དང་དེར་བརྟེན་པའི་གནོད་བྱེད་ཉེས་པ་རྣམས་འཕེལ་བ་དང་ཟད་པ་བཅོས་ཐབས་གཅིག་པ་སྟེ། རྟེན་དྭངས་མ་འཕེལ་བ་དང་བརྟེན་པ་བད་ཀན་འཕེལ་བའི་བཅོས་ཐབས་སྦྱུང་བ་གཅིག་པུས་བཅོས་པ་དང་། རྟེན་དྭངས་མ་ཟད་པ་དང་བརྟེན་པ་བད་ཀན་ཟད་པ་བརྟ་བ་གཅིག་པུས་གསོ་བ་ཡིན། དེ་བཞིན་དུ་རྟེན་ཁྲག་འཕེལ་བ་དང་བརྟེན་པ་

མཁྲིས་པ་འཕེལ་བ་གཉིས་སྨྱུང་བའི་ཐབས་ཀྱིས་གསོ་ལ། རྗེན་ཁྲག་ཟད་པ་དང་བརྗེན་པ་མཁྲིས་པ་ཟད་པ་གཉིས་བརྟ་བ་གཅིག་པུས་གསོ་བར་བྱ། འོན་ཀྱང་རླུང་འཕེལ་བ་དང་རྒུས་པ་ཟད་པ་གཉིས་སྨྱུང་བ་གཅིག་པུས་བཅོས་ལ། རླུང་ཟད་པ་དང་རྒུས་པ་འཕེལ་བ་ལ་ནི་བརྟ་བ་གཅིག་པུས་གསོ་བར་བྱ་བ་ཡིན་ནོ། །འདིར་བཅོས་ཐབས་གཅིག་ཅེས་པའི་དོན་ནི་རྗེན་དང་བརྗེན་པ་འཕེལ་ཟད་གང་དུ་གྱུར་ཀྱང་བཅོས་པའི་ཐབས་ནི་བརྟ་བར་བྱ་བའམ་སྨྱུང་བར་བྱ་བ་གཅིག་པོ་ན་ཡིན་ཞེས་པའི་དོན་ཡིན།

༡༩༣. ཁྱད་པར་གྱི་གསོ་ཚུལ་དགུ་པོ་གང་དག་དང་དེ་དག་གི་ཁྱད་ཆོས་ཅི།

རྒྱུད་ལས། ཁྱད་པར་གསོ་བའི་ཚུལ་ལ་རྣམ་པ་དགུ། །ཞེས་དང་། གསོ་ཚུལ་དགུ་ཡིས་ནད་དང་གཉེན་པོ་སྦྲད། །ཅེས་གསུངས་པ་བཞིན། ཁྱད་པར་ཞེས་མི་འདྲ་བ་ཁྱད་ཡོད་པའམ་ཡང་ན་ངོ་མཚར་ཅན་ཁྱད་དུ་འཕགས་པའི་དོན། ནད་རིགས་སྤྱི་བྱེ་བྲག་དང་བཅས་པ་གསོ་བཅོས་བྱེད་པའི་བརྒྱུད་རིམ་ནང་། ནད་གཞིའི་ངོ་བོ་མི་འདྲ་བ་དང་། འཕེལ་རིམ་གྱི་གནས་སྐབས་མི་འདྲ་བ། མངོན་ཚུལ་གྱི་མཚན་ཉིད་མི་འདྲ་བ་སོགས་ཀྱི་ཁྱད་ཆོས་དངོས་དང་བསྟུན་ནས་གང་ལ་དེ་འཚམ་གྱི་གསོ་ཚུལ་ཁྱད་པར་ཅན་དགོས་པའི་ཐབས་རྩལ་ལག་དཔེ་དོན་དང་བཅས་གསལ་པོར་སྟོན་པ་ཞིག་ཡིན།

བྱི་ལ་འཇབ་པ་ལྟ་བུའི་གསོ་ཚུལ། ནད་གཞིའི་སློང་རྐྱེན་དང་

ནད་རྟགས་མངོན་ཚུལ་སོགས་ལ་བརྟག་ཞིབ་བྱས་རྗེས། ད་དུང་ནད་གཞི་གང་ཡིན་གཏན་འཁེལ་བྱེད་མ་ཐུབ་པར་འདི་ལྟ་བུ་ཞིག་མིན་ནམ་སྙམ་པའི་ཐེ་ཚོམ་བྱུང་སྐབས་སྨན་རིགས་ཀྱིས་ཚོད་ལྟ་བྱེད་པའི་ཐབས་ཤེས་ལ་བརྟེན་ནས་གོམ་གང་མདུན་སྤོས་ཀྱི་རྟོག་ཞིབ་ངོས་འཛིན་བྱེད་དགོས་ཞེས་པའི་དོན།

སྤྱི་ལ་དར་འཁྱེར་ལྟ་བུའི་གསོ་ཚུལ། བལྟ་རེག་དྲི་གསུམ་གྱི་ཐབས་ཚུལ་ལ་བརྟེན་ནས་ནད་ངོས་གསལ་པོ་ཟིན་ཏེ་ངེས་པ་རྙེད་ཅིང་གདེང་ཐོབ་པར་གྱུར་པའི་ཚེ་ན། ནད་གཞི་གང་དང་གང་ལ་དེ་དང་དེའི་གཉེན་པོས་དངོས་སུ་བཅོས་དགོས་པ་སྟེ་དངོས་གཞིའི་སྨན་གྱི་གཉེན་པོ་གཏོང་དགོས་ཞེས་པའོ། །

རྟ་རྐོད་དཀྲུས་འཇུད་ལྟ་བུའི་གསོ་ཚུལ། ངོས་ཟིན་པའི་ནད་གང་གསོ་བཅོས་བྱེད་སྐབས་དེའི་བསྡོངས་ཟླའི་གྲོགས་སྟོབས་ཀྱིས་ཁ་བསླངས་ནས་རང་ཉིད་ཀྱི་གཉེན་པོ་མི་ལེན་པའི་སྐབས་སུ་ནད་གཞི་ལམ་དུ་འཇུག་ཚུལ་གྱི་ཐབས་ཤེས་ལ་བརྟེན་ནས་བཅོས་དགོས་པ་སྟེ། བསྡོངས་ཟླའི་རྐྱེན་གྱིས་ནད་མ་སྨིན་པ་སྨིན་པར་བྱེད་པ་དང༌། ནད་བྱེར་བ་རྣམས་གཅིག་ཏུ་བསྡུ་བ། ནད་འདྲེས་པ་རྣམས་ཕན་ཚུན་དབྱེ་བ། ནད་གབ་པ་རྣམས་མགོ་ཕྱུར་བཤུ་བ་སོགས་ཀྱི་བྱེད་ཐབས་སྤྱད་ནས་སྨིན་བསྡུ་དབྱེ་བཤུ་བཅས་བྱས་རྗེས་དངོས་གཞིའི་སྨན་བཏང་ནས་གསོ་དགོས་པ་ཡིན།

སྐྱུར་མོ་ཉ་ལེན་ལྟ་བུའི་གསོ་ཚུལ། སྨན་པ་གཞན་གྱིས་སྨན་

བཅོས་ཡུན་རིང་བྱས་ནང་བཅོས་སྐྱིད་མ་བྱུང་བའི་ནད་ལ། དེ་སྔོན་གྱི་ནད་གཞི་ངོས་འཛིན་ནམ་སྨན་བཅོས་བྱེད་ཚུལ་སོགས་ལ་བརྟག་ཞིབ་ཀྱིས་དམན་ལྷག་ལོག་གསུམ་གྱི་སྐྱོན་ཆ་གང་བྱུང་ཡོད་མེད་ལེགས་པར་བརྟགས་ཏེ། བསྐྱེད་བསྒྱུར་མནན་གསུམ་སྟེ་དམན་པ་བསྐྱེད་ལ། ལྷག་པ་མནན་པ། ལོག་པ་བསྒྱུར་བ་བཅས་ཀྱིས་འཁྲུལ་མེད་གསོ་དགོས་པར་བསྟན་པ།

མི་ཤ་འཕྲང་འཕྲད་ལྟ་བུའི་གསོ་ཚུལ། ནད་སྟོབས་ཆེན་གྱི་རིགས་ལ་སྨན་དཔྱད་ཟས་སྤྱོད་བཞི་གའི་དཔུང་ཤུགས་གཅིག་བསྡུས་བྱས་ཏེ་ནད་དང་གཉེན་པོ་གཉིས་གང་སྟེའི་སྒོ་ནས་འཕྲལ་མ་ཉིད་དུ་བཅོས་དགོས་པ་ཡིན་ཞེས་པ་སྟེ། དེ་ལྟར་མ་ཡིན་ཚེ་ནད་སྟོབས་རྒྱས་ནས་སྲོག་ལ་མྱུར་དུ་རྒོལ་བས་སོ། །

སྐས་གདང་མས་འཛེག་ལྟ་བུའི་གསོ་ཚུལ། ནད་རིགས་གང་ཡིན་ཡང་ནད་བབ་ཀྱི་སྟོབས་ཆུང་བའི་སྐབས་སུ་ཐོག་མར་གཉེན་པོ་ཆུང་དུ་བསྟེན་ཞིང་། དེས་མ་ཕན་པར་སྤྱོད་ལམ་ཟས་སྨན་དཔྱད་བཅས་རིམ་པས་གཉེན་པོ་སྟོབས་ཆེ་རུ་བསྐྱེད་ལ་བཏང་བས་དམན་ལྷག་གི་ཉེས་སྐྱོན་དུ་འགྱུར་མི་སྲིད་པ་ཡིན།

དཔའ་བོ་དགྲ་འདུལ་ལྟ་བུའི་གསོ་ཚུལ། རླུང་སོགས་ནད་གཞི་རྒྱུང་བའི་རིགས་ལ་གསོ་བཅོས་བྱེད་སྐབས་ལུས་ཁམས་ལ་མི་གནོད་པ་དང་། ནད་གཞན་མི་སློང་བའི་སྒོ་ནས་ད་ཡོད་ཀྱི་རྒྱུང་བའི་ནད་ཁོ་ན་ཉིད་གང་དམིགས་སུ་བཟུང་ནས་བཅོས་དགོས་པར

བསྟན་པ་སྟེ། དེ་ནི་སྨན་བཅོས་བྱེད་པའི་བརྒྱུད་རིམ་ནང་ལྡོག་ཕྱོགས་ཀྱི་ནུས་པ་མི་ཐོན་རྒྱུའི་གལ་ཆེའི་བྱ་ཐབས་ཤིག་ཡིན།

དམེ་ཤོར་འཁྲུགས་རླུམ་ལྟ་བུའི་གསོ་ཚུལ། རླུང་མཁྲིས་བད་ཀན་དང་ཡང་ན་དོན་སྣོད་སོགས་ཀྱི་ནད་རིགས་གཉིས་མཉམ་དུ་ལྡན་པའམ་གསུམ་ལྷན་དུ་འདུས་པའི་ནད་རིགས་རྣམས་བཅོས་སྐབས་འདུ་བ་སྒོམས་ལྡན་ཡོང་བྱེད་ཀྱི་སྨན་ཏེ། ཕྱོགས་ལྷུང་མེད་ཅིང་འཕེལ་ཟད་ཆ་མཉམ་པའི་སྒོ་ནས་སྤྱི་ལ་ཕན་པའི་ཚུལ་དུ་གསོ་དགོས།

མཛོ་ཁལ་ལུག་ཁལ་ལྟ་བུའི་གསོ་ཚུལ། གོང་དུ་སྨོས་མ་ཐག་པའི་གསོ་ཚུལ་བརྒྱད་དང་། ཡང་ན་དེར་མ་འདུས་པའི་གསོ་ཚུལ་ལས་ནད་རིགས་གང་དང་གང་ཡིན་ཡང་ནད་གཞི་གང་གི་ངོ་བོ་དང་། ནད་པ་སྡོད་སའི་གནས་ཡུལ། ནམ་ཟླའི་ཁྱད་པར། ལུས་ཁམས་ཀྱི་རང་བཞིན། ལོ་ན་རྒན་གཞོན། ནད་ཀྱི་བབས་ས། ཁ་ཟས་ཀྱི་འཇུ་སྟོབས་ཆེ་ཆུང་། ལུས་སྟོབས་བཟང་ངན། ཟས་སྤྱོད་ཀྱི་ཕན་གནོད་སོགས་ཕྱོགས་གང་ཅིའི་ཐད་ནས་དཔྱད་བསྡུར་དང་ནད་རྟགས་ཕྲ་མོ་ཡན་ཆད་ལ་བརྟགས་ཤིང་གཞིགས་ཏེ་ནད་སྟོབས་ཆེ་ཆུང་གིས་མཚོན་གང་ལ་དེ་འཚམ་གྱི་སྨན་བཅོས་བྱེད་དགོས།

༡༩༩. སྨན་གྱི་བཏང་ཚུལ་བཅུ་པོ་དེ་དག་ནད་གང་དང་གང་ལ་དུས་ཚོད་ནམ་གཏོང་བ་དང་རྒྱུ་མཚན་ཅི།

ལན། རྒྱུད་ལས། སྨན་ཡང་ཉིན་ཞག་ཟས་དུས་རིགས་པ་

ཡིས། །ནད་དང་སྦྱོར་ཏེ་བཏང་ཚུལ་བཅུ་རུ་བཤད། །ཟས་མ་ཞོས་དང་ཟས་སྔོན་དབུས་དང་མཐར། །ཟས་ཁམ་ཟས་མཚམས་དུས་མེད་ཅེ་གུར་དང་། །ཟས་བཅས་ཟས་མནན་མཚན་མོ་བཏང་བའོ། །ནད་དང་མི་སྦྱོར་ཀུན་ལ་ཞུ་དུས་གཏོང་། །སྨོངས་པའི་ལུགས་ཏེ་ནད་ཐོག་འབབ་པ་དཀའ། །དུས་ལས་མ་འདས་རྗེའུ་ངོས་འཛིན་འདྲ། །ཞེས་ནད་རིགས་ཞི་ཞིང་བསལ་བར་བྱེད་པའི་གཉེན་པོའི་སྨན་དེ་ཡང་ཉེན་ཞག་གི་དབྱེ་བ་དང་ཟས་ཟ་བའི་ཆོས་ཉིད། ནད་ལྡང་བའི་དུས་ཚོད་བཅས་ལ་བལྟོས་པའི་རིགས་པ་དེ་ཡིས། ནད་གཞི་སོ་སོའི་གནས་དང་རང་བཞིན་སོགས་ཀྱི་ཁྱད་ཆོས་དང་སྦྱར་ནས་གང་ལ་དེ་འཚམ་གྱི་གཏོང་ཚུལ་མི་འདྲ་བ་རྣམ་པ་བཅུ་རུ་བཤད་པ་ཡིན།

ཟས་མ་ཞོས། བད་ཀན་གྱི་ནད་ལྡང་ཞིང་སྟོབས་རྒྱས་པ་དང་། འདུས་པའི་ནད་སྟོབས་དང་ལྡན་པའི་རིགས་ལ་ཕན་པའི་སྨན་རྣམས་ནི་ཟས་མ་ཞོས་པའི་གོང་ཁྲེའུ་སུས་ཏེ་ནངས་པར་ཐོ་རངས་ཀྱི་དུས་སུ་གཏོང་དགོས་པ་སྟེ། རྒྱུ་མཚན་ནི་ཐོ་རངས་སྐྱག་གི་དུས་སུ་ཕོ་བའི་བད་ཀན་དང་བེ་སྐབས་རིགས་བྱུང་ཞིང་ཟས་མ་ཞོས་པས་རྩ་སྒོ་རྣམས་ཀྱང་འགགས་མེད་ལ། ཕོ་བའི་མེ་དྲོད་འབར་ཞིང་སྨན་གྱི་ནུས་པ་མཐུ་ཆེ་བ་བཅས་དང་ལྡན་པའོ། །

ཟས་སྔོན། གཙོ་བོ་གཞང་ལ་གནས་པའི་ཐུར་སེལ་རླུང་ལས་གྱུར་པའི་ནད་དང་ལོང་ལ་གནས་པའི་ནད་རིགས་ལ་ཕན་པའི་སྨན་

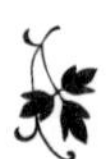

རྣམས་ཟས་ཟ་བའི་སྔོན་དུ་བཏང་ནས་དེ་འཕྲལ་ཟས་ཟོས་ནས་སྨན་ནུས་ཕྱིར་དུ་འགྲོ་བར་བྱེད་པའི་ཐབས་ཀྱི་གཏོང་དགོས་པའོ། །

དབུས། མི་མཉམ་རླུང་གི་ནད་སོགས་ལ་ཕན་པའི་སྨན་ནི་བཤད་མ་ཐག་པའི་རིགས་པས་ཟས་ཕྱེད་ཟོས་ཕྱེད་མ་ཟོས་པའི་དབུས་སུ་བཏང་ནས། དེ་རྗེས་ཁ་ཟས་ལྷག་མ་དེ་ཟ་བ་སྟེ་ཟས་ཀྱི་དབུས་སུ་སྨན་མནན་པའི་ཚུལ་དུ་གཏོང་བ། རྒྱུ་མཚན་ནི་མི་མཉམ་རླུང་ཕོ་བར་གནས་པས་ན་ཁ་ཟས་སྟོ་གཞུག་གཉིས་ཀྱི་དབུས་ཏེ་ཕོ་བའི་གནས་སུ་རླུང་སྨན་བཙུག་པའོ། །

མཐར། རླུང་ཁྱབ་བྱེད་ལས་གྱུར་པའི་ནད་རྣམས་ལ་ཕན་པའི་སྨན་ནི་ཉིན་ཕྱེད་དམ་ཡང་ན་དགོང་མོའི་ཁ་ཟས་ཟོས་མ་ཐག་པའི་རྗེས་སམ་མཐར་གཏོང་བ། རྒྱུ་མཚན་ནི་ཁྱབ་བྱེད་རླུང་སྙིང་ལ་གནས་ཤིང་སྟོད་ཀྱི་ཆར་གཏོགས་པས་ཟས་མཐར་བཏང་བ་དེས་སྨན་ལུས་སྟོད་དུ་འཛིན་པར་བྱེད་ཅིང་སྟོད་སྙིང་ཁམས་ནད་ལ་ཕན་པའོ། །

ཟས་ཁམ། རླུང་སྲོག་འཛིན་ལས་གྱུར་པའི་ནད་རྣམས་ལ་ཕན་པའི་སྨན་ནི་ཟས་ཁམ་རེ་དང་སྨན་ཐུན་རེ་སྤེལ་མར་གཏོང་བ། རྒྱུ་མཚན་ནི་སྲོག་འཛིན་རླུང་ཉིད་སྤྱི་བོར་གནས་ནས་གྲེ་བ་བྲང་གཞུང་རྒྱུ་ཞིང་ཟས་སྐོམ་མིད་པ་སོགས་ཀྱི་ལས་བྱེད་པས། དེ་ནད་དུ་གྱུར་ན་སྨན་ཀྱང་བ་བསྟེན་དཀའ་ལ་ཕན་ནུས་མི་ཐོན་པ་ཡིན་པར་མིན་ནམ་སྙམ།

ཟས་མཚམས། གྱེན་རྒྱུའི་རླུང་ལ་སོགས་པའི་ནད་རིགས་

ཕལ་མོ་ཆེར་ཕན་པའི་སྨན་ནི་ཟས་ཀྱི་བར་མཚམས་ཏེ་ཟས་ཞུ་བའི་མཚམས་སུ་སྨན་གཏོང་བ་དང་། སྨན་ཞུ་བའི་མཚམས་སུ་ཟས་གཏོང་བ་སྟེ་སྤྱིར་ཟས་ཞུ་སྨན་ལ་སྨན་ཞུ་ཟས་བཏང་གཅེས་ཞེས་པའི་ཚུལ་དུ་གཏོང་བ་སྟེ། རྒྱུ་མཚན་ནི་ནད་རིགས་གང་ཡིན་ལ་བཏང་བའི་སྨན་ནུས་ཉིད་ཟས་དང་མ་འདྲེས་པའམ་ཟས་ཀྱིས་མ་སླད་པར་ནུས་པ་གང་ལེགས་སུ་ཐེབས་པའི་ཆེད་ཡིན་ནོ། །

དུས་མེད་ཙེ་གུར། དབུགས་མི་བདེ་བ་དང་། ལུད་པ་ལུ་བ། སྐོམ་གྱིས་གདུངས་པ། དུག་གིས་ཕོག་པ། འབྲུ་སྐྱུགས་ལ་སོགས་པའི་ནད་རྣམས་ལ་ཕན་པའི་སྨན་ནི་ཁ་ཟས་ཟོས་མ་ཟོས་གང་ཡང་རུང་བ་ལ་དུས་ཀྱི་ངེས་པ་མེད་པར་ཙེ་གུར་ཏེ་ཐུན་ཆུང་ཆུང་ཡང་ནས་ཡང་དུ་གཏོང་བ། རྒྱུ་མཚན་ནི་ཐོར་ནད་ཐྲན་བུའི་རིགས་སུ་གཏོགས་པའི་ནད་རྣམས་ལ་ནི་སྨན་ཡང་དེ་མཚུངས་བཞིན་ཐྲན་བུ་ཐེངས་གྲངས་མང་དུ་ཡང་ཡང་གཏོང་བའོ། །

ཟས་བཅས། ཡི་ག་འཆུས་པ་ལ་སོགས་པ་ནད་འགའ་ཞིག་ལ་ཕན་པའི་སྨན་རྣམས་ནི་ནད་དེ་རང་ལ་ཕན་པའི་ཁ་ཟས་དང་མཉམ་དུ་བསྲེབ་ནས་གཏོང་བ་སྟེ། རྒྱུ་མཚན་ནི་མ་གཞི་ནས་ཟས་གང་གི་ཡི་ག་མེད་པ་ལ་སྨན་གཅིག་པུ་དེ་བས་བསྟེན་མི་ཐུབ་པས་ན་ནད་ལ་ཕན་པའི་ཁ་ཟས་སམ་ཡིད་ལ་འཐད་པའི་ཟས་དང་བསྲེས་ནས་གཏོང་བའོ། །

ཟས་མནན། སྐྱིགས་བུ་ལ་སོགས་པའི་ནད་འགའ་ཞིག་ལ་ཕན་

པའི་སྨན་རྣམས་ནི་ཁ་ཟས་ཀྱི་སྟོན་རྗེས་གཉིས་ཀར་བཏང་ནས་ཁ་ཟས་སྨན་གྱི་དབུས་སུ་མནན་པའི་ཚུལ་དུ་གཏོང་བ། རྒྱུ་མཚན་ནི་རླུང་འཁྲུགས་པའི་དབང་གིས་གྲེན་རྒྱུའི་བུ་ག་འགག་ཏེ་སྐྱིགས་བུ་འབྱུང་བས་ན་ཟས་ཟོས་པས་སྐྱིགས་བུ་ལྷག་པར་འབྱུང་ཞིང་ཟས་ཀྱང་ཕྱིར་སྐྱུགས་པས་སྔ་རྗེས་སུ་སྨན་གྱིས་མནན་པའི་སྒོ་ནས་བཏང་བའོ། །

མཚན་མོ་བཏང་བ། ནམ་ཚོང་ཡན་ཆད་ལ་གནས་པའི་ནད་རིགས་རྣམས་ལ་ཕན་པའི་སྨན་ནི་ཟས་ཞུ་བ་མཚན་མོ་ཉལ་ཁའི་དུས་སུ་གཏོང་བ། རྒྱུ་མཚན་ནི་མིག་དང་སྣ་རྣ་བའི་བུ་ག་སོགས་ལ་དགང་ཞིང་བླུགས་དགོས་པའི་སྨན་གྱི་རིགས་ནི་ཉལ་ནས་བཏང་བས་གཏོང་བདེ་ཞིང་དེའི་འཕྲོར་གཉིད་དུ་ཡུར་བས་སྤྱོད་ལམ་མ་འཁྲུགས་པ་སོགས་ཀྱི་དབང་གིས་སྨན་ནུས་ལེགས་པར་ཐེབས་པ་བཅས་ཀྱི་དགེ་མཚན་མཆིས་སོ། །

༢༩༥. གསོག་ལྡང་ཞི་གསུམ་དུས་དང་སྦྱར་བའི་གསོ་ཚུལ་དེ་ཇི་ལྟར་ཡིན།

ལན། རླུང་ལ་སོགས་པའི་ནད་རིགས་རྣམས་རང་གནས་སུ་གསོག་པའི་དུས་སུ་ཐང་དང་ཕྱེ་མའི་སྦྱོར་བ་སོགས་ཞི་བྱེད་ཀྱི་སྦྱོར་བ་རྣམས་ཀྱིས་ཞི་བར་བྱ་དགོས་ལ། རང་གནས་ལས་ལང་ནས་རྒྱས་པར་གྱུར་པའི་སྐབས་སུ་བཤལ་སྐྱུགས་སོགས་སྦྱོང་བྱེད་ཀྱི་སྦྱོར་བ་རྣམས་ཀྱིས་ཕྱིར་སྦྱུང་བའི་སྒོ་ནས་བཅོས་དགོས་པ་དང་། དེ་ལྟར་བཅོས་ནས་ནད་ཞི་ཞིང་འཛོམས་པར་གྱུར་པའི་དུས་ལ་སླེབས་ཚེ་ཟས་སྤྱོད

གང་དག་གཟབ་ཅིང་ནད་གཞན་དང་ཟུངས་ལ་གནོད་པར་མི་འགྱུར་བའི་སྒྱུར་བ་འཇམ་པོའི་རིགས་ཀྱིས་ནད་མཇུག་འདོན་ཞིང་ལུས་ཟུངས་གསོ་བར་བྱ་དགོས་པའོ། །

༢༩༨. ཉིན་ཞག་དུས་དྲུག་སོ་སོར་བསིལ་དྲོད་ཀྱི་ཟས་སྨན་ནད་གང་ལ་གང་གཏོང་ངམ།

ལན། ཉིན་དགུང་མཚན་དགུང་སྐབས་སུ་མཁྲིས་པའི་ཚ་བ་བསད་པའི་སླད་དུ་བསིལ་སྨན་དང་བསིལ་ཟས། ཚ་བའི་དུས་གུང་གཉིས་པོ་དེར་བསྟེན་པར་བྱ་ཞིང་། སྲོད་དང་སྔ་དྲོའི་ཞོ་བའི་མེ་དྲོད་གསོ་བའི་དོན་དུ་དྲོད་སྨན་དང་དྲོད་ཟས་ཀྱིས་བད་ཀན་གྲང་བའི་རང་བཞིན་གཞིལ་བ་དང་དགོང་དང་ཐོ་རངས་ཀྱི་སྐབས་སུ་རླུང་ལ་ཇན་པ་བྱེན་པའི་ཕྱིར་དུ་དྲོད་བཅུད་ཀྱི་ཟས་དང་སྨན་གྱིས་ཐོར་བུའི་རླུང་རྐྱ་སླན་པར་བྱ་དགོས་པ་ཡིན་ནོ། །

༢༩༧. ནད་གང་ཞིག་ཟུང་ཟུང་སྟོབས་ཆེ་བ་དེ་ཐོག་མར་བཅོས་དགོས་དོན་ཅི།

ལན། ཐོག་མར་ནད་སྟོབས་ཆེ་བ་དེ་མ་བཅོས་ན་རང་གི་སྲོག་ལ་ཉེན་ཁ་ཆེ་བའི་ཕྱིར་ཏེ། དེ་ཡང་སྟོབས་ཆེ་བ་དེ་ཉིད་བཅོས་ཤིང་འཇོམས་པར་གྱུར་པ་ན་སྟོབས་ཞན་པ་དེ་ཉིད་བཅོས་མི་དགོས་པར་རང་བཞིན་གྱིས་འཚོ་བ་ཡིན། སུམ་པ་ཡེ་ཤེས་དཔལ་འབྱོར་གྱིས། ཐམ་གང་ཆེ་སྔོན་བཅོས་ཆུང་ཡལ་འགྲོ། །ཞེས་པ་ལྟར་རོ། །

༢༤༨. ནད་སྐྲར་མི་ཐོག་པའི་ཕྱིར་བྱ་ཐབས་གང་བསྟེན་དགོས།

ལན། ནད་རིགས་གང་ཡང་སྐྱོང་བར་བྱ་བ་དང་ཞི་བྱེད་ཀྱི་སྦྱོར་བ་སོགས་ཀྱིས་བཞུ་བར་བྱས་ཀྱང་ད་དུང་ནད་ཀྱི་རོ་མ་ལྷག་བུ་དེ་རྐྱེན་ཕྲན་ཟད་ཙམ་གྱིས་ལྡང་བར་འགྱུར་བའི་ཕྱིར་དགུན་སྟོད་དང་དགུན་སྨད་ཀྱི་དུས་སུ་བསགས་པའི་བད་ཀན་གྱི་ནད་དེ་དཔྱིད་དུས་ཉི་འོད་ཀྱིས་དྲོས་ནས་ལྡང་བའི་སྐབས་སུ་སྐྱུགས་ཀྱིས་སྦྱང་བར་བྱ་བ་དང་། སོ་ཀའི་དུས་སུ་བསགས་པའི་རླུང་ནད་དེ་དབྱར་དུས་ཆར་རླུང་གི་གྲང་བ་ལྡང་བའི་སྐབས་སུ་འཇམ་རྩིའི་རིགས་ཀྱིས་སྦྱང་བར་བྱེད་པ་བཞིན་ནོ། །

༢༤༩. ནད་ཀུན་སྦྱོང་བར་བྱེད་པའི་རྐྱེན་སྲུང་དགོས་དོན་ཅི།

ལན། སྤྱིར་ནད་སྦྱོང་བར་བྱེད་པའི་རྐྱེན་ལས་ཟས་སྤྱོད་གཉིས་རང་ལ་རྟག་ཏུ་འགྲོགས་ཤིང་བསྟེན་པར་བྱ་བ་ཡིན་སྐབས་ཡིད་ཀྱིས་དྲན་པའི་སྒོ་ནས་རྒྱུན་དུ་མི་མཐུན་པའམ་མི་འཕྲོད་པའི་རིགས་མ་སྲུང་ན། ནད་ཀུན་དངོས་སུ་བསྐྱེད་པར་འགྱུར་བའི་ཕྱིར་རོ། །

༢༥༠. སྨོམ་འཕྲངས་ཚུལ་མི་འདྲ་བར་གཞིགས་ནས་འབྲས་བུ་མི་འདྲ་བ་གང་འབྱུང་།

ལན། ཟས་ཟོས་རྗེས་སུ་སྨོམ་འཕྲུངས་ཙོམས་དང་ཁྲབ། །ཟས་འདུལ་འཇུ་ཞིང་ལུས་བརྟན་སྟོབས་འཕེལ་བྱེད། །སྐད་འགག་སྐྱོ་

རྫོ་ལ་ལུད་པ་ཆམ་པ་སོགས། །ནམ་ཚོང་ཡན་ཆད་ནད་ལ་གནོད་པ་
ཡིན། །མེ་དྲོད་ཆུང་ལ་ཤ་ཟོས་ཆང་འཐུངས་བྱ། །སྦྱོམ་པོ་དབྲི་ལ་
སྦྲང་རྩི་ཆུ་བཏུང་ངོ་། །ཉོ་ཆང་དུགས་སྦྲགས་སྦྲང་རྩི་ཟོས་པ་
དང་། །རྗེས་སུ་ཆུ་བསིལ་འཐུངས་ན་ཕན་པ་ཡིན། །ཟས་ཟོས་བར་
མཐའ་ཐོག་མར་སྐོམ་འཐུངས་ན། །ཉམ་ཚོགས་རན་ཞིང་སྦྱོམ་དང་
སྐེམ་པོར་འགྱུར། །ཞེས་པ་ལྟར་རོ། །

༢༥༡. ཚ་བ་ཡིན་ཡང་གཏར་མི་རུང་བའི་ནད་གཞི་བདུན་པོ་གང་།

ལན། ཁྲག་མ་སྨིན་པ། རིམས་མ་སྨིན་པ། མ་སྨིན་ཚ་བ། སྟོང་
ཚད། དུག་མ་གསོད། གཉན་ཚད། ཟུངས་ཟད་ཚ་བ་བཅས་ལ་
གཏར་མི་རུང་། བད་རླུང་ལས་གྱུར་ཀྱང་ཁྲག་མཁྲིས་དང་བསྡོངས་
པ་ཤུགས་ཆེན་གཏར་དགོས་པ་ཡིན།

༢༥༢. མེ་བཙའི་ཕན་ཡོན་ཅི།

ལན། ཕན་ཡོན་རྩ་ཡི་འཁྲིས་འཕྲང་འགོགས་པར་བྱེད། །ཨ་ནའི་
ཟུག་གཙོག་རླུང་ནད་ཁ་ཡན་གནོན། །མ་ཞུ་འཇུ་ཞིང་ལྡེན་སྐྲན་
བཤིག་པར་བྱེད། །འབྲས་དང་རྨ་རྐན་ཤ་རོ་ངན་པ་གཅོད། །
སྐྲངས་པའི་མགོ་གནོན་ཆུ་སེར་འདྲེན་སྐེམ་སྡོམ། །དོན་སྣོད་སྒོ་སྲུང་
དྲོད་སྐྱེད་དྲན་པ་གསལ། །གསོ་དཔྱད་གཞན་བརྟུགས་ཕལ་ཆེར་མེ་
ཡིས་གསོ། །ཞེས་པ་ལྟར་རོ། །

༢༥༣. ལུམས་ཀྱི་ཕན་ཡོན་ཅི།

ལན། དེ་ཡང་ཤུག་པ་ལྔ་ཡི་བདུད་རྩི། མཆོ་བཙན་གྱི་བདུད་རྩི། བ་ལི་མི་ཡི་བདུད་རྩི། འོམ་བུ་ཀླུ་ཡི་བདུད་རྩི། མཁན་སྐྱུ་རྩེ་བརྒྱད་ཀྱི་བདུད་རྩི་ཞེས་དང་། སྐྱེ་གནས་སམ་ཡུལ་གྱི་སྒོ་ནས། བ་ལི་སྤང་གི་བདུད་རྩི། ཤུག་པ་ཉིན་གྱི་བདུད་རྩི། མཆོ་སྲིབས་ཀྱི་བདུད་རྩི། འོམ་བུ་ཆུ་ཡི་བདུད་རྩི། མཁན་སྐྱ་སའི་བདུད་རྩི་ཞེས་གསུངས་པ་ལྟར་དང་། ནད་གཞི་སེལ་ཚུལ་གྱི་སྒོ་ནས་གཡུ་ཐོག་ཤོག་དྲིལ་ལས། བ་ལིས་པགས་པ་མཉེན་པར་བྱེད། །འོམ་བུས་རུས་པའི་དུག་རྣམས་འདོན། །མཆོ་ཡིས་ལུས་ཟུངས་བརྟས་པར་བྱེད། །མཁན་སྐྱས་ལུས་ཀྱི་འབྱུང་བ་འདུལ། །ཤུག་པ་ཡོན་ཏན་བརྒྱད་དང་ལྡན། །ཞེས་དང་། འདི་ལྔ་པོ་སྦྱོར་བ་གང་གི་སྐབས་གཙོར་སྨན་ཡིན་པ་དང་དེ་ལ་ཁ་ཚར་གྱི་སྨན་རྩ་བ་ལྔ་དང་གཞན་གང་ལ་གང་དགོས་རིགས་པས་དཔྱད་དགོས་སོ། །རྒྱུད་ལས། ལུམས་ཀྱིས་ཚ་གླང་ས་ཆུ་སེར་བ་སྐྲུ་འདོན། །གླང་ས་འདུལ་སྐྲང་ས་འཛོམས་སྐེམ་པོ་ཤ་རྒྱས་བྱེད། །ཅེས་དང་། དེ་བཞིན་རྩ་དཀར་དང་། དྲེག་གྲུམ། ཆུ་སེར་ཟ་འཕྲུག་བྱེད་པ། གྲང་ཀླུང་། སྐྲ་ཐབ་བཅས་དང་། རྐས་ག་སྲ་ཞིང་ཆོགས་རྣམས་བརྟས་པ། དབང་པོ་གསལ་བ། དྲན་པ་གསལ་བ། བློ་རྣོ་བ། སྐད་གདངས་ལྡན་པ། ལུས་སྟོབས་བསྐྱེད་པ། མདངས་སྟོབས་རྒྱས་པ། རོ་ཙ་བྱེད་པ་བཅས་ཚེ་རིང་བཅུད་ལེན་དུ་འགྲོ་བས་ཕན་ཡོན་བསམ་གྱིས་མི་ཁྱབ་པོ། །

༢༥༩. སྨན་ལུམས་ཀྱིས་ནད་ལ་ཕན་པའི་རྒྱུ་མཚན་ཅི།

ལན། ལུམས་ཆུའི་ནང་ནད་པ་སྡོད་པའི་སྐབས་ནད་པར་མི་འདྲ་བའི་ཕྱོགས་གཉིས་ནས་ཕན་ཐོགས་འབྱུང་གི་ཡོད་པ་རེད། དེ་ལས་ཕྱོགས་གཅིག་ནི་ལུམས་ཆུའི་དྲོད་ཚད་ཡིན་ལ་དེས་ནད་པའི་ལུས་པོ་ཚ་པོར་བཟོ་བ་དང་། ཅིག་ཤོས་ནི་ལུམས་ཆུའི་སྨན་གྱི་ནུས་པ་ཡིན་ལ་དེའི་ནུས་པ་ཐད་ཀར་ནད་པའི་ལུས་པོར་ཐོན་དགོས་པ་དེ་ཡིན། དེ་ལྟར་ཕྱོགས་དེ་གཉིས་ནས་སྨན་ལུམས་ཀྱིས་ནད་པ་གསོ་བ་དང་ཕན་བསྐྱེད་ཐོན་པའི་ཡིན་ལུགས་དེ་གྲུབ་པ་རེད། དེའི་རྒྱུ་མཚན་ནི་ལུམས་ཆུའི་ དྲོད་ ཚད་ དེས་ ཕྱོགས་ གཅིག་ ནས་ གྲང་ བའི་ ནད་ ཀྱི་རིགས་ལ་བསྲོ་བའམ་ཚ་པོ་བཟོ་བའི་ཕན་པ་ཐོན་པ་དང་ཕྱོགས་ཅིག་ཤོས་ནས་ ལུས་ ཕྱིའི་ ཚ་བ་རྟུལ་ དང་ བསྡོངས་ ནས་ ཕྱིར་ དབྱུང་ བའི་ཕན་པ་ཐོན་གྱི་ཡོད་པས་ནད་པ་ལུམས་སུ་འདུག་ན་ལུམས་ཆུའི་དྲོད་ཚད་ལ་དོ་སྣང་ཆེན་པོ་བྱེད་དགོས། ལུམས་ཆུའི་སྨན་གྱི་ནུས་པ་པགས་པའི་བུ་ག་ བརྒྱུད་ ནས་ ལུས་ སྟེང་ དུ་ སླེབས་ དགོས་ ཤིང་ ལུམས་ ཆུ་གཤེར་བའི་ ཆ་ནས་ ཆུ་རྒྱུས་ གྲོང་ བར་ བརྟན་ ཕབས་ ཧ་ མཉེན་ པོར་གཏོང་དགོས་ལ་ནུས་པའི་ཆ་ནས་ཐད་ཀར་ནད་སྟེང་དུ་ཐོན་ནས་ནད་གཞོམ་ཐུབ་པ་ཡིན། འོན་ཀྱང་། ནད་པའི་ལོ་ན་རྒན་གཞོན་གྱི་ཁྱད་པར་དང་ལུས་ཀྱི་གནས་མི་འདྲ་བ། ཡང་ན་ལུམས་ཆུའི་ནུས་པ་ནུར་པོ་ཡིན་མིན་སོགས་ཀྱི་ཁྱད་པར་ལས་སྨན་ནུས་པགས་པའི་བུ་གར་རྒྱུ་ཐུབ་མིན་ཐད་བརྟག་དཔྱད་ནན་མོ་གཏོང་རྒྱུ་ཡོད། སྤྱིར་བཏང་

སྨན་ལུམས་ཀྱིས་ནད་ལ་ཕན་པའི་ཡིན་ལུགས་སམ་རྒྱུ་མཚན་ཕལ་ཆེར་དེ་འདྲ་ཡིན་ཀྱང་། གལ་ཏེ་ལྷགས་ནད་ཡིན་ན་ནད་དང་སྨན་གཉིས་ཐད་ཀར་གདོང་གཏུགས་པ་སྟེ་ཕལ་ཆེར་བྱུག་པ་རྒྱག་པའི་ནུས་པ་དང་འདྲ་ཞིང་། སྨན་ལུམས་ཀྱི་ནུས་པ་ཐོན་ལུགས་ཐད་དེང་གི་ཚན་རིག་གིས་འགྲེལ་བཤད་རྒྱག་ཤེས་པ་ཡིན་ན་སྨན་ལུམས་ཀྱི་རྟེན་བའི་ནད་གཞིའི་ཁྱབ་ཁོངས་ཇེ་ཆེར་སོང་སྟེ་འཛམ་གླིང་སྟེང་གསོ་དཀའ་བའི་ནད་ཡང་དྲག་བསྐྱེད་འགྱུར་ཐུབ་པ་སྲིད་སྙམ་མོ། །གོང་གི་འདི་ཆུ་ལུམས་ལྟར་བཤད་པ་ཡིན་ལ་དེའི་ཤུགས་ནས་རླངས་ལུམས་དང་བྱེ་ལུམས་རྣམས་ཤེས་སླའོ། །

२५५. ཐུར་མའི་ཕན་ཡོན་ཅི།

ལན། ཐུར་མའི་ཕན་ཡོན་རླུང་ཁ་གནོན་པ་དང་། །གྲང་བའི་ཐོད་སྐྱེད་སྐྲན་བཤིག་མ་ཞུ་འཇུ། །རླངས་པ་འཁྲིམས་པ་གསེང་ཞིང་ཤ་བེམ་གསེང་། །རྣག་ཁྲག་ཆུ་སེར་དམུ་ཆུ་ཕྱིར་ལ་འབྱིན། །དེ་དག་ཐུར་མ་བྱས་པའི་ཕན་ཡོན་ཡིན། །ཞེས་པ་ལྟར་རོ། །

२५८. ཚ་བ་དང་གཉན་དང་རིམས་ཞེས་པ་གསུམ་གྱི་གོ་དོན་དང་ཁྱད་པར་ཅི་ཡིན།

ལན། དང་པོ་ཚ་བ་ཞེས་པ་མཁྲིས་པ་ཐང་ལ་ལྷག་པ་ལ་བྱ་སྟེ། དེ་ཡང་མཁྲིས་པའི་མཚན་ཉིད་ལ་ཟུར་བཏུན་ཡོད་པ་ལས་ཚ་བ་དང་རྣོ་

བས་ཁྲིད་པར་དུ་བྱས་པ་ལ་ཚ་བ་ཞེས་བརྗོད་དེ། རྒྱུད་ལས། ཅི་ཕྱིར་མཁྲིས་པ་ཚ་ལ་རྫོ་བ་དེ། །ཐང་ལ་ལྷག་པས་གནོད་བྱ་སྲེག་པའི་ཕྱིར། །ཚ་བ་ཀུན་གྱི་རྒྱུ་ནི་མཁྲིས་པ་ཡིན། །མཁྲིས་པ་མེད་པར་ཚ་བ་འབྱུང་མི་སྲིད་ཅེས་གསུངས་པའི་ཕྱིར་ན། མཁྲིས་པའི་ཉེ་རིང་གི་རྒྱུ་དང་རྐྱེན་གྱི་ཚོགས་པ་གཞུང་ལས་འབྱུང་བ་བཞིན་ངེས་པར་བྱའོ། །

གཉིས་པ་གཉན་ཞེས་པའི་ངོ་བོ་ནི་ལུས་ལ་ལྷན་སྐྱེས་སུ་གནས་པའི་ཁྲག་སྲིན་དང་། ཕྱི་ནས་ནད་བདག་གིས་བསྐྱེད་པའི་པར་པ་ཏ་ཞེས་པའི་དུག་ཅན་གྱི་སྲིན་ཕྲ་གཉིས་འཕྲད་ནས་ལུས་ཟུངས་དྲི་མ་དང་བཅས་ལ་གནས་ནས་ཤིན་ཏུ་སྲོག་ལ་གཉན་པའི་ཕྱིར་ན་གཉན་ཞེས་པའོ། །དེ་ཡང་ལུས་ལ་འབབ་ཚུལ་གྱི་དབང་དུ་བྱས་ནས། ས་ཆུ་མེ་རླུང་བཞི་ཡི་ཧ་ལ་བྱོན། །ཀུན་ཀྱང་ངོ་བོ་ཚ་བ་ལས་མ་འདས། །ཞེས་དང་། རླུང་གཤོག་ལྡན་པས་ཕྱོགས་ཀུན་རྒྱུ་བ་སྟེ། །བར་སྣང་ཁམས་ནས་བ་སྤུ་སྣ་སྒོ་འཇུག །དེ་དང་ལུས་ནང་གནས་པའི་སྲིན་བུ་ནི། །ཁྲག་སྲིན་རྐང་མེད་ཟླུམ་ལ་དམར་བ་དེ། །ཁྲག་ལ་གནས་ཤིང་རྩ་ནང་ཀུན་ཏུ་རྒྱུ། །གཉན་ནད་ཀུན་གྱི་རྒྱུ་དང་མཛེ་ནད་བྱེད། །ཅེས་དང་། བབས་པའི་སྒོ་ནས་དབྱེ་བ་ཤིན་ཏུ་མང་པ་ལྟར་ཕྱི་ཡི་དུག་སྲིན་དང་། སྲོག་པ་རྩའི་དྭངས་མའི་ཟུངས་ཁྲག་ལ་གནས་པའི་སྲིན་ཕྲ་གཉིས་བསྡོངས་ནས་གནོད་བྱ་ཁམས་བཅུམ་ཐུང་བར་བྱེད་པ་དེ་ལ་བྱའོ། །

གསུམ་པ་རིམས་ཞེས་པ་ནི། སྲིད་པ་སྐྱེ་འཇིག་ལ་དབང་བའི་མ་མོ་དང་རྫུ་འཕྲུལ་གྱིས་ནམ་མཁར་འགྲོ་བ་ཀུན་འཁྲུག་པ་ཏེ་རིམས་གསོ་གྱུར་གྱི་ནད་ཀྱི་ཁ་རླངས་མདོག་སེར་པོ་དང་། དམར་པོ་དང་། ནག་པོ་རྣམས་བཏང་བ་སྤྲིན་པ་ལྟར་ཆགས་པ་ལས་བསོད་ནམས་དམན་པའི་འགྲོ་བ་ལ་ཕོག་སྟེ། སེར་པོ་ལས་བལ་ནད་དང་ཚམ་པ། དམར་པོ་ལས་རྒྱུ་གཟེར། ནག་པོ་ལས་གག་ལྷོག་དང་འབྲུམ་ནག་སོགས་མིང་གྲངས་ཀྱི་མི་ལང་བ་འབྱུང་ལ། གཞན་ཡང་། ནམ་ཟླ་དུས་བཞིའི་འབྱུང་བ་དམན་ལྷག་ལོག་པ་དང་། སྤྱོད་ལམ་དྲག་རྩུལ་གྱི་རིགས་དང་། ནད་གར་བྱུང་བ་ནད་ཡུན་རིང་སོགས་པའི་ནད་དྲི་དང་། འབྱུང་པོའི་དུགས་གཟེར་ཕོག་པར་དང་། རྒྱུད་ལ་ཞེ་སྡང་དྲག་པོ་སྐྱེས་པས་ཁྲོ་བ་དང་། གཏི་མུག་ཅན་སེམས་ཞུམ་པའི་དབང་གིས་འཇིགས་སྐྲག་དང་། ཡིད་བཙུག་སོགས་བྲལ་བས་མྱ་ངན་གྱིས་གདུངས་པ་དང་ཁ་ཟས་བསིལ་དྲོད་སོགས་མ་སྙོམས་ཤིང་། ལུས་ཁམས་དང་མི་མཐུན་པ་བསྟེན་པའི་དབང་གིས་འབྱུང་བ་འཁྲུགས་པའི་རིམས་སུ་གྱུར་པ་ཡིན་ནོ། །ཇི་སྐད་དུ། རྫུལ་ལ་བབས་ནས་བད་ཀན་མཁྲིས་པ་ལྡང་། །འཇུག་སྒོ་དྲུག་རྒྱུ་རིམ་པས་འཇུག་པའམ། །དྲིས་ཕོག་ཡམས་སུ་རིམས་ཀྱིས་འགོ་པའི་ཕྱིར། །རིམས་ཞེས་བྱ་བའི་རྒྱུ་མཚན་མེད་དུ་བཏགས། །ཞེས་པ་ལྟར། རིམས་ཀྲུང་བ་ནི་གཙོ་བོ་རྒྱུད་ཀྱི་བལ་ནད་ལེའུ་ལས་ཤེས་པར་བྱའོ། །དེ་ལྟར་ཚ་བ་དང་གཉན་དང་རིམས་རྣམས་རྒྱུ་རྐྱེན་ངོ་བོ་མི་འདྲ་བ་ནི།

ཚ་བ་རིམས་དང་གཉན་ནད་རྣམ་པ་གསུམ། རིམ་པར་ཕྱི་མ་སྟོབས་ཆེ་ནུས་མཐུ་མྱུར། །ཞེས་དང་། གཉན་གྱི་སྔོངས་ཟླ་མེད་པའི་རིམས་རྒྱུད་དང་། །གཉན་དང་བསྔོངས་པ་རིམས་སྨྱུན་ཞེས་བྱ་ཡིན་ཞེས་དང་། གཉན་རིམས་གཉིས་ནི་ཕ་གཅིག་སྤུན་ཟླ་འདྲ། །གཅིག་གྲོགས་གཅིག་གིས་བྱེད་ཅིང་གྲོས་ཁ་མཐུན། །ཞེས་དང་། བཅོས་ཚུལ་ལའང་། དེ་ཕྱིར་ཚད་བཅོས་ཕོ་ནས་རིམས་མི་སེལ། །རིམས་བཅོས་རྒྱུད་བས་གཉན་ནད་སེལ་བ་མིན། །བསིལ་གྱིས་ཚ་བ་འཇོམས་ཡང་གཉན་མི་སེལ། །དུག་གིས་གཉན་མགོ་ཚོམས་ཡང་ཚད་པ་མིན། །གཉེན་པོ་གཅིག་གིས་ནད་ཀུན་སེལ་བ་དཀའ། །ཞེས་གསུངས་པ་ལྟར་རོ། །

༢༥༧. རྩ་བའི་རླུང་ལྔས་ཕུང་པོ་ལྔ་བསྐྱེད་པ་དང་ཡན་ལག་རླུང་ལྔས་དབང་པོ་ལྔ་བསྐྱེད་པ་ཇི་ལྟར་ཡིན།

ལན། རླུང་ཞེས་པའི་སྒྲ་དོན་ནི། ཤུགས་ལྡན་ནམ་ནུས་པ་ཆེ་ལྡན་ཞེས་བྱ་སྟེ་ཕྱི་སྣོད་ཀྱི་འཇིག་རྟེན་དང་། ནང་བཅུད་ཀྱི་སེམས་ཅན་གྲུབ་བྱེད་ཀྱི་རྩ་བ་ཡིན་པར་བཤད་དེ། རྩ་བའི་རླུང་ལྔ་ལ་སྲོག་ཆེན་པོའི་རླུང་ཞེས་པ་སེམས་ཅན་རྣམས་ཀྱི་ལུས་དང་རྣམ་པར་ཤེས་པ་དང་བརྗོད་ཀྱི་རྟེན་བྱེད་པའི་ཚེ་གྲགས་པ་དེ་ཉིད་གྲུབ་པ་ཡིན་ལ། དེ་ནི་ཁམས་ལྔ་ལས་ནམ་མཁའི་ཁམས་ཀྱི་རང་བཞིན་དང་། ཐུར་སེལ་གྱི་རླུང་ནི་ཁམས་ལྔ་ལས་ས་ཁམས་ཀྱི་རང་བཞིན་དང་། གྱེན་རྒྱུའི་རླུང་

ནི་ཁམས་ལྔ་ལས་མེ་ཁམས་དང་། མེ་དང་མཉམ་པའི་རླུང་ནི་ཁམས་ལྔ་ལས་རླུང་གི་ཁམས་དང་། ཁྱབ་བྱེད་ཀྱི་རླུང་ནི་ཁམས་ལྔ་ལས་ཆུ་ཁམས་ཀྱི་རང་བཞིན་ཡིན་ལ། ཕུང་པོ་ལྔ་བསྐྱེད་ཚུལ་ནི། སེམས་ཉིད་རང་བཞིན་གྱིས་འོད་གསལ་བ་ནི་ཡེ་རླུང་སྟེ་སྟོང་བ་ཆེན་པོ་ཞེས་བྱ་བ་ཡིན་ནོ། །དེ་ལས་མུན་པའི་སྣང་བའི་མཚན་ཉིད་ཅན་ཀུན་གཞིའི་རྣམ་ཤེས་ཉོན་ཡིད་དང་བཅས་པ་ནི་ནམ་མཁའི་རླུང་དང་མུན་པའི་སྣང་བ་སྟེ། དེ་ལས་མཆེད་པའི་ཉོན་མོངས་པ་ཅན་གྱི་ཡིད་འདུ་བྱེད་པ་དང་བཅས་ལངས་པ་ནི་གཡོ་བའི་མཚན་ཉིད་ཅན་ཡིན་པས་རླུང་གི་རླུང་དང་། མཆེད་པ་དེ་ལས་ཉེར་ཐོབ་ཚོགས་དྲུག་འཁོར་བཅས་འབྱུང་བས་ནི་ཚོར་བ་སྟེ་རྒྱུད་སྨིག་བྱེད་མེའི་རླུང་དང་། འདུ་ཤེས་ནི་ཡུལ་ལ་མཚན་མར་འཛིན་ཅིང་སྤྱོད་པར་བྱེད་པས་ཆུའི་རླུང་དང་། གཟུགས་ནི་སྲ་བ་དང་བརྟན་པ་ལ་སོགས་པ་ཡིན་པས་སའི་རླུང་སྟེ། དེ་ལྟར་ན་ཁམས་ལྔ་དང་ཕུང་པོ་ལྔ་རིམ་པས་ཕུང་པོ་ལྔ་བསྐྱེད་བྱ་དང་ཁམས་ལྔ་སྐྱེད་བྱེད་དུ་བཤད་དོ། །

ཡན་ལག་གི་རླུང་ལྔ་ཡང་། ཀླུའི་རླུང་ནི་ནམ་མཁའི་ཁམས་དང་། རུས་སྦལ་གྱི་རླུང་ནི་རླུང་གི་ཁམས་དང་། རྩངས་པ་མེ་ཁམས་དང་ལྷ་སྦྱིན་ནི་ཆུ་ཁམས་དང་། ནོར་ལས་རྒྱལ་ནི་ས་ཁམས་སོ། །དེས་དབང་པོ་ལྔ་བསྐྱེད་ཚུལ་ནི། ཀླུའི་རླུང་ནི་སོག་པ་གཡས་པའི་ཐད་ཀྱི་རྩ་འདབ་རྒྱལ་ཞེས་པ་ལ་རྒྱུས་ནས་རྩའི་རྩེ་མོ་གཅིག་མིག་ལ་བྲུག་སྟེ་བྱེད་ལས་གཟུགས་འཛིན་པ་དང་ལུས་སྐྱེག་པ་སོགས་བྱེད།

ཉུས་སྤྲལ་གྱི་རླུང་ནི་སྙིང་གའི་རྒྱབ་ཕྱོགས་ཀྱི་རྩའི་འདབ་མ་རྩ་རྒྱལ་བ་ལ་ཟུག་ནས་རྩེ་མོ་གཅིག་རྣ་བར་འབྲེལ་ཏེ་བྱེད་ལས་སྒྲ་འཛིན་པ་དང་རྐང་ལག་བསྐྱོད་པ་སོགས་བྱེད། རྩངས་པའི་རླུང་ནི་སོག་པ་གཡོན་པའི་ཐད་ཀྱི་རྩའི་འདབ་མ་ལ་པུ་ཏྲ་ལ་རྒྱུས་ནས་རྩེ་མོ་གཅིག་སྣ་ལ་ཟུག་སྟེ་བྱེད་ལས་དྲི་འཛིན་པ་དང་ཁྲོ་བོ་དང་འཁྲུགས་པ་སོགས་བྱེད། ལྷ་སྦྱིན་གྱི་རླུང་ནི་སྙིང་གའི་གཡོན་ཕྱོགས་ཀྱི་རྩ་ཨེ་ཏ་སྟེ་ལུགས་ཞེས་པ་ལ་རྒྱུས་ནས་རྩེ་མོ་གཅིག་ལྕེ་ལ་ཟུག་སྟེ་བྱེད་ལས་རོ་འཛིན་པ་དང་སྨྲལ་བ་སོགས་བྱེད། ནོར་ལས་རྒྱལ་གྱི་རླུང་ནི་ནུ་མ་གཡོན་པའི་ཐད་ཀྱི་རྩ་ཀུ་ར་ལ་རྒྱུས་ནས་རྩའི་རྩེ་མོ་ལྤགས་ཚུང་གི་དབུས་དང་། བ་སྤུའི་བུ་ག་ཐམས་ཅད་དུ་ཟུག་སྟེ། བྱེད་ལས་ཕྱོགས་གཅིག་གིས་ཁམས་དཀར་དམར་གྱི་ཆ་གྱེན་དུ་འདྲེན་པ་དང་། ཕྱོགས་གཅིག་གིས་རེག་བྱ་འཇམ་རྩུབ་སོགས་འཛིན་ཅིང་། ཕྱོགས་གཅིག་གིས་ལུས་འདི་ཉིད་ཤི་ནས་མ་འཕོར་གྱི་བར་དུ་གནས་པ་སྟེ། ལུས་ཀྱི་སྲ་བའི་ཁམས་མི་འདོར་བར་བྱེད་དོ། །ག་སླ་བའི་ཆེད་དུ་གཤམ་གྱི་རེའུ་མིག་ལ་གཟིགས་པར་ཞུའོ། །

རྩ་བའི་རླུང་ལྔ་དང་ཡན་ལག་རླུང་ལྔས་ཕུང་པོ་དང་ དབང་པོ་བསྐྱེད་ཚུལ་གྱི་རེའུ་མིག

རྩ་བའི་རླུང་།	ཁམས།	ཕུང་པོ།	ཡན་ལག་རླུང་།	ཁམས།	དབང་པོ།
སྲོག་འཛིན་རླུང་།	ནམ་མཁའི་ཁམས།	རྣམ་ཤེས་ཕུང་པོ།	ཀླུའི་རླུང་།	ནམ་མཁའི་ཁམས།	མིག་གི་དབང་པོ།
ཐུར་སེལ་རླུང་།	ས་ཁམས།	གཟུགས་ཀྱི་ཕུང་པོ།	རུས་སྦལ་རླུང་།	རླུང་གི་ཁམས།	རྣ་བའི་དབང་པོ།
གྱེན་རྒྱུའི་རླུང་།	མེ་ཁམས།	ཚོར་བའི་ཕུང་པོ།	རྩངས་པའི་རླུང་།	མེ་ཁམས།	སྣའི་དབང་པོ།
མེ་མཉམ་རླུང་།	རླུང་ཁམས།	འདུ་བྱེད་ཀྱི་ཕུང་པོ།	ལྷ་སྦྱིན་རླུང་།	ཆུ་ཁམས།	ལྕེའི་དབང་པོ།
ཁྱབ་བྱེད་རླུང་།	ཆུ་ཁམས།	འདུ་ཤེས་ཀྱི་ཕུང་པོ།	ནོར་ལས་རྒྱལ།	ས་ཁམས།	ལུས་ཀྱི་དབང་པོ།

སྐབས་བཞི་པ། ནང་དོན་རིག་པའི་སྐོར།

༢༥༨. ཆོས་རྣམ་པ་གཉིས་ནི་གང་།

ལན། ཟག་པ་མེད་པའི་ཕུང་པོ་ལྔ་དང་། ཟག་པ་དང་བཅས་པའི་ཕུང་པོ་ལྔའོ། །དེ་ལ་ཟག་མེད་ཀྱི་ཕུང་པོ་ལྔ་ནི། ཚུལ་ཁྲིམས་ཀྱི་ཕུང་པོ་དང་། ཏིང་ངེ་འཛིན་གྱི་ཕུང་པོ། ཤེས་རབ་ཀྱི་ཕུང་པོ། རྣམ་པར་གྲོལ་བའི་ཕུང་པོ། རྣམ་པར་གྲོལ་བའི་ཡེ་ཤེས་མཐོང་བའི་ཕུང་པོའོ། །ཟག་བཅས་ཀྱི་ཕུང་པོ་ནི་ལྔ་སྟེ། གཟུགས་ཀྱི་ཕུང་པོ། ཚོར་བའི་ཕུང་པོ། འདུ་ཤེས་ཀྱི་ཕུང་པོ། འདུ་བྱེད་ཀྱི་ཕུང་པོ། རྣམ་པར་ཤེས་པའི་ཕུང་པོའོ། །

༢༥༩. ཕུང་པོའི་སྒྲ་དོན་ཅི། དེར་གྲངས་ངེས་པ་དང་གོ་རིམ་གྲུབ་པའི་རྒྱུ་མཚན་ཅི།

ལན། ཕུང་པོ་ཞེས་སྒྲ་ནི་ལེགས་སྦྱར་དུ། གན་དྷ་ཞེས་འབྱུང་བ་དུ་མ་སྤུངས་པའི་དོན་དེ་འབྲུ་དུ་མ་སྤུངས་པ་ལ་འབྲུའི་ཕུང་པོ་དང་། ཤིང་གི་ཚ་སྡོང་ཡལ་འདབ་དུ་མ་སྤུངས་པ་ལ་ཤིང་གི་ཕུང་པོ་ཞེས་པ་ལྟར། གཟུགས་གང་ཅི་ཡང་རུང་བ་འདས་སོགས་དུས་གསུམ་གྱི་གཟུགས་དང་། ཡུལ་འཛམ་གླིང་ལྟ་བུ་ཉེ་བ་དང་། སྒྲ་མི་སྙན་ལྟ་བུ་རིང་བ་སོགས་ཀྱི་གཟུགས་དང་། རྣམ་པ་ལྷ་ལྟ་བུ་བཟང་བ་དང་ངན་

སོང་གི་གཟུགས་ལྔ་བུ་ངན་པ་སོགས་བར་མ་ཐམས་ཅད་བསྡུས་ཏེ་གཟུགས་ཀྱི་ཕུང་པོ་བཞག་པ་དེ་བཞིན་ཟག་བཅས་ཟག་མེད་སོགས་ཀྱི་ཁྱད་པར་མ་ཕྱེ་བར་དུ་མ་སྤྱངས་པས་ན་ཕུང་པོ་ཞེས་བྱའོ། །

ཕུང་པོ་ལྔའི་གྲངས་ངེས་དང་གོ་རིམ་ནི་ཇི་ལྟར་བལྟ་ཞེ་ན། མཛོད་ལས་ནི་འདི་སྐད་བསྟན་པར་འགྱུར་ཏེ། རགས་པའི་གོ་རིམ་གྱིས་དང་། ཀུན་ནས་ཉོན་མོངས་པའི་གོ་རིམ་གྱིས་དང་། སྣོད་ལ་སོགས་པའི་དོན་གྱིས་དང་། ཁམས་ཀྱི་གོ་རིམ་གྱིས་ཏེ། རིམ་ནི་རགས་དང་ཀུན་ཉོན་མོངས། སྣོད་སོགས་དོན་ཁམས་ཇི་བཞིན་ནོ། །ཞེས་དང་། ཕུང་པོ་ལྔ་ཞེས་སྨྲས་པས། ཕུང་པོ་དྲུག་ལ་སོགས་པ་མང་དུ་མ་བཤད། བཞིར་ཉུང་དུ་ཡང་མ་བཤད་པར་ཅིའི་ཕྱིར་ལྔ་ཁོ་ནར་གྲངས་ངེས་པར་བསྟན་སྙམ་ན། བདག་དང་བདག་གི་དངོས་པོ་བསྟན་པར་བྱ་བའི་ཕྱིར་ཕུང་པོ་ལྔ་ཁོ་ན་ལས་མང་དུ་ཡང་མ་བཤད། ཉུང་དུ་ཡང་མ་བཤད་དོ། །ཡང་ན་སྣོད་དང་། ཟས་དང་། ཚག་ཙག་དང་། བྱེད་པ་པོ་དང་། ཟ་བ་པོའི་དངོས་པོ་བསྟན་པའི་ཕྱིར་ཕུང་པོ་ལྔ་ཉིད་དུ་བཤད་ཀྱི་དྲུག་དང་བཞི་ལ་སོགས་པར་མ་བསྟན་ཏོ། །

༡༨༠. གཟུགས་ཀྱི་མཚན་ཉིད་ཅི།

ལན། གཟུགས་ཀྱི་མཚན་ཉིད་ནི། གཟུགས་སུ་རུང་བའི་མཚན་ཉིད། གཞིག་ཏུ་རུང་བ་ལ་གཟུགས་ཞེས་བྱ་སྟེ། རང་གི་གནས་སུ

གཞན་ སྐྱེ་ བའི་ བར་ ཆད་ དང་ གེགས་ བྱེད་ པའི་ མཚན་ ཉིད་ ཀྱིས་ གནོད་པར་བྱེད་པས་གཟུགས་ཞེས་བྱའོ། །ཡང་ན། གནས་དང་ གནས་ཀྱི་མཚན་ཉིད་ཀྱི་གཟུགས་གང་ལ་ཡོད་པས་བདག་གི་གནས་ སུ་གཞན་སྐྱེ་བའི་གེགས་བྱེད་པ་གཟུགས་ཅན་ཞེས་བྱའོ། །

༢༨༧. གཟུགས་ལ་དབྱེ་ན་དུ་ཡོད།

ལན། གཟུགས་ལ་དབྱེ་ན་རྒྱུ་གཟུགས་བཞི་དང་འབྲས་གཟུགས་ བཅུ་གཅིག་གོ །རྒྱུ་གཟུགས་ནི་ས་ཆུ་མེ་རླུང་བཞི་དང་། འབྲས་ གཟུགས་ནི། དབང་པོ་མིག་སྣ་རྣ་ལྕེ་ལུས་ལྔ། དོན་གཟུགས་སྒྲ་དྲི་ རོ་རེག་བྱ་ལྔ་དང་བཅུ། མཛོད་ལྟར་ན་རྣམ་པར་རིག་བྱེད་མིན་པའི་ གཟུགས་དང་བཅུ་གཅིག། ཀུན་བཏུས་ལྟར་ན། ཆོས་ཀྱི་སྐྱེ་མཆེད་ པའི་གཟུགས་དང་བཅུ་གཅིག་གོ །

༢༨༨. རྒྱུ་རྣམ་པ་ལྔ་གང་དག་ཡིན།

ལན། རྒྱུ་ཞེས་པའི་དོན་ཅི་ཞེ་ན། འབྱུང་བ་ཆེན་པོ་བཞི་དག་ནི་ རྒྱུ་རྣམ་པ་ལྔས་འབྱུང་བ་ཆེན་པོ་ལས་གྱུར་པའི་གཟུགས་ཀྱི་རྒྱུ་བྱེད་དེ། རྒྱུ་རྣམ་པ་ལྔ་ནི། སྐྱེད་པ་དང་། རྟེན་པ་དང་། གནས་པ་དང་། བརྟེན་པ། འཕེལ་བའི་རྒྱུ་ལྔའོ། །དེ་ལས་བོན་མེད་ན་མྱུ་གུ་མི་སྐྱེ་བ་ བཞིན་དུ་འབྱུང་བ་ཆེན་པོ་བཞི་མེད་ན་རྒྱུར་བྱས་པའི་གཟུགས་དག་ ཡོགས་ཤིག་ཏུ་གནས་པའི་མཐུ་མེད་དེ། དེ་བས་ན་རྟེན་པའི་རྒྱུ་

བྱེད་དོ། །ཞིང་བཅད་ན་གྲིབ་མ་མེད་པར་འགྱུར་བ་དེ་བཞིན་དུ་འབྱུང་བ་ཆེན་པོ་བཞི་དག་ཉམས་སམ་ཟད་ཟས་ན་རྒྱུར་བྱས་པའི་གཟུགས་རྣམས་ཀྱང་ཉམས་པར་འགྱུར་བས་ན་གནས་པའི་རྒྱུ་བྱེད་དོ། །འབྱུང་བ་ཆེན་པོ་བཞི་དཔེར་ན་རྒན་པོ་འཁར་བ་ལ་བརྟེན་ནས་འགྲོ་བ་དང་འདུ་བར་སྐད་ཅིག་མའི་རྒྱུན་གྱིས་སྐྱེ་བ་དང་། རྒྱུར་བྱས་པའི་གཟུགས་རྣམས་ཀྱི་སྐད་ཅིག་མའི་རྒྱུན་མི་འཆད་པར་སྐྱེ་བར་བྱེད་པས་ན་རྟེན་པའི་རྒྱུ་བྱེད་དོ། །འབྱུང་བ་ཆེན་པོ་བཞི་བརྟས་ཤིང་སྨིན་ན་རྒྱུར་བྱས་པའི་གཟུགས་ཀྱང་བརྟས་པར་བྱེད་པས་ན་འཕེལ་བའི་རྒྱུ་བྱེད་དོ། །

༢༨༣. འབྱུང་བའི་སྒྲ་བཤད་ཅི།

ལན། དཀར་པོ་དང་སེར་པོ་ལ་སོགས་པའི་གཟུགས་རྣམ་པ་སྣ་ཚོགས་ཆེན་པོ་དེ་དག་ལས་འབྱུང་ཞིང་སྐྱེ་བས་ན་འབྱུང་བའོ། །རྒྱུར་བྱས་པའི་གཟུགས་བཅུ་གཅིག་ལ་ཁྱབ་པས་ན་ཆེན་པོའོ། །ཡང་ན་སྐྱེ་ཞིང་འཇིག་པའི་ཆོས་ཅན་ཡིན་པས་ན་འབྱུང་བའོ། །ཡང་ན་ས་དང་ཆུ་དང་མེ་དང་རླུང་འདི་དག་སེམས་ཅན་གྱི་ལས་ཀྱི་དབང་གིས་འབྱུང་བས་ན་འབྱུང་བའོ། །ཆེན་པོ་ནི། སའི་ཁམས་འདི་དག་གནས་པ་ཆེ་སྟེ། ཐོག་ཐག་ཏུ་ཁྱབ་པར་མངོན་སུམ་དུ་སྣང་བའི་ཕྱིར་རོ། །ཆུའི་ཁམས་ཀྱང་ཆེ་སྟེ། ནམ་སེམས་ཅན་རྣམས་འདོད་ཆགས་ཀྱི་ཞགས་ཆེ་བ་ན། ཆུའི་བསྐལ་བ་བྱུང་བས་བསམ་གཏན་དང་

པོ་མན་ཆད་འཇིག་པར་བྱེད་དོ། །མེའི་ཁམས་འདི་ཡང་ཆེ་སྟེ། ནམ་སེམས་ཅན་རྣམས་ཞེ་སྡང་གི་ཤས་ཆེ་བ་ན། མེའི་བསྐལ་པས་བསམ་གཏན་གཉིས་པ་མན་ཆད་སྲེག་པར་བྱེད་དོ། །རླུང་གི་ཁམས་ཀྱང་ཆེ་སྟེ། ནམ་སེམས་ཅན་གཏི་མུག་བདེ་བ་ན་རླུང་གི་བསྐལ་པས་བསམ་གཏན་གསུམ་པ་མན་ཆད་འཇིག་པར་བྱེད་དོ། །

༢༨༤. འབྱུང་བའི་མཚན་ཉིད་ཅི།

ལན། སའི་ཁམས་གང་ཞེ་ན་སྲ་བ་ཉིད་དེ། གང་སྲ་བ་དང་། མཁྲང་བ་དང་། ལྕི་བ་ནི་སའི་ཁམས་ཀྱི་མཚན་ཉིད་དོ། །ཆུའི་ཁམས་གང་ཞེ་ན། གཤེར་བ་ཉིད་དེ། གང་གཤེར་བ་དང་རྣུམ་པ་དང་། བརླན་པ་ཉིད་དོ། །མེའི་ཁམས་གང་ཞེ་ན། ཚ་བ་ཉིད་དེ། གང་ཚ་བ་དང་། དྲོ་བ་དང་། འཚོག་པར་བྱེད་པ་ནི་མེའི་ཁམས་ཀྱི་མཚན་ཉིད་དོ། །རླུང་གི་ཁམས་གང་ཞེ་ན། ཡང་ཞིང་གཡོ་བ་ཉིད་ནི་རླུང་གི་ཁམས་ཀྱི་མཚན་ཉིད་དེ། ཡང་བ་ནི་འགྱུལ་བར་བྱེད་པའོ། །གཡོ་བ་ནི་དངོས་པོའི་རྒྱུན་ཡུལ་གཞན་དུ་ཕྱིན་ཅིང་སྐྱེ་བར་བྱེད་པའོ། །

༢༨༥. འབྱུང་བ་སོ་སོའི་ལས་ཅི།

ལན། འབྱུང་བའི་ལས་ནི་བརྟན་པ་དང་། སྡུད་པ་དང་། སྨིན་པ་དང་། འཕེལ་བར་བྱེད་པའོ། །སའི་ཁམས་ཀྱི་ལས་ནི་བརྟན་

པར་བྱེད་པའོ། །ཆུའི་ཁམས་ཀྱི་ལས་ནི་སྡུད་པར་བྱེད་པའོ། །མེའི་ཁམས་ཀྱི་ལས་ནི་སྨིན་པར་བྱེད་པའོ། །རླུང་ཁམས་ཀྱི་ལས་ནི་འཕེལ་བར་བྱེད་པའོ། །

༢༨༨. འབྱུང་བ་བཞི་ཁོ་ན་བཤད་ལ་ལྔ་སོགས་མ་བཤད་པའི་རྒྱུ་མཚན་ཅི།

ལན། ས་བོན་གྱི་རྟེན་དང་ས་བོན་བརླན་པ་དང་། ས་བོན་སྨིན་པ་དང་། འཕེལ་བ་འདི་བཞི་པོ་ནས་བྱེད་དེ་ལྔ་བཤད་དུ་དགོས་པ་མེད། གསུམ་བཤད་ན་མི་ནུས་པས་ཁྲིའི་རྐང་བ་བཞིན་ཏེ་བཞི་པོ་ནར་བཤད་དོ། །དེ་ལ་ས་བོན་གྱི་རྟེན་ནི་སའི་ཁམས་ཀྱིས་བྱེད་དོ། །ས་བོན་བརླན་པར་ནི་ཆུའི་ཁམས་ཀྱིས་བྱེད་དོ། །ས་བོན་སྨིན་པར་ནི་མེའི་ཁམས་ཀྱིས་བྱེད་དོ། །ས་བོན་འཕེལ་བར་ནི་རླུང་གི་ཁམས་ཀྱིས་བྱེད་དོ། །འབྱུང་བ་ཆེན་པོ་བཞི་ནི་སྐྱེ་བ་དང་འཇིག་པའི་ཆོས་ཅན་ཡིན་ལ་ནམ་མཁའ་ལ་སྐྱེ་བ་དང་འཇིག་པ་མེད་པས་འབྱུང་བ་ཆེན་པོ་ཞེས་མི་བྱའོ། །

༢༨༧. དབང་པོའི་མཚན་ཉིད་ཅི།

ལན། བདག་པོ་བྱེད་པའམ་དབང་བྱེད་པའི་དོན་ནི་དབང་པོའོ། །དཔེར་ན། གཟུགས་ནི་མིག་གི་དབང་པོས་མཐོང་གི་སྣ་བའི་དབང་པོ་ལ་སོགས་པ་གཞན་གྱིས་མི་མཐོང་བ་དང་། སྒྲ་ཡང་རྣའི་དབང་པོས་ཐོས་ཀྱི་མིག་ལ་སོགས་པ་གཞན་གྱིས་མི་ཐོས་པས།

སོ་སོའི་ཡུལ་ལ་དབང་བྱེད་དོ། །མིག་གི་དབང་པོ་ཟར་མའི་མེ་ཏོག་ལྟ་བུ་དང་། རྣའི་དབང་པོ་གྲོ་གའི་འཛེར་བུ་གཅུས་པ་ལྟ་བུ། སྣའི་དབང་པོ་ཟངས་ཀྱི་མོ་ཁབ་གཤིབ་པ་ལྟ་བུ། ལྕེའི་དབང་པོ་ཟླ་བ་བཀས་པ་ལྟ་བུ། ལུས་ཀྱི་དབང་པོ་བྱ་རེག་ན་འཇམ་གྱི་ལྤགས་པ་ལྟ་བུའོ། །མིག་གི་དབང་པོའི་མཚན་ཉིད་ནི་ཡུལ་ཁ་དོག་གཟུགས་དྭངས་པའོ། །རྣ་བའི་དབང་པོའི་མཚན་ཉིད་ནི་ཡུལ་སྒྲ་གཟུགས་དྭངས་པའོ། །སྣའི་དབང་པོའི་མཚན་ཉིད་ནི་ཡུལ་དྲི་གཟུགས་དྭངས་པའོ། །ལྕེའི་དབང་པོའི་མཚན་ཉིད་ནི་ཡུལ་རོ་གཟུགས་དྭངས་པའོ། །ལུས་ཀྱི་དབང་པོའི་མཚན་ཉིད་ནི་ཡུལ་རེག་བྱ་གཟུགས་དྭངས་པའོ། །

༢༨༤. གཟུགས་ཀྱི་སྐྱེ་མཆེད་ཀྱི་མཚན་ཉིད་ཅི།

ལན། གཟུགས་ནི་མིག་གི་ཡུལ་ཏེ། མིག་གི་དབང་པོ་དང་མིག་གི་རྣམ་པར་ཤེས་པའི་ཡུལ་ཡིན་གྱི་སྣ་བ་ལ་སོགས་པ་གཞན་གྱི་ཡུལ་མ་ཡིན་ནོ། །དེར་དབྱེ་ན་ཁ་དོག་དང་དབྱིབས་ཀྱི་གཟུགས་གཉིས་སོ། །

༢༨༥. ཁ་དོག་ལ་དབྱེ་ན་ག་ཚོད་ཡོད།

ལན། ཁ་དོག་ལ་སྔོ་སེར་དཀར་དམར་རྩ་བའི་ཁ་དོག་བཞི་དང་། ཡན་ལག་ཏུ་སྤྲིན་དང་། དུ་བ། རྡུལ། ཁུག་སྣ། ཉི་འོད། གྲིབ་མ།

ཉིན་གྱི་སྣང་བ། མཚན་གྱི་མུན་པ་བཅས་བརྒྱད་དོ། །

༢༧༠. དབྱིབས་གཟུགས་ལ་དབྱེ་ན་ག་ཚོད་ཡོད།

ལན། རིང་པོ་དང་ཐུང་ངུ། གྲུ་བཞི། ཟླུམ་པོ། མཐོ་བ། དམའ་བ། ཕྲ་བ། རགས་པ། ཕྱལ་ལེ་བ། ཕྱལ་ལེ་བ་མིན་པ་བཅས་སོ། །

༢༧༡. སྒྲའི་སྐྱེ་མཆེད་ཀྱི་མཚན་ཉིད་ཅི།

ལན། སྒྲ་ནི་རྣ་བའི་ཡུལ་ཏེ། རྣ་བའི་དབང་པོ་དང་རྣ་བའི་རྣམ་པར་ཤེས་པའི་ཡུལ་ཡིན་གྱི་མིག་ལ་སོགས་པ་དབང་པོ་གཞན་གྱི་ཡུལ་མ་ཡིན་ནོ། །

༢༧༢. སྒྲའི་དབྱེ་བ་ག་ཚོད་ཡོད།

ལན། དེ་ལ་རང་རྒྱུད་ཀྱི་སེམས་ཚོར་གྱིས་ཟིན་མ་ཟིན་གྱི་ཁྱད་པར་གྱིས་ཟིན་པའི་འབྱུང་བ་ཆེན་པོའི་རྒྱུ་ལས་བྱུང་བ་དང་། མ་ཟིན་པའི་འབྱུང་བ་ཆེན་པོའི་རྒྱུ་ལས་བྱུང་བ། གཉིས་ཀ་ལས་བྱུང་བ་གསུམ། སེམས་ཅན་དུ་དོན་སྟོན་མིན་གྱིས་དབྱེ་ན། ཟིན་པའི་སེམས་ཅན་དུ་སྟོན་པའི་སྒྲ་ལ་སྙན་མི་སྙན་གཉིས་དང་ཟིན་པའི་སེམས་ཅན་དུ་མི་སྟོན་པའི་སྒྲ་ལ་སྙན་མི་སྙན་གཉིས། མ་ཟིན་པའི་སེམས་ཅན་དུ་སྟོན་པའི་སྒྲ་ལ་སྙན་མི་སྙན་གཉིས་དང་མ་ཟིན་པ་

སེམས་ཅན་དུ་མི་སྟོན་པའི་སྒྲ་ལ་སྙན་མི་སྙན་གཉིས་དང་། རྗོད་བྱེད་ཀྱི་སྒྲ་ལ་ངོ་བོའི་སྒོ་ནས་དབྱེ་ན་མིང་དང་ཚིག ཡི་གེ བརྗོད་བྱའི་སྒོ་ནས་དབྱེ་ན་རིགས་བརྗོད་ཀྱི་སྒྲ་དང་ཚོགས་བརྗོད་ཀྱི་སྒྲ། བརྗོད་ཚུལ་གྱི་སྒོ་ནས་དབྱེ་ན་མི་ལྡན་རྣམ་གཅོད་དང་། གཞན་ལྡན་རྣམ་གཅོད། མི་སྲིད་རྣམ་གཅོད་དོ། །

༡༧༣. ཟིན་མ་ཟིན་གྱི་ཁྱད་པར་ཅི།

ལན། ཟིན་པ་ནི་སེམས་དང་སེམས་ལས་བྱུང་བས་ཡོངས་སུ་བཟུང་བ་སྟེ། གང་ལུས་སུ་གཏོགས་པ་སེམས་ཅན་རྣམས་ཀྱི་ལག་པ་དང་ངག་གི་སྒྲ་ནི་ཟིན་པའི་འབྱུང་བ་ཆེན་པོ་བཞིའི་རྒྱུ་ལས་བྱུང་བའི་སྒྲའོ། །མ་ཟིན་པ་ནི། སེམས་དང་སེམས་ལས་བྱུང་བས་ཡོངས་སུ་མ་བཟུང་བ་སྟེ། གང་ རླུང་དང་ནགས་ཚལ་དང་ཆུའི་སྒྲ་ནི་མ་ཟིན་པ་འབྱུང་བ་ཆེན་པོ་བཞིའི་རྒྱུ་ལས་བྱུང་བའོ། །

༡༧༤. རིགས་བརྗོད་ཀྱི་སྒྲ་དང་ཚོགས་བརྗོད་ཀྱི་སྒྲའི་ཁྱད་པར་ཅི།

ལན། རྗོད་བྱེད་ཀྱི་སྒྲ་གང་ཞིག་རང་གི་དངོས་ཀྱི་བརྗོད་བྱར་གྱུར་པའི་རིགས་སྤྱི་ཡོད་པ་དེ་རིགས་བརྗོད་ཀྱི་སྒྲའི་མཚན་ཉིད་དང་། མཚན་གཞི། ཤེས་བྱ་ཞེས་བརྗོད་པའི་སྒྲ་དང་། གཟུགས་ཞེས་བརྗོད་པའི་སྒྲ་དང་བུམ་པ་ཞེས་བརྗོད་པའི་སྒྲ་ལྟ་བུའོ། །ཚོགས་བརྗོད་ཀྱི་སྒྲ་ནི་རྗོད་བྱེད་ཀྱི་སྒྲ་གང་ཞིག་རང་ཉིད་རང་གི་དངོས་ཀྱི་

བརྗོད་བྱར་གྱུར་པའི་ཚོགས་སྤྱི་ཡོད་པ་དེ་ཚོགས་བརྗོད་ཀྱི་སྒྲའི་མཚན་ཉིད། མཚན་གཞི་ནི། བུམ་པ་ཞེས་པའི་སྒྲ་དང་། ཀ་བ་ཞེས་པའི་སྒྲ་ལྟ་བུའོ། །རིགས་སྤྱི་ཞེས་པ་སྤྱི་བྱེ་བྲག་གི་སྤྱི་ཡིན་ལ། ཚོགས་སྤྱི་ནི་དེའི་སྤྱི་མ་ཡིན་པར་རང་གི་ཡན་ལག་དུ་མ་ཚོགས་པ་ལ་བྱེད་པ་ཡིན་ནོ། །ཡན་ལག་བསལ་ན་རང་མིང་འདོར་བ་དེ་ཚོགས་སྤྱི་ཡིན་པའི་ཕྱིར་རོ། །

༡༧༥. མི་ལྡན་རྣམ་གཅོད་དང་གཞན་ལྡན་རྣམ་གཅོད། མི་སྲིད་རྣམ་གཅོད་ཀྱི་སྒྲ་གསུམ་གྱི་ཁྱད་པར་ཅི།

ལན། གཞི་དེ་ལ་ཁྱད་ཆོས་དེ་མི་ལྡན་པ་རྣམ་པར་བཅད་ནས་ལྡན་པ་ཁོ་ནར་སྟོན་པའི་སྒྲ་དེ་མི་ལྡན་རྣམ་གཅོད་ཀྱི་སྒྲའི་མཚན་ཉིད། མཚན་གཞི་ནི། སྒྲ་མི་རྟག་པ་ཁོ་ན་ཡིན་ཞེས་བརྗོད་པའི་སྒྲ་ལྟ་བུ། གཞི་དེ་མ་ཡིན་པའི་གཞན་ལ་ཆོས་དེ་ལྡན་པ་རྣམ་པར་བཅད་ནས། གཞི་དེ་ཁོ་ན་ལ་ལྡན་པར་སྟོན་པའི་སྒྲ་དེ། གཞན་ལྡན་རྣམ་གཅོད་ཀྱི་སྒྲའི་མཚན་ཉིད། མཚན་གཞི་ནི། སྒྲ་ཁོ་ན་ཉན་བྱ་ཡིན་ཞེས་བརྗོད་པའི་སྒྲ་ལྟ་བུ། གཞི་དེ་ལ་ཆོས་དེ་མི་སྲིད་པ་རྣམ་པར་བཅད་ནས་ལྡན་པ་ཁོ་ནར་སྟོན་པའི་སྒྲ་དེ། མི་སྲིད་རྣམ་གཅོད་ཀྱི་སྒྲའི་མཚན་ཉིད། མཚན་གཞི་ནི། ཨུཏྤལ་སྔོན་པོ་སྲིད་པ་ཁོ་ན་ཡིན་ཞེས་པའི་སྒྲ་ལྟ་བུའོ། །

༢༧༦. དྲིའི་སྐྱེ་མཆེད་ཀྱི་མཚན་ཉིད་ཅི།

ལན། དྲི་ནི་སྣའི་ཡུལ་ཏེ། སྣའི་དབང་པོ་དང་། སྣའི་རྣམ་པར་ཤེས་པའི་ཡུལ་ཡིན་གྱི་དབང་པོ་གཞན་གྱི་ཡུལ་མ་ཡིན་ནོ། །དེར་དྲི་ཞིམ་པ་དང་མི་ཞིམ་པ། ཆ་མཉམ། ལྷན་སྐྱེས་དང་སྦྱར་བྱུང་སོགས་ཀྱི་དབྱེ་བ་མང་།

༢༧༧. རོའི་སྐྱེ་མཆེད་ཀྱི་མཚན་ཉིད་ཅི།

ལན། རོ་ནི་ལྕེའི་ཡུལ་ཏེ། ལྕེའི་དབང་པོ་དང་ལྕེའི་རྣམ་པར་ཤེས་པའི་ཡུལ་ཡིན་གྱི་དབང་པོ་གཞན་གྱི་ཡུལ་མ་ཡིན་ནོ། །དེར་རྩ་བའི་རོ་མངར་སྐྱུར་ལན་ཚྭ་ཁ་ཚ་བསྐ་བ་དྲུག་དང་། ཡིད་དུ་འོང་མི་འོང་བར་མ་སོགས་དབྱེ་བ་མང་ངོ་། །

༢༧༨. རེག་བྱའི་སྐྱེ་མཆེད་ཀྱི་མཚན་ཉིད་ཅི།

ལན། རེག་བྱ་ནི་ལུས་ཀྱི་ཡུལ་ཏེ། རེག་བྱ་རྣམས་ནི་ལུས་ཀྱི་དབང་པོ་དང་ལུས་ཀྱི་རྣམ་པར་ཤེས་པའི་ཡུལ་ཡིན་གྱི་དབང་པོ་གཞན་གྱི་ཡུལ་མ་ཡིན་ནོ། །

༢༧༩. རེག་བྱར་དབྱེ་བ་ག་ཚོད་ཡོད།

ལན། རེག་བྱ་ལ་རྒྱུའི་རེག་བྱ་དང་འབྲས་བུའི་རེག་བྱ་གཉིས་ལས། རྒྱུའི་རེག་བྱ་ནི་ས་གཤེར་དྲོ་གཡོ་བཞི་དང་། འབྲས་བུའི་རེག་བྱ་ནི་

འཇམ་པ། རྩུབ་པ། ལྡི་བ། ཡང་བ། བགྲེས་པ། སྙོམ་པ། གྲང་པ། མཉེན་པ། སྙོད་པ། དམ་པ། ཚོམ་པ། ན་བ། ཏ་བ། འཆི་བ། ངལ་སོས་པ། སྤྲུངས་ཆེ་བཅས་སོ། །

༢༤༠. ཆོས་ཀྱི་སྐྱེ་མཆེད་པའི་གཟུགས་ལྔ་ནི་གང་།

ལན། ཡིད་ཀྱི་ཡུལ་དུ་གྱུར་པའི་ཆོས་ཀྱི་སྐྱེ་མཆེད་པའི་གཟུགས་ལྔ་སྟེ། བསྡུས་པ་ལས་གྱུར་པ་དང་། མངོན་པར་སྐབས་ཡོད། ཡང་དག་པར་བླངས་པ། ཀུན་བཏགས་པ། དབང་འབྱོར་བའི་གཟུགས་སོ། །

༢༤༡. གཟུགས་རྣམས་བསྡུ་ན་གང་དུ་འདུ།

ལན། གཟུགས་ ཐམས་ ཅད་ ནི་ རྣམ་ པ་ གསུམ་ དུ་ འདུས་ ཏེ། བསྟན་ཡོད་ཐོགས་བཅས་ཁ་དོག་དང་དབྱིབས་ལྟ་བུ་དང་བསྟན་མེད་ཐོགས་ བཅས་ རླུང་ མཁྲིས་ བད་ གསུམ་ ལྟ་ བུ། བསྟན་ མེད་ ཐོགས་ མེད་རྣམ་པར་རིག་བྱེད་མ་ཡིན་པའི་གཟུགས་ལྟ་བུའོ། །

༢༤༢. ཚོར་བའི་མཚན་ཉིད་ཅི།

ལན། ཚོར་ བ་ ནི་ རང་ རིག་ པས་ ཉམས་ སུ་ མྱོང་ བའི་ མཚན་ ཉིད་ ཅན་ཏེ། ཕུང་པོ་ལྔའི་རབ་བྱེད་ལས། ཚོར་བ་གང་ཞེ་ན། མྱོང་བ་རྣམ་པ་གསུམ་སྟེ། ཡུལ་གྱི་རང་བཞིན་སེམ་པ་དང་། ཡུལ་གྱི་རང་

བཞིན་གདུང་བ་དང་། ཡུལ་གྱི་རང་བཞིན་སེམ་པ་མ་ཡིན། གདུང་བ་ཡང་མ་ཡིན་པའི་ངོ་བོ་རྣམ་པ་གསུམ་སྐྱོང་ཞིང་མངོན་སུམ་དུ་བྱེད་པས་ན་ཚོར་བ་ཞེས་བྱའོ། །

༢༨༣. ཚོར་བའི་དབྱེ་བ་ག་ཚོད་ཡོད།

ལན། ཚོར་བ་ལ་ཚོར་བ་བདེ་བ་དང་། ཚོར་བ་སྡུག་བསྔལ། ཚོར་བ་བཏང་སྙོམས་གསུམ་དང་ལུས་སེམས་ཀྱི་རྟེན་གྱི་སྒོ་ནས་དབྱེ་ན་རྣམ་པ་དྲུག་སྟེ། ལུས་ཚོར་གསུམ་དང་། སེམས་ཚོར་གསུམ། གཞན་ཟང་ཟིང་བཅས་པའི་ཚོར་བ་དང་ཟང་ཟིང་མེད་པའི་ཚོར་བ། ཡང་རྟེན་གྱི་སྒོ་ནས་དབྱེ་ན། མིག་རྣ་སྣ་ལྕེ་ལུས་ཡིད་དྲུག་ལ་བདེ་སྡུག་བཏང་སྙོམས་གསུམ་གྱི་དབྱེ་བས་ཚོར་བ་བཅོ་བརྒྱད་དུ་འགྱུར་བ། སྤང་གཉེན་གྱི་སྒོ་ནས་དབྱེ་ན། ཞེན་པ་རྟེན་པའི་ཚོར་བ་དང་མངོན་པར་འབྱུང་བ་རྟེན་པའི་ཚོར་བ་གཉིས་སུ་ཡོད་དོ། །

༢༨༤. ཚོར་བ་བདེ་སྡུག་བཏང་སྙོམས་གསུམ་གྱི་ཁྱད་པར་ཅི།

ལན། ཚོར་བ་བདེ་བ་ནི་གང་འགག་པ་ལས་གང་ཕྲད་པར་འདོད་པའོ་ཞེས་དང་། སྡུག་བསྔལ་ནི་བྱུང་བ་ལས་གང་བྲལ་བར་འདོད་པའོ། །བཏང་སྙོམས་ནི་བྲལ་འདོད་དང་ཕྲད་འདོད་གང་ཡང་མི་སྐྱེ་བ་ཡིན་ནོ། །

༢༨༥. ལུས་ཚོར་དང་སེམས་ཚོར་གྱི་ཁྱད་པར་ཅི།

ལན། དབང་ཤེས་ལྔའི་འཁོར་དུ་བྱུང་བའི་ཚོར་བ་རྣམས་ལ་ལུས་ཚོར་ཞེས་བྱ་ལ། ཡིད་ཀྱི་རྣམ་པར་ཤེས་པའི་འཁོར་དུ་བྱུང་བའི་ཚོར་བ་རྣམས་ལ་སེམས་ཚོར་ཞེས་བྱའོ། །

༢༨༦. འདུ་ཤེས་ཀྱི་མཚན་ཉིད་ཅི།

ལན། འདུ་ཤེས་ནི་མཚན་མར་འཛིན་པ་སྟེ། ཀུན་ནས་ཤེས་པར་བྱེད་པའམ་རྐྱེན་རྣམས་འདུས་ཏེ་ཡུལ་གྱི་ཁྱད་པར་སྔོ་སེར་སོགས་ལ། འདི་ནི་སྔོན་པོའོ། །འདི་ནི་སེར་པོའོ་ཞེས་བྱེ་བྲག་ཤེས་པར་བྱེད་པའི་མཚན་ཉིད་ཅན་ཏེ་ཡུལ་གྱི་སྒྲ་རིས་མི་འདྲ་བ་སོ་སོར་རིག་ཅིང་མཚན་མར་འཛིན་པའི་བདག་ཉིད་ཅན་ནོ། །ཡུལ་ལ་མཚན་མར་འཛིན་པའོ། །

༢༨༧. འདུ་ཤེས་ལ་དབྱེ་བ་གང་དག་ཡོད།

ལན། རྟེན་གྱི་སྒོ་ནས་དབྱེ་ན་མིག་རྣ་སྣ་ལྕེ་ལུས་ཡིད་ཀྱི་འདུས་ཏེ་རེག་པ་ལས་བྱུང་བའི་འདུ་ཤེས་དྲུག་དང་། འཛིན་ཚུལ་གྱི་སྒོ་ནས་དབྱེ་ན་མཚན་མར་འཛིན་པ་དང་། བརྗོ་བར་འཛིན་པ་གཉིས། དམིགས་པའི་སྒོ་ནས་དབྱེ་ན། མཚན་མ་དང་བཅས་པའི་འདུ་ཤེས་དང་། མཚན་མ་མེད་པའི་འདུ་ཤེས། ཆུང་ངུའི་འདུ་ཤེས་དང་། རྒྱ་ཆེན་པོར་གྱུར་པའི་འདུ་ཤེས། ཚད་མེད་པའི་འདུ་ཤེས་དང་། ཅི་

ཡང་མེད་དོ་སྙམ་པའི་འདུ་ཤེས་རྣམས་སོ། །

༢༨༨. མཚན་མར་འཛིན་པ་དང་བརྒྱ་བར་འཛིན་པ་གཉིས་ཀྱི་ཁྱད་པར་ཅི།

ལན། མཚན་མར་འཛིན་པ་ནི་རྟོག་མེད་ཀྱི་ཤེས་པ་ལ་སྣང་བའི་ཡུལ་གྱི་ཐུན་མོང་མ་ཡིན་པའི་མཚན་མ་འཛིན་པའོ། །བརྒྱ་བར་འཛིན་པ་ནི་རྣམ་རྟོག་ལ་སྣང་བའི་ཡུལ་གྱི་ཐུན་མོང་མ་ཡིན་པའི་མཚན་མ་འཛིན་པའོ། །

༢༨༩. འདུ་བྱེད་ཀྱི་མཚན་ཉིད་ཅི།

ལན། མངོན་པར་འདུ་བྱེད་པའི་མཚན་ཉིད་ཅན་ཏེ། སྤྱིར་རྒྱུ་རྐྱེན་རྣམས་འདུས་ཤིང་ཚོགས་ནས་བྱས་པའི་ཕྱིར་འདུ་བྱེད་དེ། མངོན་པར་འདུ་བྱེད་པའི་མཚན་ཉིད་རྣམས་ཏེ། གང་སེམས་ཀྱི་མངོན་པར་འདུ་བྱེད་པའི་ངོ་བོས་དགེ་བའམ། མི་དགེ་བའམ། ལུང་དུ་མ་བསྟན་པའམ། གནས་སྐབས་སྣ་ཚོགས་རྣམས་སུ་སེམས་འཇུག་པོ། །

༢༩༠. འདུ་བྱེད་ཀྱི་ཕུང་པོའི་དབྱེ་བ་གང་།

ལན། འདུ་བྱེད་ཀྱི་ཕུང་པོ་ལ་མཚུངས་ལྡན་འདུ་བྱེད་དང་ལྡན་མིན་འདུ་བྱེད་གཉིས་དབྱེ་ཡོད་ལ། མཚུངས་ལྡན་ནི་རྟེན་མཚུངས་དང་དམིགས་མཚུངས། རྣམ་མཚུངས། དུས་མཚུངས། རྫས་མཚུངས་བཅས་མཚུངས་པ་ལྔ་ལྡན་ཟེར། མཚུངས་ལྡན་འདུ་བྱེད

ང་གཅིག་སྟེ། ཀུན་འགྲོ་ལྔ་དང་། ཡུལ་ངེས་ལྔ། དགེ་སེམས་བཅུ་གཅིག། རྩ་ཉོན་དྲུག། ཉེ་ཉོན་ཉི་ཤུ། གཞན་འགྱུར་བཞི་བཅས་སོ། །ལྡན་མིན་འདུ་བྱེད་ལ་དབྱེ་ན་ཉེར་བཞི་ཡོད།

༢༨༡. ཀུན་འགྲོ་ལྔ་གང་དག་ཡིན །

ལན། ཀུན་འགྲོ་ནི་སེམས་ཀུན་ལ་རྗེས་སུ་འགྲོ་བའི་སེམས་བྱུང་ཡིན་པས་ན་ཀུན་ཏུ་འགྲོ་ཞེས་བྱ་བ་ཡིན་ལ། དབྱེ་ན་ཚོར་བ་དང་། འདུ་ཤེས། སེམས་པ། རེག་པ། ཡིད་ལ་བྱེད་པ་ལྔའོ། །

༢༨༢. ཡུལ་ངེས་ལྔ་གང་དག་ཡིན།

ལན། ཡུལ་ངེས་ནི་ཡུལ་སོ་སོར་ངེས་པ་ཞེས་བྱ་སྟེ། དབྱེ་ན་འདུན་པ། མོས་པ། དྲན་པ། ཏིང་ངེ་འཛིན། ཤེས་རབ་རྣམས་སོ། །

༢༨༣. དགེ་སེམས་བཅུ་གཅིག་གང་དག་ཡིན།

ལན། དགེ་བའི་དོན་ནི་མ་དད་པ་ལ་སོགས་པ་ནག་པོའི་ཕྱོགས་ཀྱི་གཉེན་པོར་གྱུར་པ་དང་། འདོད་མི་ཆགས་དང་། ཞེ་མི་སྡང་བ་དང་། གཏི་མི་མུག་པའི་དགེ་བའི་རྩ་བ་དང་ལྡན་པའི་ཕྱིར་དགེ་བ་ཞེས་བྱའོ། །དབྱེ་ན་དད་པ་དང་། ངོ་ཚ་ཤེས་པ། ཁྲེལ་ཡོད་པ། མ་ཆགས་པ། ཞེ་སྡང་མེད་པ། གཏི་མུག་མེད་པ། བརྩོན་འགྲུས།

ཞེན་ཏུ་སྨྲུངས་པ། བག་ཡོད་པ། བཏང་སྙོམས། རྣམ་པར་མི་འཚེ་བ་རྣམས་སོ། །

༢༤༩. རྩ་ཉོན་དྲུག་གང་དག་ཡིན།

ལན། རྩ་ཉོན་གྱིས་ལུས་དང་སེམས་ལ་སྡུག་བསྔལ་ཞིང་ཉོན་མོངས་པར་བྱེད་པ་དང་། སེམས་དྲི་མ་ཅན་དུ་བྱེད་པས་ན་ཉོན་མོངས་པ་ཞེས་བྱའོ། །མངོན་པ་ཀུན་བཏུས་ལས། ཆོས་གང་འབྱུང་བ་ན་རབ་ཏུ་མ་ཞི་བའི་མཚན་ཉིད་དུ་འབྱུང་སྟེ། དེ་བྱུང་བས་སེམས་ཀྱི་རྒྱུད་རབ་ཏུ་མ་ཞི་བར་འབྱུང་བ་དེ་ཉོན་མོངས་པའི་མཚན་ཉིད་དོ། །ཞེས་གསུངས་པ་ལྟར། གང་སྐྱེས་ན་སེམས་རྒྱུད་རབ་ཏུ་མ་ཞི་བར་བྱེད་པའི་བློ་ཞིག་གོ །དབྱེ་ན་མ་རིག་པ། འདོད་ཆགས། ཁོང་ཁྲོ། ང་རྒྱལ། ཐེ་ཚོམ། ལྟ་བ་ཉོན་མོངས་ཅན་རྣམས་སོ། །

༢༤༥. ཉེ་ཉོན་ཉི་ཤུ་གང་དག་ཡིན།

ལན། ཉོན་མོངས་པ་དྲུག་གི་ཡན་ལག་ཏུ་གཏོགས་པ་དང་། ལུས་དང་སེམས་ལ་གནོད་པ་བྱེད་ཅིང་སེམས་དྲི་མ་ཅན་དུ་བྱེད་པས་ན་ཉེ་བའི་ཉོན་མོངས་པ་ཞེས་བྱའོ། །དབྱེ་ན་ཁྲོ་བ་དང་། ཁོན་དུ་འཛིན་པ་དང་། འཆབ་པ། འཚིག་པ། ཕྲག་དོག། སེར་སྣ། སྒྱུ། གཡོ། རྒྱགས་པ། རྣམ་པར་འཚེ་བ། ངོ་ཚ་མེད་པ། ཁྲེལ་མེད་པ། རྨུགས་པ། རྒོད་པ། མ་དད་པ། ལེ་ལོ། བག་མེད་པ། བརྗེད་

ངེས་པ། ཤེས་བཞིན་མ་ཡིན་པ། རྣམ་པར་གཡེང་བ་རྣམས་སོ། །

༣༨༤. གཞན་འགྱུར་བཞི་གང་དག་ཡིན།

ལན། ཉེ་བའི་ཉོན་མོངས་པ་འབའ་ཞིག་གི་རང་བཞིན་ཡིན་པར་མ་ཟད་ཀྱི། དགེ་བའི་རང་བཞིན་ཡང་ཡོད། མི་དགེ་བའི་རང་བཞིན་ཡང་ཡོད། ལུང་དུ་མ་བསྟན་པའི་རང་བཞིན་ཡང་ཡོད་པས་ན་གཞན་དུ་ཡང་ངོ་ཞེས་བྱའོ། །དཔེར་ན་གཉིད་དང་། འགྱོད་པ། རྟོག་པ་དང་། དཔྱོད་པ་རྣམས་སོ། །

༣༨༥. ལྡན་མིན་འདུ་བྱེད་ཀྱི་མཚན་ཉིད་ཅི།

ལན། བེམ་ཤེས་ལྡན་མིན་འདུ་བྱེད་གསུམ་གྱིས་འདུས་བྱས་ཐམས་ཅད་བསྡུས་པར་རིག་པར་བྱ་སྟེ། རྡུལ་དུ་གྲུབ་པ་བེམ་པོའོ། །གསལ་ཞིང་རིག་པ་ཤེས་པའོ། །དེ་གཉིས་མ་ཡིན་པའི་འདུས་བྱས་ཐམས་ཅད་ལ་ལྡན་མིན་འདུ་བྱེད་དོ། །

༣༨༦. ལྡན་མིན་འདུ་བྱེད་ཉེར་བཞི་གང་དག་ཡིན།

ལན། ཐོབ་པ་དང་། མ་ཐོབ་པ། འདུ་ཤེས་མེད་པའི་སྙོམས་འཇུག། འགོག་པའི་སྙོམས་འཇུག། འདུ་ཤེས་མེད་པ། སྲོག་གི་དབང་པོ། སྐལ་མཉམ་མམ་རིས་མཐུན་པ། སྐྱེ་བ། རྒ་བ། གནས་པ། མི་རྟག་པ། མིང་གི་ཚོགས། ཚིག་གི་ཚོགས། ཡི་གེའི་

ཚོགས། སོ་སོའི་སྐྱེ་བོ་ཉིད། འཇུག་པ། སོ་སོར་ངེས་པ། སྦྱོར་བ། མགྱོགས་པ། གོ་རིམ། དུས་དང་། ཡུལ་དང་། གྲངས་དང་། ཚོགས་པའོ། །

༢༩༩. རྣམ་པར་ཤེས་པའི་མཚན་ཉིད་ཅི།

ལན། ཡུལ་གྱི་ངོ་བོ་རྣམ་པར་རིག་ཅིང་ཤེས་པར་བྱེད་པའི་མཚན་ཉིད་ཅན་ཏེ་རང་རང་གི་དམིགས་པའི་ངོ་བོ་སོ་སོར་རྟོགས་པའི་རང་བཞིན་ནི་སེམས་སམ་རྣམ་པར་ཤེས་པ་ཞེས་བྱའོ། །དེ་ཡང་གཟུགས་སོགས་ཆོས་རྣམས་ཀྱི་དོན་གྱི་ངོ་བོ་མ་འདྲེས་པར་སོ་སོར་རིག་པར་བྱེད་པའོ། །ཕུང་པོ་ལྔའི་རབ་བྱེད་ལས། རྣམ་པར་ཤེས་པའམ་རྣམ་པར་ཤེས་པའི་ཕུང་པོའི་མཚན་ཉིད་གང་ཞེ་ན། དམིགས་པ་སོ་སོར་རྣམ་པར་རིག་པ་སྟེ། དམིགས་པ་ནི་སེམས་དང་སེམས་ལས་བྱུང་བའི་ཡུལ་གཟུགས་དང་། སྒྲ་དང་། དྲི་དང་། རོ་དང་། རེག་བྱ་དང་ཆོས་ཀྱི་བར་དུ་དྲུག་གོ །རྣམ་པར་རིག་པ་ནི། དམིགས་པ་དེ་དག་འཛིན་པའམ། རྟོགས་པའམ། ཡོང་དུ་ཆུད་པ་ལ་བྱ་སྟེ། དམིགས་པར་བྱ་བ་གང་ཡིན་པ་རིག་ཅིང་ཤེས་པས་ན་རྣམ་པར་རིག་པ་ཞེས་བྱའོ། །ཞེས་གསུངས་སོ། །

༣༠༠. རྣམ་ཤེས་ཚོགས་བརྒྱད་གང་དག་ཡིན།

ལན། མིག་གི་རྣམ་པར་ཤེས་པ། རྣའི་རྣམ་པར་ཤེས་པ། སྣའི་

རྣམ་པར་ཤེས་པ། ལྕེའི་རྣམ་པར་ཤེས་པ། ལུས་ཀྱི་རྣམ་པར་ཤེས་པ། ཡིད་ཀྱི་རྣམ་པར་ཤེས་པ། ཉོན་མོངས་པའི་ཡིད། ཀུན་གཞིའི་རྣམ་པར་ཤེས་པའོ། །

༣༠༧. རྒྱུ་དྲུག་དང་རྐྱེན་བཞི། འབྲས་བུ་ལྔ་བཅས་པ་གང་དག་ཡིན།

ལན། རྒྱུ་དྲུག་ནི་སྐྱེས་བུ་བྱེད་པའི་རྒྱུ་དང་། ལྷན་ཅིག་འབྱུང་བའི་རྒྱུ། སྐལ་མཉམ་གྱི་རྒྱུ། མཚུངས་པར་ལྡན་པའི་རྒྱུ། ཀུན་ཏུ་འགྲོ་བའི་རྒྱུ། རྣམ་སྨིན་གྱི་རྒྱུའོ། །རྐྱེན་བཞི་ནི་རྒྱུའི་རྐྱེན་དང་། དམིགས་རྐྱེན། དེ་མ་ཐག་པའི་རྐྱེན། བདག་རྐྱེན་བཅས་བཞིའོ། །འབྲས་བུ་ལྔ་ནི་རྒྱུ་མཐུན་གྱི་འབྲས་བུ་དང་། བདག་པོའི་འབྲས་བུ། སྐྱེས་བུ་བྱེད་པའི་འབྲས་བུ། རྣམ་སྨིན་གྱི་འབྲས་བུ། བྲལ་བའི་འབྲས་བུ་སྟེ་ལྔའོ། །

༣༠༨. ཉོན་ཡིད་ཀྱི་མཚན་ཉིད་ཅི།

ལན། ཡིད་ཤེས་ཀྱི་བྱེ་བྲག་དུས་རྟག་ཏུ་རྒྱུན་མི་ཆད་པར་ངའོ་སྙམ་པའི་ང་རྒྱལ་གྱིས་ཁེངས་པ་དང་ལྡན་པས་རློམ་སེམས་པ་གང་ཞིག། ངོ་བོ་སྒྲིབ་ལ་ལུང་དུ་མ་བསྟན་པ། ནང་དུ་ཀུན་གཞིའི་རྣམ་ཤེས་རྒྱུན་བརྟན་པའི་ཆ་ལ་དམིགས་ནས་འཇིག་ཚོགས་ལ་བདག་ཏུ་ལྟ་བ་དང་། འཇིག་ལྟ་དེ་ལ་བརྟེན་ནས་སེམས་ཁེངས་པ་ངའོ་སྙམ་པའི་ང་རྒྱལ་དང་། དེའི་དབང་གིས་བདག་ལ་དགའ་ཞིང་བདག་ཏུ་

ཆགས་པ་དང་། དེ་རྣམས་ཀྱི་རྒྱུ་བདག་ཏུ་རྫོངས་པ་མ་འདྲེས་པའི་མ་རིག་པ་སྟེ་ཉོན་མོངས་བཞི་པོ་དང་སེམས་བྱུང་ཀུན་འགྲོ་ལྔ་དང་མཚུངས་པར་ལྡན་པའི་སེམས་དེ་ནི་བདག་མེད་དང་བདག་ལྟ་འཛིན་སྟངས་འགལ་བའི་ཕྱིར་འཕགས་ལམ་མངོན་གྱུར་དང་། དགྲ་བཅོམ་པས་འགོག་པའི་སྙོམས་འཇུག་དང་། མཐར་ཕྱིན་མི་སློབ་པའི་ས་མ་གཏོགས་པར་དུས་རྒྱུན་དུ་དགེ་མི་དགེ་ལུང་མ་བསྟན་གྱི་སེམས་ཐམས་ཅད་དང་མཉམ་དུ་འགྲོ་བ་ལ་ཉོན་མོངས་པའི་ཡིད་ཅེས་བྱའོ། །ཉོན་མོངས་པའི་ཡིད་ནི་རྟག་ཏུ་ཀུན་གཞི་རྣམ་པར་ཤེས་པ་ལ་དམིགས་ཏེ། དེ་བས་ན་དེའི་ཡུལ་ནི་ཀུན་གཞི་རྣམ་པར་ཤེས་པ་ཡིན་ནོ། །ཉོན་མོངས་པའི་ཡིད་དེ་སེམས་ལས་བྱུང་བའི་ཉོན་མོངས་པ་ཅན་བཞི་དང་། ཀུན་ཏུ་འགྲོ་བས་བསྒྲུབ་ཏེ་སེམས་ལས་བྱུང་བས་དགུ་དང་ལྡན་ནོ། །

३०३. ཀུན་གཞིའི་རྣམ་ཤེས་ཀྱི་མཚན་ཉིད་ཅི།

ལན། ཀུན་གཞིའི་རྣམ་ཤེས་ནི། ངོ་བོ་ཐར་པ་ལ་མ་སྒྲིབ་དགེ་མི་དགེར་ལུང་དུ་མ་བསྟན་པ་འཁོར་ཀུན་འགྲོ་ལྔ་པོ་ན་དང་ལྡན། ཚོར་བ་བཏང་སྙོམས་པ་གང་ལ་ཚོགས་བདུན་མཚུངས་ལྡན་དང་བཅས་པས་ཏིལ་ལ་སྣུམ་འདི་བཞིན་བསྒོས་པ་ལྟར་ཕུང་པོ་ཁམས་དང་སྐྱེ་མཆེད་ཀྱིས་རང་སྣང་གི་བག་ཆགས་ཡོངས་སུ་བསྒོས་པའི་བསོད་ནམས་སོགས་ལས་གསུམ་གྱི་ས་བོན་ཐམས་ཅད་འཛིན་པ་སེམས་ཀྱི་གཞི

གསལ་རིག་ཙམ་དམིགས་པ་ཕྱི་རོལ་སྣོད་དང་། ནང་ཉེ་བར་ལེན་པ་ལ་དམིགས་ཤིང་རྣམ་པ་རེས་སུ་མ་ཆད་པ་སྟེ། འདི་ལ་གནས་སྣོད་དང་། དོན་གཟུགས་སྒྲ་དྲི་རོ་རེག་བྱ་དང་། ལུས་སེམས་ཅན་སོ་སོའི་ལུས་སུ་སྣང་བ་འབྱུང་རུང་གི་བག་ཆགས་ཀྱི་ས་བོན་ཙམ་དུ་གནས་པའི་ཆ་ནས་ཀུན་གཞི་དང་། ལེན་པའི་རྣམ་པར་ཤེས་པ་ཞེས་ཀྱང་བྱ། ད་ལྟར་གྱི་གནས་སུ་སྣང་བ་སྣོད་ཀྱི་འཇིག་རྟེན་དང་དོན་དུ་སྣང་བ་ཡུལ་ལྔ་དང་ལུས་སུ་སྣང་བ་དབང་པོ་ལྔ་པོ་འདི་ཡང་དོན་ལ་མེད་པར་རྨི་ལམ་གྱི་སྣང་བ་ལྟར་ཀུན་གཞིའི་རྣམ་ཤེས་ཉིད་སྣོད་སོགས་དེར་སྣང་བ་ཙམ་དུ་ཟད་པའི་ཆ་ནས་རྣམ་པར་སྨིན་པའི་ཀུན་གཞིའམ་ཀུན་གཞི་དེའི་རྣམ་པར་ཤེས་པ་ཞེས་ཀྱང་བྱའོ། །མཛོད་ལས། སེམས་དང་ཡིད་དང་རྣམ་ཤེས་གསུམ་པོ་ནི་དོན་གཅིག་ཅེས་མིང་གི་རྣམ་གྲངས་ཙམ་དུ་བཞེད་པའང་ཡོད་ལ། ཡང་ཀུན་བཏུས་སོགས་ལས་སེམས་ཀུན་གཞིའི་རྣམ་ཤེས། ཡིད་ཉོན་མོངས་པའི་ཡིད། རྣམ་པར་ཤེས་པ་ཚོགས་དྲུག་གི་མིང་དུ་བཞེད་དོ། །

ཀུན་གཞི་རྣམ་པར་ཤེས་པ་ནི་རིགས་གཅིག་པ་ཡིན་ཏེ་མ་བསྒྲིབས་ལ་ལུང་དུ་མི་སྟོན་པའི་རང་བཞིན་ཡིན་གྱི་དགེ་བའི་རང་བཞིན་ཡང་མ་ཡིན་མི་དགེ་བའི་རང་བཞིན་ཡང་མ་ཡིན། བསྒྲིབས་ལ་ལུང་དུ་མི་སྟོན་པའི་རང་བཞིན་ཡང་མ་ཡིན་ནོ། །དེ་ལ་ང་དང་བདག་གིར་རྟོག་པའི་ཉོན་མོངས་པའི་ཡིད་ཀྱི་དྲི་མས་མ་བསྒོས་ཤིང་དེའི་རང་བཞིན་མ་ཡིན་པས་ན་མ་བསྒྲིབས་པའོ། །དགེ་བ་དང་མི་

དགེ་བའི་རང་བཞིན་མ་ཡིན་པས་ན་ལུང་དུ་མི་སྟོན་པའོ། །

མ་བསྒྲིབས་ལ་ལུང་དུ་མི་སྟོན་པ་དང་། བསྒྲིབས་ལ་ལུང་དུ་མི་སྟོན་པ་དང་། དགེ་བ་དང་། མི་དགེ་བ་དང་། ཟག་པ་དང་བཅས་པ་དང་། ཟག་པ་མེད་པའི་ཆོས་ཐམས་ཅད་ཀྱི་ས་བོན་གྱི་གནས་དང་། ཀུན་གཞི་བྱེད་པས་ན་ཀུན་གཞི་ཞེས་བྱའོ། །ཡང་ན་ཀུན་གཞི་ཞེས་བྱ་བའི་ཡུལ་ལ་བྱ་སྟེ། ཉོན་མོངས་པའི་ཡིད་ཀྱི་ཡུལ་བྱེད་པས་ན་ཀུན་གཞི་ཞེས་བྱའོ། །ཡང་ན་ཀུན་གཞི་ཞེས་བྱ་བའི་ཚིག་གི་དོན་ནི་འདྲེ་བའམ་འབྲེལ་བའམ་འཇུག་པ་ལ་བྱ་སྟེ། ཀུན་གཞི་རྣམ་པར་ཤེས་པ་དེ་ཆོས་ཐམས་ཅད་ཀྱི་འབྲས་བུའི་དངོས་པོའི་ངོ་བོར་འདྲེ་ཞིང་འབྲེལ་བས་ཀུན་གཞི་ཞེས་བྱ་བའམ་ཀུན་གཞི་དེ་ཆོས་ཐམས་ཅད་ཀྱི་རྒྱུའི་དངོས་པོར་འདྲེ་ཞིང་འབྲེལ་བས་ན་ཀུན་གཞི་ཞེས་བྱའོ། །དེ་ལ་ཆོས་ཐམས་ཅད་ལ་འབྲས་བུའི་ངོ་བོར་འདྲེ་ཞིང་འབྲེལ་བ་ནི་ནམ་དགེ་བ་དང་མི་དགེ་བ་ལ་སོགས་པའི་ཆོས་རྣམས་ཀྱིས་ཀུན་གཞི་ལ་བག་ཆགས་སོགས་པ་ན། ཀུན་གཞི་བག་ཆགས་དང་བཅས་པའི་མཚན་ཉིད་ཁྱད་པར་ཅན་དུ་བྱས་པ་ཡིན་པས་ཆོས་རྣམས་ནི་རྒྱུ་ཡིན་ལ་ཀུན་གཞི་ནི་འབྲས་བུ་ཡིན་ཏེ། དེ་ལྟར་ན་ཀུན་གཞི་དེ་ཆོས་རྣམས་ལ་འབྲས་བུའི་དངོས་པོར་འདྲེ་ཞིང་འབྲེལ་བ་ཞེས་བྱའོ། །ཀུན་གཞི་དེ་ཆོས་རྣམས་ལ་རྒྱུའི་དངོས་པོར་འདྲེ་ཞིང་འབྲེལ་པ་ནི་ནམ་ཀུན་གཞི་བག་ཆགས་དེ་ལས་ཆོས་རྣམས་བྱུང་བས་ན་ཀུན་གཞི་ནི་རྒྱུ་ལྟར་གནས་ལ་ཆོས་རྣམས་འབྲས་བུ་ལྟར་

གནས་པས་ན་ཀུན་གཞི་དེ་ཆོས་ཐམས་ཅད་ཀྱི་རྒྱུའི་དངོས་པོར་འདྲེ་ཞིང་འབྲེལ་བ་ཞེས་བྱའོ། །ཀུན་གཞི་འདེས་ལུས་ལེན་པ་དང་། འཛིན་པ་དང་། ལུས་མི་གཏོང་བར་བྱེད་པས་ན་ལེན་པའི་རྣམ་པར་ཤེས་པ་ཞེས་བྱའོ། །

༣༠༩. ཁམས་ཀྱི་མཚན་ཉིད་ཅི།

ལན། དྷཱ་ཏུའི་སྒྲ་ལས་ས་བོན་འཛིན་པའམ་རང་གི་མཚན་ཉིད་དམ་ཉེར་སྤྱོད་འཛིན་པའི་དོན་གྱིས་ཁམས་ཞེས་བྱའོ། །ཁམས་བཅོ་བརྒྱད་པོ་དེ་ལས། མིག་ནས་ཡིད་ཀྱི་བར་དྲུག་པོ་འདས་པ་དང་ད་ལྟ་བའི་ཡུལ་ལ་ཉེར་སྤྱོད་འཛིན་པར་བྱེད་པའི་རྒྱུའམ་རིགས་སམ་ཀུན་གཞི་ལ་སྟོན་དང་དེ་ལྟར་གྱི་ལས་བསགས་པས་མིག་འགྲུབ་རུང་གི་ས་བོན་གྱི་དོན་དང་། དེ་བཞིན་དུ་གཟུགས་ནས་ཆོས་ཀྱི་བར་དྲུག་པོ་གཟུང་བའི་རྒྱུའམ་རིགས་སམ་ས་བོན་གྱི་དོན་དང་། མིག་ཤེས་ནས་ཡིད་ཤེས་ཀྱི་བར་དྲུག་པོ་ཡུལ་དངོས་སུ་འཛིན་པའི་རྒྱུའམ་རིགས་སམ་ས་བོན་གྱི་དོན་ཏེ་ཁམས་ཞེས་པ་རྒྱུའམ་རིགས་དང་ས་བོན་གྱི་དོན་ཅན་ནོ། །

རབ་བྱེད་ལས། མིག་དང་གཟུགས་ལ་སོགས་པ་ལ་ཁམས་ཞེས་བཏགས་པ་དོན་གང་དང་གང་གིས་ཁམས་ཞེས་བཏགས་ཞེ་ན། མི་བྱེད་ལ་རང་གི་མཚན་ཉིད་འཛིན་པའི་ཕྱིར་སྟེ། ཆོས་ཐམས་ཅད་ཅི་ཡང་བྱེད་པ་མེད་པས་ན་མི་བྱེད་པ་ཞེས་བྱ་སྟེ། ཅིའི་ཕྱིར་ཞེ་ན།

ཆོས་རྣམས་ནི་སྐད་ཅིག་མ་ཡིན་ཏེ་སྐྱེས་མ་ཐག་ཏུ་ཞིག་པས་ཅི་ཡང་བྱེད་པར་མི་ནུས་པའི་ཕྱིར་རོ། །དེ་ལྟར་མི་བྱེད་ཀྱང་རང་གི་མཚན་ཉིད་འཛིན་པའི་ཕྱིར་ཁམས་ཞེས་བྱ་སྟེ། དཔེར་ན་ས་སྲ་བའི་རང་གི་མཚན་ཉིད་འཛིན་པས་སའི་ཁམས་ཞེས་བྱ་བ་དང་འདྲ་བར་ཆོས་དེ་དག་ཀྱང་སོ་སོ་རང་གི་མཚན་ཉིད་འཛིན་པས་ན་ཁམས་ཞེས་བྱའོ། །ཁམས་ཀྱི་མཚན་ཉིད་ལ་དབང་པོའི་ཁམས། ཡུལ་གྱི་ཁམས། རྣམ་ཤེས་ཀྱི་ཁམས་ཀྱི་མཚན་ཉིད་གསུམ་མོ། །

༣༠༥. ཁམས་བཅོ་བརྒྱད་གང་དག་ཡིན།

ལན། རྟེན་དབང་པོའི་ཁམས་དྲུག་སྟེ་མིག་དང་རྣ་སྣ་ལྕེ་ལུས་ཡིད་ཀྱི་ཁམས་དང་། དམིགས་པ་ཡུལ་གྱི་ཁམས་གཟུགས་དང་སྒྲ་དྲི་རོ་རེག་བྱ་ཆོས་ཀྱི་ཁམས། བརྟེན་པ་རྣམ་ཤེས་ཀྱི་ཁམས་མིག་རྣ་སྣ་ལྕེ་ལུས་ཡིད་ཤེས་ཀྱི་ཁམས་བཅས་སོ། །

༣༠༦. སྐྱེ་མཆེད་ཅེས་པའི་དོན་ཅི།

ལན། མཛོད་འགྲེལ་ལས། ཨཱཿཡ་ཏ་ན་ཞེས་པ་སྐྱེ་མཆེད་ཀྱི་སྒྲ་ནི། ཨཱ་ཡ་ཏྣ་ཞེས་སྐྱེ་བའི་སྒོའི་དོན་ཏེ། གང་ལ་བརྟེན་ནས་སེམས་དང་སེམས་རྣམས་སྐྱེ་ཞིང་མཆེད་པ་སྟེ་རྒྱས་པའི་སྒོར་འགྱུར་བའི་ཕྱིར་སྐྱེ་མཆེད་ཅེས་བྱའོ། ཞེས་གསུངས་པ་ལྟར། དེ་ཡང་མིག་ནས་ཡིད་ཀྱི་ནང་གི་དྲུག་པོ་འཛིན་པར་བྱེད་པ་དང་། གཟིགས་ནས་ཆོས་ཀྱི་བར་

ཕྱིའི་དྲུག་ནི་གཟུང་བར་བྱ་བ་སྟེ། གཟུང་འཛིན་གྱི་སྒོ་ནས་རྣམ་ཤེས་མཚུངས་ལྡན་བཅས་ཡུལ་ལ་སྐྱེ་ཞིང་མཆེད་ལ་རྒྱས་པའི་སྒོར་གྱུར་པས་སྐྱེ་མཆེད་ཅེས་བྱའོ། །དེ་ལ་མིག་གི་སྐྱེ་མཆེད་དང་། གཟུགས་ཀྱི་སྐྱེ་མཆེད་དང་། རྣ་བའི་སྐྱེ་མཆེད་དང་། སྒྲའི་སྐྱེ་མཆེད་དང་། སྣའི་སྐྱེ་མཆེད་དང་། དྲིའི་སྐྱེ་མཆེད་དང་། ལྕེའི་སྐྱེ་མཆེད་དང་། རོའི་སྐྱེ་མཆེད་དང་། ལུས་ཀྱི་སྐྱེ་མཆེད་དང་། རེག་བྱའི་སྐྱེ་མཆེད་དང་། ཡིད་དང་ཆོས་ཀྱི་སྐྱེ་མཆེད་བར་བཅུ་གཉིས་སོ། །

༣༠༧. རྟེན་འབྲེལ་གྱི་མཚན་ཉིད་ཅི།

ལན། རྟེན་ཅིང་འབྲེལ་བར་འབྱུང་བ་གང་ཞེ་ན། པྲ་ཧི་ཏུ་ཕྲད་ནས། ས་ལུ་ལྗང་འབྱུང་བ་ཡིན་པས། རྒྱུ་དང་རྐྱེན་ཕྲད་ཅིང་ཚོགས་པ་ལ་ལྟོས་ནས་འབྲས་བུ་འབྱུང་བ་ནི་རྟེན་ཅིང་འབྲེལ་བར་འབྱུང་བའོ། །ཞེས་སོ། །ས་བོན་ལས་མྱུ་གུ་སོགས་ཕྱི་དང་མ་རིག་པ་ལས་འདུ་བྱེད་སོགས་ནང་གིས་བསྡུས་པའི་ཆོས་འདི་རྣམས་རང་རང་སྐྱེད་བྱེད་ཀྱི་རྒྱུ་མེད་པར་ནི་ནམ་མཁའི་པདྨོ་བཞིན་དུ་ནམ་ཡང་འབྱུང་བ་མ་ཡིན་ཞིང་། རྒྱུ་མིན་པ་ཕྱི་རོལ་པས་འདོད་པའི་བདག་དང་དུས་དང་དབང་ཕྱུག་སོགས་བྱེད་པ་པོ་ངོ་བོ་རྟག་པ་གཞན་གྱི་རྒྱུ་ལས་བྱུང་བ་མ་ཡིན་ལ། རང་རང་གི་རྒྱུ་རྐྱེན་རྟེན་འབྲེལ་ཚོགས་པ་ལ་བརྟེན་ནས་སྐྱེ་བ་ནི་རྟེན་ཅིང་འབྲེལ་བར་འབྱུང་བ་ཞེས་བྱའོ། །

༣༠༤. རྟེན་འབྲེལ་ཡན་ལག་བཅུ་གཉིས་ཀྱི་གོ་དོན་དང་བྱེད་ལས་གང་།

ལན། མ་རིག་པ་དང་། འདུ་བྱེད་དང་། རྣམ་པར་ཤེས་པ་དང་། མིང་གཟུགས་དང་། སྐྱེ་མཆེད་དྲུག་དང་། རེག་པ་དང་ཚོར་བ་དང་། སྲེད་པ་དང་། ལེན་པ་དང་། སྲིད་པ་དང་སྐྱེ་བ་དང་རྒ་ཤི་རྣམས་ལས། དང་པོ་ཡན་ལག་བཅུ་གཉིས་ཀྱི་ཐོག་མའི་མ་རིག་པ་ནི། རིག་པའི་འགལ་ཟླ་འམ་རིག་པའི་མི་མཐུན་ཕྱོགས་སུ་གྱུར་པ། ཤེས་པ་གང་ཞིག་རང་གི་ཡུལ་ལ་དམིགས་པ་དང་། ཡུལ་དེའི་རྣམ་པ་ཤེལ་ཏུ་མི་གསལ་བ་དང་། དེ་ཉིད་སེམས་རྒྱུད་རབ་ཏུ་མ་ཞི་བ་དང་། ཉོན་མོངས་པ་སྐྱེ་བའི་སྒོར་གྱུར་པ་སྟེ་ཁྱད་ཆོས་གསུམ་དང་ལྡན་པའོ། །དེ་ལ་དབྱེ་སྒོ་མང་ཡང་ཉོན་མོངས་པ་ཅན་གྱི་མ་རིག་པ་དང་། ཉོན་མོངས་པ་ཅན་མ་ཡིན་པའི་མ་རིག་པ་གཉིས། སྔ་མ་ནི་འཁོར་བའི་རྒྱུ་ཐར་བ་ལ་སྒྲིབ་བྱེད་ཉོན་མོངས་པའི་སྒྲིབ་པ། ཕྱི་མ་ནི་ཐམས་ཅད་མཁྱེན་པ་ལ་སྒྲིབ་བྱེད་ཤེས་བྱའི་སྒྲིབ་པའོ། །དེའང་ལུགས་འདིའི་རྩ་བའི་མ་རིག་པ་དངོས་ནི། བདག་ཏུ་རྨོངས་པ་ཞེས། ཉོན་ཡིད་ཀྱི་འཁོར་དུ་ཡོད་པ་དེ་ཡིན་ནོ། །འགའ་ཞིག་འཇིག་ཚོགས་ལ་ལྟ་བར་ངོས་འཛིན་པ་ནི། རྣམ་པ་གསལ་བའི་ཕྱོགས་ནས་སྨོས་པ་ཙམ་ཡིན་ནོ། །

ཡན་ལག་གཉིས་པ་འདུ་བྱེད་ནི། བསོད་ནམས་ཀྱི་ལས་དང་། བསོད་ནམས་མིན་པའི་ལས་དང་མི་གཡོ་ལས་རྣམས་ཏེ། དང་པོ་ནི་འདོད་ཁམས་ཀྱི་ལས་དགེ་བ། གཉིས་པ་ནི་འདོད་ཁམས་

ཀྱི་ལས་མི་དགེ་བ། གསུམ་པ་ནི་ཁམས་གོང་མ་གཉིས་འགྲུབ་བྱེད་ཀྱི་ལས་ཏིང་ངེ་འཛིན་ནོ། །

ཡན་ལག་གསུམ་པ་ནི་རྣམ་པར་ཤེས་པ་སྟེ། འདིར་ཀུན་གཞིའི་རྣམ་ཤེས་ཀྱི་སྟེང་དུ་ལས་ཀྱི་བག་ཆགས་ཡོངས་སུ་བཞག་པས་རྣམ་ཤེས་དེ་ཉིད་ཡོངས་སུ་འགྱུར་བའི་ཆ་ཡིན་ལ། དེ་ལ་རྒྱུ་དུས་ཀྱི་རྣམ་ཤེས་དང་། འབྲས་བུའི་དུས་ཀྱི་རྣམ་ཤེས་གཉིས་སུ་ཡོད་དོ། །

ཡན་ལག་བཞི་པ་མིང་གཟུགས་ནི། མིང་ཞེས་པ་མིང་བཞིའི་ཕུང་པོ་ཡིན་ལ། དེའང་ཚོར་བ་ལ་སོགས་པའི་ཕུང་པོ་ཕྱི་མ་བཞིའོ། །དེ་རྣམས་ལ་མིང་བཞིའི་ཕུང་པོར་འཇོག་པའི་རྒྱུ་མཚན་ཡང་གཟུགས་ཕུང་ནི་དབང་ཤེས་ལྔའི་སྤྱོད་ཡུལ་དུ་མངོན་སུམ་དུ་གྱུར་པས་ན་མིང་ལ་བརྟེན་ནས་རྟོགས་མི་དགོས་ལ། ཕུང་པོ་ཕྱི་མ་བཞི་ནི་གཞན་གྱི་རྒྱུད་ལ་ཡོད་པ་མིང་ལ་བརྟེན་ནས་རྟོགས་དགོས་པ་ཡིན་པས་སོ། །ནུར་ནུར་པོ་དང་། མེར་མེར་པོ་དང་། གོར་གོར་པོ་དང་། མཁྲང་འགྱུར་དང་། རྐང་ལག་རྣམ་པར་འགྱུས་པ་སྟེ་མངལ་གྱི་གནས་སྐབས་ལྔ་ནི་གཟུགས་ཀྱི་ཡན་ལག་ཡིན་ནོ། །

ཡན་ལག་ལྔ་པ། སྐྱེ་མཆེད་དྲུག་ནི། མངལ་གནས་ལྔའི་རྗེས་སུ་དབང་པོ་དྲུག་གསལ་བར་དོད་པ་ཉིད་སྐྱེ་མཆེད་ཀྱི་ངོ་བོ་ཡིན་ནོ། །རེག་པ་བཙས་ནས་ཡུལ་དབང་ཤེས་གསུམ་ཕྲད། ཚོར་བ་དེར་བརྟེན་ཆགས་སྡང་བར་མ་སྨྱོང་། །འདོད་སྲེད་ཉེར་སྤྱོད་ཡོངས་སུ་བཟུང་བའོ། །

ཡན་ལག་དྲུག་པ་རེག་པ་ནི། མང་ལ་ནས་ཕྱིར་བཅས་ཏེ་ཡུལ་དང་། དབང་པོ་དང་། རྣམ་པར་ཤེས་པ་གསུམ་འདུས་པའི་རེག་པ་འབྱུང་བ་ཡིན་ལ། དེའང་རེག་པ་དངོས་ནི། རྣམ་ཤེས་ཡུལ་དང་ཕྲད་པ་ལས་ཡུལ་དེ་ཤེས་པར་འགྱུར་བའི་ཆ་ཞིག་འབྱུང་བ་དེའོ། །

ཡན་ལག་བདུན་པ་ཚོར་བ་ནི། རེག་པ་དེ་ལ་བརྟེན་ནས་བདེ་སྡུག་བར་མ་གསུམ་སྐྱོང་བ་ཡིན་ཏེ། མིག་དབང་དང་། ཡུལ་གཟུགས་ཡོད་འོང་། མིག་ཤེས་གསུམ་འདུས་པ་ལས། ཐོག་མར་མིག་ཤེས་ཀྱིས་ཡུལ་ཡོངས་སུ་གཅོད་པའི་རེག་པ་འབྱུང་། དེའི་རྗེས་སུ་རེག་པས་ཡོངས་སུ་སྐྱོང་བའི་ཚོར་བ་བདེ་བར་འབྱུང་བས་མཚོན་ནོ། །དབང་ཤེས་དྲུག་ལ་ཚོར་བ་གསུམ་གྱི་དབྱེ་བས་ཡིད་ཉེ་བར་རྒྱུ་བ་བཅོ་བརྒྱད་ཅེས་བྱའོ། །

ཡན་ལག་བརྒྱད་པ་སྲེད་པ་ནི། ཚོར་བ་བདེ་སྡུག་བཏང་སྙོམས་གསུམ་ལ་སྲེད་ཅིང་ཞེན་པ་ཡིན་ལ། དེའང་བདེ་བ་ལ་མི་འབྲལ་བར་སྲེད་པ། སྡུག་བསྔལ་ལ་འབྲལ་འདོད་ཀྱི་སྲེད་པ། བཏང་སྙོམས་ལ་མི་འབྲལ་བར་འདོད་པའི་སྲེད་པ་སྐྱེ་བ་ཡིན་ཞིང་། ཡང་སྲེད་པ་ལ། འདོད་པའི་སྲེད་པ་དང་། སྲིད་པའི་སྲེད་པ་དང་། འཇིག་པའི་སྲེད་པ་གསུམ། དང་པོ་འདོད་ཁམས། གཉིས་པ་ཁམས་གོང་མ་གཉིས་སོ། །གསུམ་པ་ཉེར་སྤྱོད་ཡོངས་སུ་བཟུང་བའི་སྲེད་པའོ། །

ཡན་ལག་དགུ་བ་ལེན་པ་ནི། དེ་ལྟར་སྲེད་པ་ལ་བརྟེན་ནས་

ལེན་པ་འབྱུང་བ་ཡིན་ཏེ། དཔེར་ན་བཟའ་བཏུང་ལོངས་སྤྱོད་སོགས་ཡུལ་ཡིད་འོང་གི་རྣམ་པ་ལ་སྲེད་ཅིང་ཞེན་པར་གྱུར་པ་ན། དེ་ཉིད་ཡང་དང་ཡང་དུ་འབྱུང་བར་འདོད་པ་དང་། དེ་ཉིད་ཀྱི་ཐབས་སུ་བྱ་བ་རྣམ་པ་སྣ་ཚོགས་བསྒྲུབ་པར་བྱེད་པའི་ནུས་པ་དང་ལྡན་པ་དེ་ལ་ལེན་པ་ཞེས་བྱའོ། །ལེན་པ་དེ་ལའང་། འདོད་པའི་ལེན་པ་དང་། སྲིད་པའི་ལེན་པ་དང་། ལྟ་བའི་ལེན་པ་དང་། བདག་ཏུ་སྨྲ་བའི་ལེན་པ་དང་བཞིར་གསུངས་པ་དེ་ཡིས་ཡན་ལག་ཕྱི་མ་འགྲུབ་པར་བྱེད་དོ། །

ཡན་ལག་བཅུ་བ་སྲིད་པ་ནི། ཡང་སྲིད་མངོན་པར་འགྲུབ་པར་བྱེད་པའི་ལས་སྟོབས་དང་ལྡན་པ་དེའོ། །

ཡན་ལག་བཅུ་གཅིག་པ་སྐྱེ་བ་ནི། སྐྱེ་བའི་ཡན་ལག་མངོན་གྱུར་གྱི་དབང་དུ་བྱས་ནས་མངལ་དུ་ཉིང་མཚམས་སྦྱོར་བཞིན་པ་ནི་སྐྱེ་བ་ཡིན་ལ། ཉིང་མཚམས་སྦྱར་ཟིན་པ་ནི་རྒ་ཤིའི་ཡན་ལག་ཡིན་ནོ། །དེའང་ནུར་ནུར་པོ་ལ་སོགས་པ་སྐྱེ་བའི་གནས་སྐབས་ཐོབ་པ་ནས་བརྩམས་རིམ་པར་སྐད་ཅིག་གཅིག་གི་རྒྱུན་འགྱུར་བ་ནི་རྒས་པ་ཡིན་ལ། འདིར་རྒ་ཤི་ཞེས་ཡན་ལག་གཅིག་ཏུ་བསྡོམས་པ་ཡང་། མ་རྒས་པ་ན་འཆི་བ་ཡང་ཡོད་པས་ན་དེ་ལྟར་གསུངས་སོ། །དེ་ལྟར་ཡན་ལག་བཅུ་གཉིས་པོ་དེ་རྣམས་ཀྱིས་བག་ཆགས་ཀུན་གཞི་ལ་བཞག་པ་མངོན་དུ་གྱུར་པ་དང་། ས་བོན་ཡོངས་སུ་སྨིན་པ་ལས་ཡན་ལག་བཅུ་གཉིས་མངོན་འགྱུར་བ་གཉིས་འབྱུང་བ་ཐམས་ཅད

ལ་ཤེས་པར་བྱའོ། །

ཡན་ལག་དེ་དག་གི་བྱེད་ལས་ནི་རིམ་པ་བཞིན། ཡང་དག་པའི་དོན་མཐོང་བ་ལ་སྒྲིབ་པར་བྱེད་པ་མ་རིག་པ་དང་། དེའི་དབང་གིས་ཀུན་གཞི་ལ་ལས་ཀྱི་ས་བོན་འདེབས་པར་བྱེད་པ་འདུ་བྱེད་ཀྱི་དང་། ས་བོན་དང་མཐུན་པར་སྐྱེ་གནས་སུ་འཁྲིད་པར་བྱེད་པ་རྣམ་པར་ཤེས་པའི་དང་། ཁྲིད་པ་ལྟར་ལུས་ཀུན་ཏུ་འཛིན་པར་བྱེད་པ་མིང་གཟུགས་ཀྱི་དང་། གཟུང་བ་ལྟར་ལུས་ཡོངས་སུ་རྫོགས་པར་བྱེད་པ་སྐྱེ་མཆེད་དྲུག་གི་དང་། དེའི་མཐུས་ལས་གསུམ་འདུས་ནས་ཡུལ་ཡོངས་སུ་གཅོད་པར་བྱེད་པ་རེག་པའི་དང་། བཅད་པ་ལྟར་བདེ་བ་སོགས་ལ་ཉེ་བར་སྤྱོད་པ་ཚོར་བའི་དང་། དེའི་དབང་གིས་ལས་དང་མཐུན་པའི་ཡང་སྲིད་སྟུད་པར་བྱེད་པ་སྲིད་པའི་དང་། སྲིད་པ་ལྟར་རྣམ་ཤེས་སྐྱེ་བ་ལ་སྦྱོར་བ་བྱེད་པ་ལེན་པའི་དང་། སྦྱར་བ་ལྟར་ཡང་སྲིད་སྐྱེ་བ་ལ་མངོན་དུ་ཕྱོགས་པར་བྱེད་པ་སྲིད་པའི་དང་། དེའི་དབང་གིས་སྡུག་བསྔལ་གྱི་ཕུང་པོ་འགྲུབ་པར་བྱེད་པ་སྐྱེ་བའི་དང་། དེའི་ཉེས་དམིགས་ན་ཚོད་དང་སྲོག་འགྱུར་བར་བྱེད་པ་ རྒ་ཤིའི་བྱེད་ལས་ཏེ་ཐམས་ཅད་ཀྱང་འཁོར་བར་ཀུན་ནས་ཉོན་མོངས་པར་བྱེད་པའོ། །

དེ་ལྟར་ཡན་ལག་སྔ་མ་སྔ་མས་ཕྱི་མ་ཕྱི་མ་རྣམས་སྐྱེད་ལ། ཕྱི་མ་ཕྱི་མས་ཀྱང་ཡན་ལག་སྔ་མ་རྣམས་ལ་གསོས་བཏབ་སྟེ་རྒྱུན་མི་ཆད་པར་གཅིག་ནས་གཅིག་ཏུ་འཁོར་བར་བྱེད་པས་ན་འཁོར་

བའམ་འགྲོ་བ་ཞེས་བརྗོད་དོ། །མགོན་པོ་ཀླུ་སྒྲུབ་ཞབས་ཀྱིས། ཉོན་མོངས་ལས་དང་སྡུག་བསྔལ་དང་། གསུམ་པོ་དག་ཏུ་ཟད་པར་འདུས། །དང་པོ་བརྒྱད་པ་དགུ་ཉོན་མོངས། །གཉིས་པ་བཅུ་པ་ལས་ཡིན་ཏེ། །ལྷག་མ་བདུན་ཡང་སྡུག་བསྔལ་ཡིན། །བཅུ་གཉིས་ཆོས་ནི་གསུམ་དུ་འདུས། །གསུམ་པོ་དག་ལས་གཉིས་འབྱུང་སྟེ། །གཉིས་ལས་བདུན་འབྱུང་བདུན་ལས་ཀྱང་། །གསུམ་འབྱུང་སྲིད་པའི་འཁོར་ལོ་དེ། །ཉིད་ནི་ཡང་དང་ཡང་དུ་འཁོར། །འགྲོ་ཀུན་རྒྱུ་དང་འབྲས་བུ་སྟེ། །ཞེས་གསུངས་པ་ལྟར་རོ། །

༣༠༩. ཁ་ཏོན་མར་མེ་མེ་ལོང་རྒྱ། །མེ་ཤེལ་ས་བོན་སྐྱུར་དང་སྒྲས། །ཕུང་པོ་ཉིད་མཚམས་སྦྱོར་བ་ནི། །མི་འཕོ་བར་ཡང་མཁས་རྟོགས་བྱ། །ཞེས་གསུངས་པའི་དོན་ཅི།

ལན། འདི་ལ་མཐུན་པའི་དཔེ་བརྒྱད་ཅེས་བྱ་སྟེ། དགེ་རྒན་གྱི་ཁ་ཏོན་བརྗོད་པ་སློབ་པས་ཤེས་པའི་དཔེ་དང་། མར་མེ་ལས་མར་མེ་འབྱུང་བའི་དཔེ་དང་། མེ་ལོང་ལས་གཟུགས་བརྙན་འབྱུང་བའི་དཔེ་དང་། རྒྱ་ལས་རྒྱ་ཡི་འབུར་དང་རི་མོ་འབྱུང་བའི་དཔེ་དང་། མེ་ཤེལ་ལས་མེ་འབྱུང་བའི་དཔེ་དང་། ས་བོན་ལས་མྱུ་གུ་འབྱུང་བའི་དཔེ་དང་། སྐྱུར་ཞེས་བརྗོད་པས་འགྲམ་ཆུ་ལྡང་བའི་དཔེ་དང་། བྲག་ཅའི་སྒྲ་རྣམས་ཀྱི་དཔེས་རྟོགས་པར་བྱ་སྟེ། འདི་དག་གིས་སྔ་མ་སྔ་མས་ནི། ཕྱི་མ་ཕྱི་མ་རྣམས་འབྱུང་བ་ཡོད་པ་ནི། རྒྱུ་རྟག་པ་

འཕོ་བ་མ་ཡིན་པའི་དཔེ་དང་། ཕྱི་མ་ཕྱི་མ་ནི་སྔ་མ་སྔ་མ་རྣམས་ལས་འབྱུང་བའི་ཕྱིར་ན་རྒྱུ་མེད་པ་ལས་འབྱུང་བ་མ་ཡིན་པའི་དཔེ་དང་། ཆད་པ་འགག་པ་མ་ཡིན་པའི་དཔེ་ཡིན་ནོ། །འདི་ནི་རྟག་མིན་ཆད་མིན་འཕོས་པ་མེད། །ཞེས་པའི་དོན་ཡིན་པས་རྟེན་འབྲེལ་ཟབ་མོའི་གནད་དང་། ཤིན་ཏུ་རྟོགས་དཀའ་བའི་གནས་ཀྱང་ཡིན་ནོ། །

དེ་ཡང་འདི་དག་རྐྱེན་གསུམ་གསུམ་ཚོགས་པ་ལས་འབྱུང་སྟེ། དགེ་རྒན་དང་སློབ་མ་དེ་གཉིས་ལ་དབང་པོ་རྣམས་ཚང་བ་ལས་ཁ་ཏོན་འབྱུང་ཞིང་སྒྲ་ཤེས་པ། མར་དང་སྡོང་བུ་དང་སྣོད་ཚོགས་པ་ལས་མར་མེ། ནམ་མཁའ་དྭངས་པ་དང་། གདོང་དང་། མེ་ལོང་ཚོགས་པ་ལས་གཟུགས་བརྙན། རྒྱ་དང་འཛེམ་པའི་ཕོང་བུ་དང་། སྐྱེས་བུའི་རྩོལ་བ་ཚོགས་པ་རྣམས་ལས་འབུར་དང་རི་མོ། ཤེལ་དང་ཉི་མའི་འོད་དང་། རྩྭ་ཤིང་ཚོགས་པ་ལས་མེ། ས་བོན་དང་གཞི་དང་རླན་རྣམས་ཚོགས་པ་ལས་མྱུ་གུ། ཚྭ་དང་ཚྭ་ཆུ་འཁྲུང་སྦྱོང་བ་དང་། སྐྱུར་ཞེས་བརྗོད་པ་ཚོགས་པ་ལས་འགྲམ་ཆུ། མིས་བརྗོད་པའི་སྒྲ་དང་། སྒྲ་དྲག་པོ་གཞན་མེད་པ་དང་། རི་བྲག་རྣམས་ཚོགས་པ་ལས་བྲག་ཅ་འབྱུང་སྟེ། དེ་དག་གིས་སེམས་ཅན་སྐྱེ་བ་ནི་བྱེད་པ་པོས་མ་བྱས་ཏེ། ལས་དང་ཉོན་མོངས་པའི་རྒྱུ་རྐྱེན་གྱིས་བསྐྱེད་པའི་དཔེའོ། །

འདི་རྣམས་དོན་གང་དང་གང་གིས་དཔེ་ཡིན་ཞེ་ན། དགེ་

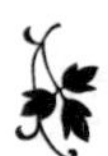

ཀུན་ནི་ཚེ་འདིའི་དཔེའོ། །སྨིན་མ་ནི་ཚེ་ཕྱི་མའི་དཔེའོ། །ཁ་ཧོན་ནི་རྣམ་པར་ཤེས་པ་ཉིང་མཚམས་སྦྱོར་བའི་དཔེའོ། །མར་མེ་སྔ་མ་ནི་ཚེ་འདིའི་དཔེ། ཕྱི་མ་ནི་ཚེ་ཕ་རོལ་གྱི་དཔེའོ། །མར་མེ་སྔ་མ་ལས་ཕྱི་མ་འབྱུང་ཡང་སྔ་མ་ཡོད་པ་ནི་རྟག་པ་འཕོ་བ་མ་ཡིན་པའི་དཔེའོ། །ཕྱི་མ་དེ་སྔ་མ་ལས་བྱུང་བ་རྒྱུ་མེད་པ་ལས་མ་བྱུང་བའི་དཔེའོ། །མེ་ལོང་ནི་ཚེ་འདི་ཡོད་པའི་སྒོ་ནས་ཕྱི་མ་ཡང་ཡོད་ལ། དངོས་པོ་ཡང་མི་འཕོ་ཞིང་ཕ་རོལ་ཡང་ཡོད་ངེས་པའི་དཔེའོ། །རྒྱ་ནི་འདིར་ལས་ཅི་སྤྱད་པ་དང་། མཐུན་པར་ཕ་རོལ་དུ་ཡང་སྐྱེ་བ་ལེན་པའི་དཔེའོ། །སྐྱུར་ནི་སྔོང་བའི་ལས་ཀྱི་སྐྱེ་བ་ལེན་པའི་དཔེའོ། །སྒྲ་ནི་རྒྱུ་རྐྱེན་ཚོགས་ནས་གནོད་པའི་རྐྱེན་གཞན་མེད་ན་སྐྱེ་བ་ལེན་ཏེ། དེ་ཡང་གཅིག་དང་ཐ་དད་མ་ཡིན་པའི་དཔེའོ། །དཔེ་བརྒྱད་པོ་དེ་དག་གི་གཅིག་གི་དགོས་པ་གཅིག་གིས་གཅོད་ཚུལ་ཡང་འདི་ལྟར། ཁ་ཧོན་གྱི་དཔེ་ལ་གང་དག་གིས་རྣམ་པར་ཤེས་པ་འདི་མ་འགགས་པར་ཕ་རོལ་དུ་སྐྱེ་བ་ལེན་ན། །ཞེས་ཟེར་བའི་སྐྱོན་བསལ་བའི་ཕྱིར་ས་བོན་གྱི་དཔེ་བསྟན་ཏོ། །ས་བོན་དེ་མ་རུལ་བར་མྱུ་གུ་སྐྱེ་བ་ནི་མེད་མོད་ས་བོན་དེ་རུལ་ནས་སྔ་མ་ལས་འགྱུར་ཏེ་མི་འདྲ་བར་གྱུར་པ་ལས་མྱུ་གུ་སྐྱེའོ། །

མར་མེའི་དཔེ་ནི་གང་གིས་མར་མེ་གཅིག་ལས་གཅིག་སྦར་ན་གཉིས་ཀ་ཡོད་པས་འདི་དང་ཕ་རོལ་གཉི་གར་ཕུང་པོ་དུས་གཅིག་ཏུ་ཡོད། ཞེས་ཟེར་བའི་སྐྱོན་བསལ་བའི་ཕྱིར་སྒྲའི་དཔེ་བསྟན་ཏེ།

བྲག་ཅ་ནི་མིས་མ་བརྗོད་པར་སྒྲ་མི་གྲག་སྟེ། དུས་གཅིག་ཏུ་མི་འབྱུང་བས་ཕྱུང་བོ་ཡང་དུས་གཅིག་ཏུ་མི་འབྱུང་ངོ་། །

མེ་ལོང་གི་དཔེ་ལ་འདྲ་བའི་ཕྱིར་གྲུམ་པོ་ལས་གྲུམ་པོ་སྐྱེ་བ་དགག་པའི་ཕྱིར་མེ་ཤེལ་གྱི་དཔེ་བསྟན་ཏེ། མེ་ཤེལ་དེ་ལས་དེ་དང་མི་འདྲ་བའི་མེ་འབྱུང་བའི་ཕྱིར་རོ། །

རྒྱུའི་དཔེ་ནི་ལྷ་ཚེ་འཕོས་བ་ལྟར་སྐྱེ། མི་ཚེ་འཕོས་པ་མེར་སྐྱེའོ། །ཞེས་ཟེར་བ་བསལ་བའི་ཕྱིར་ཁ་ཧོན་གྱི་དཔེ་བསྟན་ཏེ། འདིའི་དཔེ་ནི་དགེ་རྒན་ཡིན། ཕ་རོལ་གྱི་དཔེ་ནི་སློབ་མ་ཡིན་ཏེ་ཐ་དད་པའི་དགེ་རྒན་ཡང་སློབ་མ་མ་ཡིན། སློབ་མ་ཡང་དགེ་རྒན་དེ་མ་ཡིན་པའི་ཕྱིར་རོ། །མེ་ཤེལ་གྱི་དཔེ་ནི་མི་འདྲ་བའི་དཔེ་ཡིན་ཏེ། དགེ་བས་ངན་སོང་དང་། མི་དགེ་བས་མཐོ་རིས་སོ། །ཞེས་ཟེར་བའི་སྐྱོན་བསལ་བའི་ཕྱིར་མར་མེའི་དཔེ་བསྟན་ཏེ། མར་མེ་ལས་མར་མེ་མི་འདྲ་བ་མི་འབྱུང་གི། མར་མེ་ལས་མར་མེ་འབྱུང་བ་བཞིན་དགེ་བས་མཐོ་རིས་དང་མི་དགེ་བས་ངན་སོང་ནི་རིགས་པའོ། །ས་བོན་གྱི་དཔེ་ནི། ཤེས་པ་འཕེལ་ཟེར་བ་དག་དགག་པའི་ཕྱིར་རྒྱུ་ཡི་དཔེ་བསྟན་ཏེ། རྒྱུའི་རི་མོ་ཅི་འདྲ་བ་དེ་ལས་འཛིམ་པའི་གོང་བུ་ལ་ཡང་རི་མོ་གཞན་མི་འབྱུང་བའི་ཕྱིར་རོ། །སྐྱུར་གྱི་དཔེ་ནི་གང་དག་གིས་ལྷའི་ལོ་རྒྱུས་སྨྲོང་བ་དག་གིས་དགེ་བ་མ་བྱས་ཀྱང་སྐྱེ་བ་ཐམས་ཅད་ལྷར་སྐྱེ། ངན་སོང་གི་ལོ་རྒྱུས་སྨྲོང་བ་དག་གིས་མི་དགེ་བ་མ་བྱས་ཀྱང་སྐྱེ་བ་ཐམས་ཅད་དུ་ངན་སོང་དུ་སྐྱེའོ། །ཞེས་ཟེར་བ་དག་

དགག་པའི་ཕྱིར་མེ་ལོང་གི་དཔེ་བསྟན་ཏེ། མེ་ལོང་ལ་བཞིན་ཇི་འདྲ་བ་སྣང་བ་བཞིན་དུ་དགེ་བ་དང་མི་དགེ་བའི་འབྲས་བུ་བསྒོལ་ནས་མི་འདྲ་བར་འབྱུང་བ་འགལ་བའི་ཕྱིར་རོ། །

སྨྲའི་དཔེ་ནི། བྱེད་པ་པོས་བྱས་པ་མ་ཡིན་ཏེ། མིས་སྐད་མ་བསྒྲགས་པར་བྲག་ཅ་མི་འབྱུང་བ་བཞིན་དུ་བྱེད་པ་པོས་མ་བྱས་པར་སེམས་ཅན་རྣམས་མི་སྐྱེའོ། །ཞེས་ཟེར་བ་དེ་བསལ་བའི་ཕྱིར་སྨྲར་གྱི་དཔེས་བསྟན་ཏེ། སྤར་འཕྲུང་བ་དང་། ཟ་སྦྱོང་བས་ཕྱིས་བརྗོད་པས་འགྲམ་ཆུ་ལྷང་བ་བཞིན་དུ་ལས་དང་ཉོན་མོངས་ལ་སྦྱར་སྦྱད་པའི་དབང་གིས་ཕྱིས་སྐྱེ་བ་ལེན་ནོ། དེ་ལྟར་སེམས་ཅན་སྐྱེ་བ་དང་། འཇིག་པ་དང་། འདི་དང་ཕ་རོལ་དུ་འཕོ་བ་དང་། ཇི་ལྟར་འགྱུར་བ་དག་ནི་དཔེ་དེ་དག་གིས་མཚོན་ནས་ཤེས་པར་བྱའོ། །

སྐབས་ལྔ་པ། རྒྱུན་ཤེས་ཀྱི་སྐོར།

༣༧༠. སྟོད་ཀྱི་སྐྱོན་གསུམ་དང་དྲི་མ་དྲུག མི་འཛིན་པའི་སྐྱོན་ལྔ་བཅས་ནི་གང་དག་ཡིན།

ལན། སྟོད་ཀྱི་སྐྱོན་གསུམ་ནི། ཉ་བ་མི་གཏད་པ་ཁ་སྦུབ་པ་ལྟ་བུའི་སྐྱོན། ཡིད་ལ་མི་འཛིན་ཞབས་རྫོལ་ལྟ་བུའི་སྐྱོན། ཉོན་མོངས་དང་འདྲེས་དུག་ཅན་ལྟ་བུའི་སྐྱོན། དྲི་མ་དྲུག་ནི། ང་རྒྱལ་དང་ནི་མ་དད་དང་། །དོན་དུ་གཉེར་བ་མེད་ཉིད་དང་། །ཕྱི་རོལ་རྣམ་གཡེང་ནང་དུ་སྡུད། །སྐྱོ་བས་ཉན་པ་དྲི་མ་ཡིན། །ཞེས་པ་དང་། མི་འཛིན་པ་ལྔ་ནི། ཚིག་འཛིན་ལ་དོན་མི་འཛིན་པ་དང་། དོན་འཛིན་ལ་ཚིག་མི་འཛིན་པ། བརྡ་མ་འཕྲོད་པར་འཛིན་པ། གོང་འོག་ནོར་ནས་འཛིན་པ། དོན་ལོག་ཏུ་འཛིན་པ་རྣམས་སྤང་དགོས་སོ། །

༣༧༡. ཕྲིད་པའི་འཁོར་ལོའི་མཚོན་དོན་ཅི་ཡིན།

ལན། དཀོན་པ་དང་ལྷ་ཁང་ཁག་གི་སྒོ་འཕྱུར་འོག་ཕྲིས་པའི་རི་མོ་ཞིག་གི་མིང་སྲེ་ཆླུམ་སྐོར་ཕྱི་ནང་བཞི་ཡོད་པའི་དཀྱིལ་དུ་འདོད་ཆགས། ཞེ་སྡང་། གཏི་མུག་གསུམ་མཚོན་བྱེད་དུ་བྱ། སྦྲུལ།

ཕག་པ་གསུམ་གྱི་གཟུགས་བརྙན་དང་། དེའི་ཕྱི་ལ་བདེ་འགྲོ་དང་ངན་འགྲོའི་འགྲོ་ལམ་མཚོན་བྱེད་ལམ་དཀར་ནག་གཉིས། དེའི་ཕྱི་ལ་ཚ་ལྷ་བགོས་པའི་སྟེང་གི་ཆ་གཉིས་ལྷ་དང་མིའི་འཇིག་རྟེན། འོག་གི་ཆ་གསུམ་གྱི་དཀྱིལ་དུ་དམྱལ་བ་དང་གཡས་སུ་དུད་འགྲོ། གཡོན་དུ་ཡི་དྭགས། དེའི་ཕྱི་ལ་རྟེན་འབྲེལ་བཅུ་གཉིས་མཚོན་བྱེད་དུ་ལོང་བ་དང་རྫ་མཁན། སྤྲེའུ། གྲུ་རྫིངས། ཁང་སྟོང་། མི་གཉིས་འཁྲིག་པ། མིག་ལ་མདའ་ཐོག་པ། ཆང་འཐུང་བ། ཤིང་ཏོག་ལེན་པ། སྦྲུམ་མ། ཕྲུ་གུ་སྐྱེ་བ། མི་རྒས་པོ་དང་། ཤི་བའི་རོ་བཅས་ཀྱིས་མ་རིག་པ་ནས་རྒ་ཤིའི་བར་མཚོན་པའོ། །

༣༡༢. རྣམ་བཅུ་དབང་ལྡན་གྱི་མཚོན་དོན་ཅི་ཡིན།

ལན། དུས་ཀྱི་འཁོར་ལོའི་སྙིང་པོ་ཡིན་ལ་ཡ་ར་ཕ་ལ་མ་ཀྵ་ཧ་ཞེས་ཡི་གེ་བདུན་དང་སྣ་ལྡན་ནམ་ཟླ་ཚེས། ཐིག་ལེ། སྲོག་གི་ཨ་ཡིག་མཚོན་པར་བྱེད་པའི་ནཱ་ད་བཅས་ཡི་གེ་རྣམ་པ་བཅུ་བརྩེགས་མར་གནས་པ་ཞིག་ཡིན། དེ་ལེགས་སྦྱར་སྐད་ཀྱི་ཡིག་གཟུགས་ལཉྫ་ལྟར་བྲིས་པ་དང་། འདིའི་མཚོན་དོན་འཇིག་རྟེན་ཁམས་ལ་སྦྱར་ན་འོག་ནས་སྟེང་དུ་རིམ་བཞིན་རླུང་མེ་ཆུའི་ཁམས་དང་འདོད་ཁམས། གཟུགས་ཁམས། གཟུགས་མེད་ཀྱི་ཁམས་མཚོན་པ། ཟླ་ཚེས་དང་ཐིག་ལེ། ནཱ་ད་བཅས་ཀྱིས་སེམས་ཅན་གྱི་སྲོག་དང་སེམས་ཅན་གྱི་དྲོད། ནམ་མཁའ་སྟོང་བའི་ཁམས་བཅས་མཚོན་པ་ཡིན། དེའི་ཁ་

ངོ་ནི་མས་ནས་ཡས་སུ་ལྗང་ཁུ། དམར་པོ། དཀར་པོ། སེར་པོ། མ་ཁ་ངོག་ལྔ་ལྡན། དེ་ནས་དཀར་པོ། དམར་པོ། ཟླ་བའི་ཁམས་དཀར་པོ། ཉི་མའི་ཁམས་དམར་པོ། ནམ་མཁའི་ཁམས་སྔོན་པོ་བཅས་ཡིན། གཞན་ཡང་བོད་རྒྱ་ནང་དོན་རིག་པའི་ཚིག་མཛོད་དུ་རྟེན་གཞལ་ཡས་ཁང་གི་འོག་གཞི་རླུང་མེ་ཆུ་སའི་དཀྱིལ་འཁོར་བཞི་ཡ་ར་ཞ་ལ། རི་རབ་གཞལ་ཡས་ཁང་བཅས་པ་མ། བརྟེན་པ་སྐུ་གསུང་ཐུགས་ཀྱི་ལྷ་རྣམས་ཀླུ། ཐུགས་དཀྱིལ་གྱི་ལྷ་རྣམས་ཏ། བདེ་ཆེན་འཁོར་ལོའི་ལྷའི་སྐུ་གསུང་ཐུགས་ཟླ་ཚེས་ཐིག་ལེ་ནཱ་ད་སྟེ་རྟེན་བརྟེན་པའི་ལྷ་རྣམས་མཚོན་པར་བྱེད་པའོ། །ཞེས་འདུག་གོ །

༣༧༣. དུས་གསུམ་དུ་བསྡུས་པའི་དུས་དེའི་ཡུན་རིང་ཐུང་ཇི་ལྟར་འཇོག

ལན། དེ་ལ་དུས་མཐའི་སྐད་ཅིག་དང་། །བྱ་བ་རྫོགས་པའི་སྐད་ཅིག་གཉིས། །དུས་མཐའི་སྐད་ཅིག་བརྒྱ་ཉི་ཤུར། །དེ་ཡི་སྐད་ཅིག་དེ་དྲུག་ཅུར། །ཐང་ཅིག་ཅེས་བྱ་དེ་སུམ་ཅུར། །ཡུད་ཙམ་གཅིག་ཅེས་བྱ་བར་བརྗོད། །ཡུད་ཙམ་ཉིན་ཞག་ཟླ་བ་ནི། །གོང་ནས་གོང་དུ་སུམ་ཅུར་འགྱུར། །ཟླ་བ་བཅུ་གཉིས་ལོ་གཅིག་སྟེ། །ལོ་ལ་དུས་བཞི་དྲུག་སོགས་དབྱེ། །དབུགས་དྲུག་ཆུ་སྲང་ཞེས་བྱ་སྟེ། །ཆུ་སྲང་དྲུག་ཅུ་ཆུ་ཚོད་གཅིག །ཆུ་ཚོད་དྲུག་ཅུ་ཉིན་ཞག་གཅིག །ཉིན་ཞག་ཚེས་ཞག་ཁྱིམ་ཞག་གསུམ། །དབྱར་དགུན་སྟོན་དཔྱིད་དུས་བཞི་དང་། །དགུན་སྟོད་དགུན་སྨད་དཔྱིད་སོས་ཀ །དབྱར་སྟོན་ཞེས་བྱ་

དུས་དྲུག་གོ །ཅེས་པ་ལྟར་རོ། །

༣༧༩. བོད་གནའ་རབས་ཀྱི་འཇལ་གཞོར་འདེགས་གསུམ་གྱི་ཚད་གཞི་དཀར་སྟངས་ག་འདྲ་ཡིན།

ལན། འཁྲིམ་འགྲུལ་གྱི་ལམ་ཐག་རིང་ཐུང་དང་། དངོས་པོའི་དཀྱུས་ཞེང་རིང་ཚད་དང་མཐོ་དམན་གྱི་ཚད་སོགས་འཇལ་སྐབས་རྣམ་གྲངས་མི་འདྲ་བ་བཅུ་དྲུག་ཡོད་པ་སྟེ། ཕྲ་རབ་རྡུལ་དང་རྡུལ་ཕྲན་དང་། །ལྕགས་ཆུ་རི་བོང་ལུག་དང་གླང་། །ཉི་ཟེར་སྲོ་མ་ཤིག་ནས་སོར། །གོང་ནས་གོང་དུ་བདུན་འགྱུར་ཏེ། །སོར་མོ་ཉེར་བཞི་ཁྲི་གང་དང་། །ཁྲི་བཞི་གཞུ་འདོམ་གང་ཞེས་བྱ། །གཞུ་འདོམ་ལྔ་བརྒྱ་རྒྱང་གྲགས་ཏེ། །རྒྱང་གྲགས་བརྒྱད་ལ་དཔག་ཚད་གཅིག །ཅེས་པ་ལྟར་ཡིན། འདིར་རི་བོང་ལུག་གླང་ཟེར་བ་ནི་དེ་དག་གི་སྤུའི་རྩེ་མོར་ཆགས་པའི་རྡུལ་ལ་བྱ་ཞིང་རྡུལ་ཕྲ་རབ་ནས་སོར་མོའི་བར་དུ་སྔ་མ་བདུན་གྱི་ཚད་དེ་ཕྱི་མ་གཅིག་དང་མཚུངས་པ་ཡིན།

སྲང་ཚད་འཇལ་བའི་བྲེ་དང་ཞུལ་སོགས་ལ་བརྟེན་ནས་འཇལ་དགོས་པ་སྟེ། ནས་འབྲུ་སྙམ་པོ་ཆེ་འབྲིང་ཆུང་བ་གཉིས་གཉིས་བཅས་དྲུག་སྲང་བའི་ཁམ་ཚིག་གང་ལ་ཁམ་ཞུལ་གང་། ཁམ་ཞུལ་དྲུག་ལ་སྟར་ཞུལ་གང་། སྟར་ཞུལ་དྲུག་གི་སྲང་ཚད་ལ་སྐྱོང་ཞུལ་གང་། སྐྱོང་ཞུལ་གང་ལ་ཡ་ཁྱོར་རམ་མཁར་ཞུལ་གང་། མཁར་ཞུལ་དྲུག་ལ་མཁར་བྲེ་གང་། མཁར་བྲེ་ཉི་ཤུ་ལ་མཁར་ཁལ་གང་དུ་བརྩི་

པ་ཡིན།

ཇ་དང་རྩམ་པ་ཕྱུར་བ་སོགས་ཡང་བའི་རིགས་མང་པོ་ཞིག་ནི་ནས་འབྲུ་དྲུག་གི་ལྗིད་ཚད་ལ་སེ་བ་གང་དང་། སེ་བ་ཉི་ཤུ་ལ་ཞོ་གང་། ཞོ་བཅུ་ལ་སྲི་གང་ངམ་སྲང་གང་ཡང་ཟེར། སྲང་བཞི་ལ་ཉག་གང་། སྲང་བརྒྱད་ཅུ་ཐམ་པ་ལ་ཁལ་གཅིག་ཏུ་བརྩི་སྲོལ་ཡོད་པ་ནི་གསེར་དངུལ་སོགས་ལྗིད་འདེགས་སྲང་ཚད་དག་མི་འདྲ་བའི་ཁྱད་པར་ཡིན།

༣༧༥. གླེགས་བམ་གྱི་རྒྱ་རིམ་པ་བདུན་གང་དག་ཡིན།

ལན། རིག་པའི་གནས་གང་ཡང་རུང་བའི་གཞུང་གི་དོན་མི་འགྲུབ་པའི་ཆེད་དུ་གདབ་པའི་རྒྱ་བདུན་ཏེ། དོན་མི་འགྲུབ་པ་ཚིག་གི་རྒྱ། ཚིག་རྐང་མི་འགྲུབ་པ་ཤད་ཀྱི་རྒྱ། ཚིག་དོན་མི་འགྲུབ་པ་ལེའུའི་རྒྱ། ཤོ་ལོ་ཀ་མི་འགྲུབ་པ་བམ་པོའི་རྒྱ། བམ་པོ་མི་འགྲུབ་པ་བམ་པོའི་གྲངས་ཀྱི་རྒྱ། མཐའ་མི་འཚོལ་བ་སྡེ་ཐིག་གི་རྒྱ། གླེགས་བམ་མི་འགྲུབ་པ་གདོང་ཡིག་གམ་སྙན་འཕྱེར་གྱི་རྒྱ་བཅས་སོ། །

༣༧༦. སྙིགས་མ་ལྔ་བདོ་ཞེས་པའི་ལྔ་པོ་གང་ལ་ཟེར།

ལན། དེ་དག་ནི་ཚེའི་སྙིགས་མ་དང་ཉོན་མོངས་པའི་སྙིགས་མ། སེམས་ཅན་གྱི་སྙིགས་མ། དུས་ཀྱི་སྙིགས་མ། ལྟ་བའི་སྙིགས་མ་རྣམས་སོ། །

༣༧༧. དལ་འབྱོར་བཅོ་བརྒྱད་གང་དག་ཡིན།

ལན། དལ་བ་བརྒྱད་ནི་ལོག་ལྟ་ཅན་དང་ངན་འགྲོ་གསུམ། སངས་རྒྱས་ཀྱི་བཀའ་མེད་པ། ཡུལ་མཐའ་འཁོབ། གླེན་ལྐུགས། ལྷ་ཚེ་རིང་བ་སྟེ་མི་ཁོམ་པའི་གནས་བརྒྱད་དང་བྲལ་བ་ནི་དལ་བ་བརྒྱད། མིར་སྐྱེས་པ། ཡུལ་དབུས་སུ་སྐྱེས་པ། དབང་པོ་ཚང་བ། ལས་མཐའ་མ་ལོག་པ། གནས་ལ་དད་པ་སྟེ་ལྔ་ལ་རང་འབྱོར་ལྔ། སངས་རྒྱས་བྱོན་ནས་མྱ་ངན་ལས་མ་འདས་པ། སངས་རྒྱས་སམ་དེའི་ཉན་ཐོས་ཀྱིས་ཆོས་གསུང་བཞིན་པ། སྒྲུབ་པའི་དུས་ཀྱི་བསྟན་པ་མ་ཉམས་པ། ཆོས་བསྟན་པའི་གང་ཟག་དམན་ཡང་འབྲས་བུ་ཐོབ་པ་མཐོང་ནས་གཞན་རྗེས་སུ་འཇུག། སྦྱིན་བདག་གཞན་གྱི་སྙིང་བརྩེ་བ་སྟེ་ལྔ་ལ་གཞན་འབྱོར་ཟེར།

༣༧༨. འཛམ་གླིང་རྒྱན་དྲུག་མཆོག་གཉིས་གང་དག་ཡིན།

ལན། ཀླུ་སྒྲུབ་དང་ཐོགས་མེད། འཕགས་པ་ལྷ། ཆོས་གྲགས། དཔྱིག་གཉེན། ཕྱོགས་གླང་བཅས་རྒྱན་དྲུག་དང་། ཡོན་ཏན་འོད་དང་ཤཱཀྱ་འོད་བཅས་མཆོག་གཉིས་སོ། །

༣༧༩. སྨན་བླ་བདེ་གཤེགས་བརྒྱད་གང་དག་ཡིན།

ལན། ཤཱཀྱ་ཐུབ་པ་དང་སྨན་གྱི་བླ་མ། མངོན་མཁྱེན་རྒྱལ་པོ། ཆོས་གྲགས་རྒྱ་མཚོ། མྱ་ངན་མེད་མཆོག་དཔལ། གསེར་བཟང་དྲི་

མེད། སྒྲ་དབྱངས་རྒྱལ་པོ། མཚན་ལེགས་ཡོངས་གྲགས་དཔལ་བཅས་བརྒྱད་དོ། །

༣༣༠. སྟོན་པས་ཆོས་འཁོར་རིམ་པ་གསུམ་བསྐོར་བ་གང་དག་ཡིན།

ལན། སངས་རྒྱས་ཤཱཀྱ་ཐུབ་པས་དམ་ཆོས་གསུང་བའི་དུས་སྐབས་སྔ་ཕྱི་བར་གསུམ་སྟེ། དང་པོ་བདེན་བཞིའི་ཆོས་འཁོར་དང་བར་མ་མཚན་ཉིད་མེད་པའི་ཆོས་འཁོར། མཐའ་མ་ལེགས་པར་རྣམ་པར་ཕྱེ་བའི་ཆོས་འཁོར་བཅས་གསུམ་མོ། །

༣༣༡. མཐུན་པ་སྤུན་བཞིའི་མཚོན་དོན་ཅི་ཡིན།

ལན། བྱ་གོང་མ་སྲེག་པ་དང་རི་བོང་། སྤྲེའུ། གླང་པོ་བཞི་པོ་ཡུལ་ཀ་ཤི་ཞེས་བྱ་བའི་ནགས་སྟུག་པོར་སྡོད་ཅིང་། ཁོང་ཚོའི་རྒན་གཞོན་གྱི་ཚད་ནི་ཤིང་ཉ་གྲོ་དྷ་མཐོང་བའི་སྔ་ཕྱིའི་སྟེང་ནས་འཛིན་པར་བྱེད། ཁོང་ཚོས་རིམ་བཞིན་དྲང་སྲོང་གིས་བསླབ་པའི་གཞི་ལྔ་སྟེ། སྲོག་མི་གཅོད་པ། གཞན་ནོར་མི་འཕྲོག་པ། འདོད་ལོག་མི་སྤྱོད་པ། སྨྱོས་བྱེད་མི་འཐུང་བ་བཅས་ཉམས་སུ་བླངས་ནས་ཡུལ་ཀ་ཤིའི་དུད་འགྲོ་ཐམས་ཅད་གཞི་ལྔ་ལ་བཀོད་པ་ན་དྲང་སྲོང་གིས་བསྐུལ་བ་བཞིན་ཡུལ་གྱི་རྒྱལ་པོས་ཀྱང་དེ་ལྔ་བླངས་ནས་སྤྱད་པས་ཡུལ་མི་ཐམས་ཅད་ཀྱིས་ཀྱང་བླངས། དེ་ཁམས་ཀྱི་རྒྱལ་ཕྲན་རྣམས་ཀྱིས་ཐོས་ནས་འཁོར་དང་བཅས་པས་བསླབ་པའི་གཞི་ལྔ་བླངས་

ནས་སྤྱད་པས་ལུས་ཞིག་ནས་སུམ་ཅུ་རྩ་གསུམ་དུ་སྐྱེས་ཏེ་ལྷ་རྣམས་ཀུང་རྗེས་སུ་ཡི་རང་བར་གྱུར་ཏོ། །དེའི་དུས་ཀྱི་བྱ་གོང་སྲེག་པ་ནི་ཤཱཀྱ་ཐུབ་པ་ཡིན། རི་བོང་ནི་ཤྭ་རིའི་བུ། སྤྲེའུ་ནི་མོའུ་གལ་གྱི་བུ། གླང་པོ་ཆེ་ཀུན་དགའ་བོའོ། །

༣༡༢. ས་བཅུ་ལམ་ལྔ་གང་དག་ཡིན།

ལན། ས་བཅུ་ནི་དང་པོ་རབ་ཏུ་དགའ་བ། གཉིས་པ་དྲི་མ་མེད་པ། གསུམ་པ་འོད་བྱེད་པ། བཞི་པ་འོད་འཕྲོ་བ། ལྔ་པ་སྦྱང་དཀའ་བ། དྲུག་པ་མངོན་དུ་གྱུར་པ། བདུན་པ་རིང་དུ་སོང་བ། བརྒྱད་པ་མི་གཡོ་བ། དགུ་བ་ལེགས་པའི་བློ་གྲོས། བཅུ་བ་ཆོས་ཀྱི་སྤྲིན་རྣམས་ཡིན། ལམ་ལྔ་ནི་ཚོགས་ལམ་དང་སྦྱོར་ལམ། མཐོང་ལམ། སྒོམ་ལམ། མི་སློབ་ལམ་བཅས་སོ། །

༣༡༣. སྟོང་ཆེན་པོའི་འཇིག་རྟེན་གྱི་ཁམས་དེ་ཇི་ལྟར་འཇོག་པ་ཡིན།

ལན། གླིང་བཞི་རི་རབ་དང་བཅས་པ་ཀླུང་དཀྱིལ་ནས་སྲིད་རྩེའི་འོག་མིན་ལ་ཐུག་གི་བར་གྱི་གནས་དེ་ལ་གླིང་བཞི་བའི་འཇིག་རྟེན་གྱི་ཁམས་གཅིག་ཅེས་བྱ་ཞིང་། དེ་གཅིག་ཏུ་བརྩིས་པའི་སྟོང་ལ་སྟོང་ཚང་བའི་འཇིག་རྟེན་གྱི་ཁམས་གཅིག་དང་། དེ་གཅིག་ཏུ་བརྩིས་པའི་སྟོང་ལ་སྟོང་འབྲིང་བའི་འཇིག་རྟེན་གྱི་ཁམས་གཅིག། དེ་གཅིག་ཏུ་བརྩིས་པའི་སྟོང་ལ་སྟོང་ཆེན་པོའི་འཇིག་རྟེན་གྱི་ཁམས་

གཅིག་ཡིན། དེ་ལས་རིམ་བཞིན་སྟོང་ཆེན་པོ་བྱེ་བ་ཕྲག་བརྒྱ་ལ་རབ་འབྱམས་མཚམས་སྦྱོར་གྱི་འཛིག་རྟེན། དེ་བྱེ་བ་ཕྲག་བརྒྱ་ལ་རབ་འབྱམས་རྒྱུད་ཀྱི་འཛིག་རྟེན། དེ་བྱེ་བ་ཕྲག་བརྒྱ་ལ་རབ་འབྱམས་རྒྱ་མཚོའི་འཛིག་རྟེན། དེ་དུང་ཕྱུར་ཕྲག་བཅུར་ལོངས་པ་ན་གཞི་དང་སྙིང་པོ་མེ་ཏོག་གིས་བརྒྱན་པའི་ཞིང་གཅིག་སོགས་ཀྱང་མཆིས།

༣༢༩. འཕགས་པའི་ནོར་བདུན་པོ་གང་དག་ཡིན།

ལན། དེ་དག་ནི་དད་པ་དང་། ཚུལ་ཁྲིམས་དང་། ཐོས་པ། གཏོང་བ། ངོ་ཚ་ཤེས་པ། ཁྲེལ་ཡོད་པ། ཤེས་རབ་བཅས་བདུན་ནོ། །

༣༢༥. མངོན་ཤེས་དྲུག་དང་ཡེ་ཤེས་ལྔ་གང་དག་ལ་ཟེར་བ་ཡིན།

ལན། མངོན་ཤེས་དྲུག་ནི། མིག་གི་མངོན་ཤེས་དང་རྣ་བའི་མངོན་ཤེས། སྔོན་གནས་རྗེས་དྲན་གྱི་མངོན་ཤེས། གཞན་སེམས་ཤེས་པའི་མངོན་ཤེས། ཟག་སད་ཀྱི་མངོན་ཤེས། རྫུ་འཕྲུལ་གྱི་མངོན་ཤེས་བཅས་དྲུག་ཡིན་པ་དང་། ཡེ་ཤེས་ལྔ་ནི། མེ་ལོང་ཡེ་ཤེས་དང་མཉམ་ཉིད་ཡེ་ཤེས། སོར་རྟོག་ཡེ་ཤེས། བྱ་གྲུབ་ཡེ་ཤེས། ཆོས་དབྱིངས་ཡེ་ཤེས་ལྔའོ། །

༣༢༨. ཚོགས་གཉིས་གསོག་པ་ལ་ཕར་ཕྱིན་དྲུག་དགོས་པ་ཅི།

ལན། སྦྱིན་པ་དང་ཚུལ་ཁྲིམས། བཟོད་པ་གསུམ་གྱིས་ནི་གཙོ་

ཕོར་བསོད་ནམས་ཀྱི་ཚོགས་གསོག་ལ། བསམ་གཏན་དང་ཤེས་རབ་གཉིས་ཀྱིས་ནི་གཙོ་བོར་ཡེ་ཤེས་ཀྱི་ཚོགས་གསོག། བརྩོན་འགྲུས་ལས་ནི་དེ་གཉིས་ཀ་འབྱུང་ངོ་། །

༣༢༧. སྤྱན་ལྔ་ཞེས་པ་གང་དག་ལ་ཟེར་བ་ཡིན།

ལན། ཤའི་སྤྱན་དང་ལྷའི་སྤྱན། ཤེས་རབ་ཀྱི་སྤྱན། ཆོས་ཀྱི་སྤྱན། སངས་རྒྱས་ཀྱི་སྤྱན་བཅས་སོ། །

༣༢༨. ལྟ་བ་བཀར་བཏགས་ཀྱི་ཕྱག་རྒྱ་བཞི་གང་ཡིན།

ལན། འདུས་བྱས་ཐམས་ཅད་མི་རྟག་པ། །ཟག་བཅས་ཐམས་ཅད་སྡུག་བསྔལ་བ། །ཆོས་ཐམས་ཅད་སྟོང་པ་ཉིད། །མྱ་ངན་ལས་འདས་པ་ཞི་བ་བཅས་བཞིའོ། །

༣༢༩. རྟོན་པ་བཞི་གང་དག་ཡིན།

ལན། གང་ཟག་ལ་མི་རྟོན་ཆོས་ལ་རྟོན། ཚིག་ལ་མི་རྟོན་དོན་ལ་རྟོན། དྲང་དོན་ལ་མི་རྟོན་ངེས་དོན་ལ་རྟོན། རྣམ་ཤེས་ལ་མི་རྟོན་ཡེ་ཤེས་ལ་རྟོན་ཞེས་པ་བཞིའོ། །

༣༣༠. རྒྱལ་སྲིད་སྣ་བདུན་དང་བཀྲ་ཤིས་རྫས་བརྒྱད་གང་དག་ཡིན།

ལན། རྒྱལ་སྲིད་སྣ་བདུན་ནི་འཁོར་ལོ་རིན་པོ་ཆེ། ནོར་བུ་རིན་

པོ་ཆེ། བཙུན་མོ་རིན་པོ་ཆེ། བློན་པོ་རིན་པོ་ཆེ། གླང་པོ་རིན་པོ་ཆེ། རྟ་མཆོག་རིན་པོ་ཆེ། དམག་དཔོན་རིན་པོ་ཆེ་བཅས་དང་བཀྲ་ཤིས་རྫས་བརྒྱད་ནི་མེ་ལོང་དང་། ཞོ། རྩྭ་དུར་བ། ཤིང་ཏོག་བིལ་བ། དུང་གཡས་འཁྱིལ། གི་ཝང་། ལི་ཁྲི། ཡུངས་དཀར་བཅས་སོ། །

༣༣༡. ནང་པའི་གྲུབ་མཐའ་སྨྲ་བ་བཞིའི་སྒྲ་དོན་གང་།

ལན། ཕྱི་བྲག་སྨྲ་བ་ནི་རང་རིག་མི་འདོད་ཅིང་ཕྱི་དོན་བདེན་གྲུབ་ཏུ་འདོད་པའི་ཐེག་དམན་གྱི་གྲུབ་མཐའ་སྨྲ་བའི་གང་ཟག། མདོ་སྡེ་པ་ནི་རང་རིག་དང་ཕྱི་དོན་གཉིས་ཀ་བདེན་ཞེན་གྱིས་ཁས་ལེན་པའི་ཐེག་དམན་གྱི་གྲུབ་མཐའ་སྨྲ་བའི་གང་ཟག། སེམས་ཙམ་པ་ནི་ཕྱི་དོན་ཁས་མི་ལེན་ཞིང་གཞན་དབང་བདེན་གྲུབ་ཏུ་འདོད་པའི་ནང་པའི་གྲུབ་མཐའ་སྨྲ་བའི་གང་ཟག། དབུ་མ་པ་ནི་བདེན་གྲུབ་ཀྱི་ཆོས་རྡུལ་ཙམ་ཡང་མེད་པར་ཁས་ལེན་པའི་ནང་པའི་གྲུབ་མཐའ་སྨྲ་བའི་གང་ཟག་ལའོ། །

༣༣༢. མིག་ཐུར་རྒྱལ་སྤྱིའི་བོད་རིག་པའི་ཞིབ་འཇུག་གི་ལས་དོན་དེ་འཛམ་གླིང་རྒྱལ་ཁབ་གང་དག་ན་སྤེལ་བཞིན་ཡོད།

ལན། ཇར་པན་དང་དབྱིན་ཇི། ཨ་མེ་རི་ཁ། ཧྥ་རན་སི། འཇར་མན། དབྱི་ཐ་ལི། རྒྱ་གར། ནེ་པ་ལ། མོང་གོལ་མི་དམངས་སྤྱི་མཐུན་རྒྱལ་ཁབ། པོ་ལན། ཧོ་ལན། ནོར་ཝེ། ཏེན་

མག། ཨོ་སི་ཁྲུ་རི་ཡ། སུའེ་ཚེར། པི་ལི་ཕྲི། ཧང་ག་རི། ཨུ་རུ་སུ། སུའེ་ཊེན། ཅེ་ཁེ་དང་སི་ལོ་ཝ་ཁེ། ཁོ་རེ་ཡ་སོགས་རྒྱལ་ཁབ་ཉི་ཤུ་ལྷག་ཏུ་སྤེལ་བཞིན་ཡོད།

༣༣༣. བོད་ཡུལ་དུ་མཆོད་རྟེན་དང་ཕྲེང་བ་བརྒྱ་རྩ་བརྒྱད་སོགས་བགྲང་སྲོལ་ཡོད་པས་གྲངས་ཀ་དེས་ཅི་ཞིག་མཚོན་ནམ།

ལན། མཆོད་རྟེན་དང་ཕྲེང་བ་བརྒྱ་རྩ་བརྒྱད་དུ་བགྲང་བ་དེས་ནི། ལས་ཆེན་བཞི་ལས་རྒྱས་པའི་ལས་མཚོན་པ་ཡིན་ཏེ། ཕྲེང་བའི་རྣམ་བཤད་ལས། ཞི་བ་ལ་བརྒྱ་ཐམ་པ། རྒྱས་པ་ལ་བརྒྱ་རྩ་བརྒྱད། དབང་ལ་ལྔ་བཅུ། དྲག་པོ་ལ་དྲུག་ཅུ། ཞེས་དང་། ཐུན་མོང་དུ་བརྒྱ་རྩ་བརྒྱད་འཚམ་པར་བཤད་ཡོད་དོ། །

༣༣༤. ལྷ་མོའི་ཚིབས་པ་དྲེའུ་རྐང་གསུམ་ལ་སྒྱུར་མགྱོགས་ཀྱི་རྩལ་སོགས་ཟེར་དོན་ཅི་ཡིན།

ལན། བྱུང་བ་དང་སྒྱུར་ནས་བཤད་ན། སྔོན་མ་གཅིག་དཀར་མོ་དུང་སྐྱོང་ཞེས་པ་དེས། སྲིན་པོའི་བོང་བུ་དམར་གྱ་དང་རྐོད་མ་རླུང་གི་གཤོག་པ་ཅན་གཉིས་ཀྱི་རྒྱུད་ལ་དྲེ་རྟ་འཕྱུར་ཤེས་སམ་དྲེ་རྟ་རྐང་གསུམ་བྱུང་བ་ཡིན་ལ། དེ་ཡང་རླུང་གི་གཤོག་པ་དང་སྒྱུར་མགྱོགས་ཀྱི་རྩལ་དང་། རྫུ་འཕྲུལ་གྱི་རྐང་བ་གསུམ་དང་ལྡན་ལ། དེ་གསུམ་གྱི་དོན་ནི། གང་ཞིག་གིས་ཐད་པའི་ས་ལ་ཐོགས་རྡུགས་མེད་པའི་ཚ

ནས་རླུང་གི་གཞོག་པའམ་རླུང་གི་ཤུགས་དང༌། དམིགས་ཡུལ་གྱི་ས་ལ་ཡུད་ཙམ་གྱིས་སླེབས་པའི་ཆ་ནས་མྱུར་མགྱོགས་ཀྱི་རྟལ་ལམ་མགྱོགས་པའི་བང་ཞེས་དང༌། ཕ་རོལ་རི་རབ་ཡིན་ཡང་རྫུ་འཕྲུལ་གྱིས་རླག་པར་བྱེད་ནུས་པ་ལ་རྫུ་འཕྲུལ་གྱི་རྐང་བ་ཞེས་བརྗོད་པ་ཡིན་ནོ། །དེ་ཡང་ཇི་སྐད་དུ། ཐད་སར་ཐོགས་རྡུགས་མེད་པའི་རླུང་གི་ཤུགས། །བསྐལ་སར་ཡུད་ཀྱིས་ཕྱིན་པའི་མགྱོགས་པའི་བང༌། །ཕ་རོལ་རི་རབ་ཡིན་ཡང་རྫུ་འཕྲུལ་གྱིས། །རླག་བྱེད་དྲེད་རྟ་ཆེན་མོར་མངའ་གསོལ་ལོ། །ཞེས་དང༌། དྲེད་རྟ་བཙོན་ནས་སྟོང་གསུམ་བསྐོར། །ཞེས་གསུངས་པའི་དོན་ལྟར་རོ། །

༣༣༥. ལེགས་བཤད་དང་། བསླབ་བྱ། མི་ཆོས་བཅས་ལ་ཁྱད་པར་ཅི་ཞིག་ཡོད།

ལན། ལེགས་བཤད་ཅེས་པ་དེ་ནི་རྗོད་བྱེད་ཀྱི་ངག་ཚིག་རྣམ་པར་དག་པ་ལ་བརྟེན་ནས་རང་གི་བརྗོད་བྱའི་དོན་ལ་སྒྲོ་སྐུར་མེད་པར་ཡིན་ལུགས་ཇི་ལྟ་བ་བཞིན་གཏན་ལ་འབེབ་པ་སྟེ། མཚན་གཞི་ནི་ས་སྐྱ་ལེགས་བཤད་དང༌། ལེགས་བཤད་གསེར་གྱི་ཐུར་མ་ལྟ་བུའོ། །

བསླབ་བྱ་ཞེས་པ་ཐབས་ཁྱད་པར་བ་སྟེ་རང་གི་དམིགས་ཡུལ་མཐར་ཐུག་པ་དེ་འཐོབ་པའི་ཆེད་དུ་ལུས་ངག་ཡིད་དེ་སྒོ་གསུམ་གྱི་སྤྱོད་པའི་སྤང་བླང་སྟོན་པ། མཚན་གཞི་ནི་བྱང་ཆུབ་སེམས་དཔའི་

བསླབ་བྱ་དང་སོ་སོ་ཐར་བའི་བསླབ་པ་ལྔ་བུའོ། །

མི་ཆོས་ཞེས་པ་གསོ་རིག་གི་གཞུང་དུ་འཇིག་རྟེན་མི་ཆོས་ཀྱི་སྤྱོད་པ་དང་དམ་པ་ལྷ་ཆོས་ཀྱི་སྤྱོད་པ་གཉིས་སུ་བཀར་ནས། འཇིག་རྟེན་མི་ཆོས་ཀྱི་སྤྱོད་པ་ནི། འཇིག་རྟེན་མི་ཆོས་སྤྱོད་པ་ཡོན་ཏན་ཀུན་གྱི་གཞི། །འཆད་དོན་བཙན་པར་བྱ་ཞིང་ཚིག་རྗེས་དོན་གྱིས་བསབ། །ངན་ལས་ཆད་ཀྱང་བཟློག་ལ་བཟང་ལས་བཤོལ་ཡང་བརྩམ། །གཞིག་པ་སྔོན་དུ་བཏང་ལ་ཕྱིས་ཀྱི་ལེགས་འཕེན་བཙའ། །སྨྲ་དགུ་བསམ་ལ་སྨྲ་ཞིང་རང་གི་མདོ་དོན་བསྡམ། །ཞེས་དང་། བྱམས་སྙོམས་མི་ལ་ཚིག་དྲན་མི་གཞུག་ལྷུག་པར་སྨྲ། །ཅམ་ལ་བརླིང་ཞིང་འཕྲུལ་ལ་འགྲོགས་པ་བདེ་བར་བྱ། །དགྲ་བོ་ཡན་པར་མི་བཏང་འདམ་རིང་ཐབས་ཀྱིས་འདུལ། །ཉེ་འཁོར་ཤ་ཚས་བསྐྱང་ཞིང་སྟར་དྲིན་མིག་རིང་བལྟ། །སློབ་དཔོན་པ་ཁུ་ལ་སོགས་རྒན་རིགས་ཕུད་དུ་ཁུར། །ཡུལ་མི་མཛའ་བཤེས་འགྲོགས་འོས་རྣམས་དང་བློ་སེམས་བསྟུན། །སོ་ནམ་ཞིབ་མོར་བྱ་ཞིང་དགོས་དུས་རྩིང་པོར་སྤྱད། །མི་བདེན་ཕམ་ངོས་ལེན་ཞིང་རྒྱལ་ན་ཚོད་ཟིན་བྱ། །མཁས་ན་དྲེགས་པ་སྐྱུང་ཞིང་ཕྱུག་ན་ཚོག་ཤེས་བྱ། །མི་བྲན་ཁྱད་དུ་མི་བསད་མཐོ་ལ་ཕྲག་དོག་སྤང་། །མི་ངན་བསྟེན་རྗེ་མི་བྱ་དེ་རྣམས་དགྲར་མི་བསླང་། །གཞན་གྱི་ནོར་ལ་མི་འབགས་ལ་ཡོགས་མནའ་ལ་འཛེམ། །མི་འགྲོད་རྗོག་གཏད་བྱ་ཞིང་ངན་ལ་དབང་མི་བསྒྱུར། །སེམས་ཀྱི་སྟོབས་དྲང་དང་རིང་ཡངས་ཤིང་གཞི་བསྐྱེད་ལ། །ལས་རྣམས་ཕལ་ཆེར་ཟླ་ཚོད་

དུས་སུ་བླང་བ་གཅེས། །དེ་འདྲ་གཅིག་པུར་སྐྱེས་ཀྱང་གཞན་ལ་དབང་མི་འཚོར། །ཐན་གྱི་ལུས་ཀྱང་སྐྱེ་བོ་མང་པོའི་དཔོན་དུ་འགྱུར། །ཞེས་གསུངས་པ་རྣམས་འཇིག་རྟེན་སྐྱོང་ཐབས་ཁོ་ན་ཡིན་པའི་ཕྱིར་ན་མི་ཆོས་ཞེས་བརྗོད་པ་ཡིན་ནོ། །

དེའི་ཕྱིར་ན་འདི་གསུམ་ལ་བསླབ་བྱ་ཞེས་བརྗོད་ན་འགལ་བ་ཆེར་མེད། མི་ཆོས་ཞེས་པ་འགྲོ་བ་མིའི་འཇིག་རྟེན་སྐྱོང་ཐབས་དང་། བསླབ་བྱ་ཞེས་པ་རང་གིས་གང་ཞིག་འཐོབ་འདོད་པ་དེའི་ཆེད་དང་། ལེགས་བཤད་ནི་བརྗོད་བྱའི་དོན་གྱི་གནས་ལུགས་ཇི་ལྟ་བ་བཞིན་སྟོན་པ་ལ་བྱའོ། །

༣༣༨. སྐྱེས་རབས་དང་གདུང་རབས། གདན་རབས་གསུམ་མཚན་ཉིད་ཀྱི་སྒོ་ནས་ཁྱད་པར་ཅི་ཡོད།

ལན། སྐྱེས་རབས་དང་གདུང་རབས། གདན་རབས་གསུམ་གྱི་ཁྱད་པར་ནི། སྐྱེ་བ་ལེན་པའི་གང་ཟག་ཞིག། སྔ་ཕྱི་རིམ་པ་ཅན་དུ་སྐྱེས་པ་དེ། སྐྱེས་རབས་ཀྱི་མཚན་ཉིད། མཚན་གཞི་ནི་ཐུབ་པའི་སྐྱེས་རབས་ལྟ་བུ། རུས་རྒྱུད་དམ་གདུང་རྒྱུད་གཅིག་པ་གང་། སྔ་ཕྱི་རིམ་པར་བྱུང་བ་དེ་གདུང་རྒྱུད་ཀྱི་མཚན་ཉིད། མཚན་གཞི་ནི་ས་སྐྱའི་གདུང་རབས་ལྟ་བུ། ཆོས་ཀྱི་གདན་ས་གང་ཞིག། བླ་མའམ་མཁན་པོ་རྣམས་ཀྱིས་གཅིག་རྗེས་སུ་གཅིག་གིས་སྐྱོང་བའི་རིམ་པ་དེ་གདན་རབས་ཀྱི་མཚན་ཉིད། མཚན་གཞི་ནི་མཚུར་ཕུའི་གདན་

རབས་ལྷ་བྲ་ལགས།

༣༣༧. འཛམ་བུ་གླིང་འདིའི་གནས་ཆེན་ལྔ་ལས་ནུབ་ཀྱི་ཨོ་རྒྱན་མཁའ་འགྲོའི་གླིང་ཞེས་པ་ད་ལྟའི་ཡུལ་གང་ལ་ངོས་འཛིན་དགོས་སམ།

ལན། ས་སྤྱོད་ཀྱི་ཞིང་ལྷ་ལས། ནུབ་ཕྱོགས་ཨོ་རྒྱན་གྱི་ཡུལ་ཞེས་པ་ད་ལྟའི་ཨ་ཕྒྷ་ཧན་ཟེར་བ་འདི་ཡིན་པར་མཁས་དབང་དགེ་འདུན་ཆོས་འཕེལ་གྱིས་བཤད་དེ། གནས་ཆེན་ཁག་ལ་བགྲོད་པའི་ལམ་ཡིག་ལས། ཨོ་རྒྱན་གྱི་ཡུལ་འདི་ནི་ཤིན་ཏུ་གྲགས་ཆེ་བའི་རྒྱུ་མཚན་གྱིས་ངོ་མཚར་བའི་གཏམ་རྒྱུད་སྣ་ཚོགས་ཀྱིས་གཡོགས་ཏེ་ཐོས་རྒྱུ་ཆུང་ཞིང་ཧར་ལ་དགའ་བའི་མི་མང་པོ་ཞིག་གིས་ངེད་ཀྱིས་སྨྲས་པ་འདི་ལ་ཡིད་ཆེས་པར་ཤིན་ཏུ་དཀའ་མོད་ཀྱི། ཆེས་སྔ་མོའི་དུས་སུ་ཕྱོགས་འདིར་དངོས་སུ་ཕྱིན་པ་དང་ལམ་ཡིག་བྲིས་པ་ཐང་གི་གོང་མའི་ཕོ་ཉ་ཟུང་ཡུན་དང་། ནུབ་ཕྱོགས་ཀྱི་རྒྱལ་པོ་ཨེ་ལེགས་ས་ན་ཌར་དང་། རྒྱའི་བཙུན་པ་ཕ་ཧྱེན་གཉིས་སོགས་ཀྱི་ལམ་ཡིག་ཕྲ་ཞིབ་སྐད་རིགས་གཞན་དུ་ཡོད་པ་རྣམས་ནི་སྨྲམ་དགོས་ལ། རེ་ཞིག་རང་ཅག་བོད་ཀྱི་ཡུལ་འདི་ནས་ཀྱང་། ད་ལྟའི་མི་ལོ་དྲུག་བརྒྱ་ལྷག་གི་སྔ་རོལ་ཏུ། རྗེ་རྒོད་ཚང་བའི་བུ་ཆེན་དང་། ཀརྨ་རང་བྱུང་བའི་སློབ་དཔོན་དུ་གྱུར་པ་གྲུབ་ཐོབ་ཨོ་རྒྱན་པ་རིན་ཆེན་དཔལ་གྱིས། ཟླ་བོ་དཔལ་ཡེ་ཁྲིད། དབྱུག་པ་ཕྱག་ཏུ་ཐོགས། ཞབས་ས་ལ་བཙུགས་ཏེ་འགྲོ་བ་མི་ཡི་ལུགས་སུ་གནས་འདིར་དངོས་སུ་ཕྱིན་འདུག་པ། དེའི་

ལམ་ཡིག་རྒྱས་པ་དང་། དེ་འོག་ལོ་སུམ་བརྒྱའི་རྗེས་སུ་འདིར་བྱོན་པ་སྟག་རས་ངག་དབང་རྒྱ་མཚོ་བ་གཉིས་ཀའི་རྣམ་ཐར་ལ་གཟིགས་དང་། ལམ་བར་གྱི་གྲོང་དང་ཚྭ་ཁ་ལ་སོགས་པ་ཕལ་མོ་ཆེ་ད་ལྟ་ངོས་ཟིན་པ་ཡོད། གཞན་ཡང་གུ་རུ་ལྷོ་ཕྱོགས་པ་སངས་རྒྱས་མགོན་པོ། དར་སེང་བའི་སློབ་མ་རས་པ་རྡོ་རྗེ་དཔལ། རྒྱལ་ཁམས་པ་དཀོན་མཆོག་ རྒྱལ་ པོ་ རྣམས་ ཡུལ་ འདིར་ དངོས་ སུ་ བྱོན་ འདུག་ པས། དངོས་སུ་འགྲོ་འདོད་ན་དངོས་སུ་ཕེབས་པ་ཚོའི་གསུང་ལ་མཉན་པར་འཚལ། མི་འཁྲུལ་བའི་ས་རྟགས་གཞན་ནི་ཕར་ཞོག། སྔར་གྱི་ལམ་ཡིག་དེ་ཐམས་ཅད་ན་གསུངས་པའི་ཨོ་རྒྱན་གྱི་རི་བོ་ཨི་ལམ་སྦྲ་ཏ་དེང་སང་ཡང་ཊཱ་ཀློ་དང་ནུ་སྟེགས་རྣམས་ལོ་ལྟར་འགྲོ་བའི་གནས་ཆེན་ཡིན་པ་འདི་གས་ཀྱང་ཚིག་ཅེས་སོགས་གསུངས་པ་དེས་མཚོན་ནོ། །དུང་དཀར་བློ་བཟང་འཕྲིན་ལས་མཆོག་གིས་ཀྱང་། དེབ་ཐེར་དམར་པོའི་མཆན་འགྲེལ་དང་ཚིག་མཛོད་ཆེན་མོ་གཉིས་སུ་དེ་ལྟར་གསུངས་སོ། །

༣༣༨. ཚད་མ་རིག་པ་དང་། གཏན་ཚིགས་རིག་པ། ནང་དོན་རིག་པ་བཅས་ཀྱི་གོ་དོན་གསལ་བོར་གསུང་རོགས།

ལན། ཚད་མ་རིག་པ་དང་། གཏན་ཚིགས་རིག་པ། ནང་དོན་རིག་པ་གསུམ་ལས། དང་པོ་ཚད་མ་རིག་པ་ཞེས་པ་ནི་རིག་པའི་གནས་ལྔའི་ཡ་གྱལ་ཏེ་ཚད་མ་ཞེས་པ་དེའི་དོན་ནི་སླུ་མེད་པའི་ཤེས་

པ་ལ་གོ་དགོས་ཏེ། རྣམ་འགྲེལ་ལས་ཚད་མ་སློ་མེད་ཅན་ཤེས་པ་ཞེས་གསུངས་པ་དང་སློ་བ་མེད་པའི་ངང་ཚུལ་ཡང་རིགས་གཏེར་ལས། མི་བསླུ་ལས་དང་བྱེད་པོ་དང་། །བྱ་བ་གསུམ་གྱི་བདག་ཉིད་ཅན། །ཞེས་པ་ལས་གང་ལ་མི་བསླུ་ན་རང་མཚན་ཡོད་ན་དོན་བྱེད་ནུས་པར་མི་བསླུ། མེད་ན་དོན་བྱེད་མི་ནུས་པར་མི་བསླུ་བ་དང་། བྱེད་པ་པོ་གང་གིས་མི་བསླུ་ན་ཡོད་པ་ལ་ཡོད་པར་ཤེས་པར་མི་བསླུ། མེད་པ་ལ་མེད་པར་ཤེས་པར་མི་བསླུ་བ་དང་། བྱ་བ་ཅི་ལྟ་བུའི་མི་བསླུ་ན། དོན་རང་མཚན་ཡོད་པ་ལ་ཞུགས་ན་དེ་ཐོབ་པར་མི་བསླུ། རང་མཚན་ཡོད་པ་ལས་ལྡོག་ན་དེར་མེད་པ་ལ་མི་བསླུ་བ་སྟེ་གསུམ་གྱི་བདག་ཉིད་ཅན་ནོ། །གཉིས་པ་གཏན་ཚིགས་རིག་པ་ཞེས་པ་སྐབས་ལ་ལར་ཚད་མ་རིག་པའི་དོན་དུ་བཟུང་བ་ཡོད་ཀྱང་། ཚད་མ་ལ་དབྱེ་ན་མངོན་སུམ་ཚད་མ་དང་རྗེས་དཔག་ཚད་མ་གཉིས་ཡོད་པ་ནི་རྣམ་འགྲེལ་ལས་གཞལ་བྱ་གཉིས་ཕྱིར་ཚད་མ་གཉིས་ཞེས་གསུངས་པའི་ཕྱིར། དེ་བས་ན་ཚད་མ་དབྱེ་གཞི་དབྱེ་ཆོས་ལ་མངོན་སུམ་ཚད་མ་དང་རྗེས་དཔག་ཚད་མ་གཉིས་སུ་ཕྱེ་བའི་རྗེས་དཔག་ལ་གཏན་ཚིགས་རིག་པ་ཞེས་བརྗོད་དེ། རྣམ་འགྲེལ་ལས་ཕྱོགས་ཆོས་དེ་ཆོས་ཁྱབ་པ་ཡི། །གཏན་ཚིགས་དེ་ནི་རྣམ་པ་གསུམ། །ཞེས་གསུངས་པའི་ཕྱིར་རོ། །གསུམ་པ་རིག་པའི་གནས་ལྔའི་ཡ་གྱལ་ནང་དོན་རིག་པ་ནི་རྣམ་པ་ཐམས་ཅད་མཁྱེན་པའི་གོ་འཕང་དོན་དུ་གཉེར་བའི་བྱང་ཆུབ་སེམས་དཔའ་རྣམས་ཀྱི་གནས་སྐབས་སུ་བདག་ཉིད་

ཐེག་པ་གསུམ་དུ་གཏོགས་པའི་འཕགས་པའི་ལམ་ཐམས་ཅད་དང་། དེ་དག་གི་དེ་ཁོ་ན་ཉིད་ཕྱིན་ཅི་མ་ལོག་པར་ཡོང་དུ་ཆུད་པར་བྱས་ནས་ཐར་པ་དང་ཐམས་ཅད་མཁྱེན་པའི་གོ་འཕང་སུ་གྱུར་པའི་སྤང་བྱ་མ་ལུས་པ་སྤོང་བའི་གཉེན་པོ་ལ་ཤིན་ཏུ་མཁས་པར་བྱ་བ་དང་། གཞན་དག་ལའང་རྒྱ་ཆེར་ཡང་དག་པར་རབ་ཏུ་སྟོན་པ་ལ་མཁས་པར་བྱ་བ་དང་མཐར་ཐུག་སྒྲིབ་གཉིས་བག་ཆགས་དང་བཅས་པ་ལས་ཤིན་ཏུ་འདས་པའི་ཆོས་ཀྱི་རྒྱལ་པོའི་གོ་འཕང་རིན་པོ་ཆེ་མངོན་དུ་བྱ་བ་དང་། གང་མངོན་དུ་གྱུར་ནས་ཀྱང་ཐེག་པ་གསུམ་གྱི་རིགས་སུ་གཏོགས་པའི་གདུལ་བྱ་རྣམས་སོ་སོའི་ཁམས་དང་བསམ་པ་བག་ལ་ཉལ་དང་རྗེས་སུ་འཚམ་པའི་ཆོས་ཀྱི་འཁོར་ལོ་སྐོར་བ་ལ་དབང་བཀྱེས་པ་དམ་པའི་ཕ་རོལ་ཏུ་སོན་པའི་བྱེད་ལས་ཅན་ནོ། །

༣༣༨. བཀྲ་ཤིས་བུམ་གཟུགས་ཞེས་པའི་མཚན་དོན་ཅི་ཡིན།

ལན། སྤྱིར་བཀྲ་ཤིས་རྟགས་མཚན་བརྒྱད་ནི་མཆོད་པའི་བྱེ་བྲག་སྟེ། གདུགས་དཀར་པོ་གསེར་གྱི་ཡུ་བ་ཅན་འཕྱུར་ལྡིང་གཡོ་བ་རིན་པོ་ཆེ་ཨིནྡྲ་ནཱི་ལའི་ཏོག་གི་མཛེས་པ་དབུའི་སྟེང་། གསེར་ཉ་གཡུའི་གཤོག་པ་ཅན་མཉེན་ཞིང་ལྷུག་པ་སྤྱན་གྱི་ཡུལ། འདབ་སྟོང་རྣམ་པར་གཡོ་ཞིང་དྲི་ངད་དང་ལྡན་པའི་ཆུ་སྐྱེས་པདྨ་ལྷགས་དང་། བྱང་སེམས་རྣམས་འགྲོ་བའི་དོན་ལ་སྲིད་པ་བཟུང་བའི་བཀྲ་ཤིས་ཀྱི་ཆོས་དུང་གཡས་སུ་འཁྱིལ་བ་ཚེམས་དང་། འཆི་མེད་ཀྱི་བདུད་རྩིའི་བུམ་

པ་དཔག་བསམ་ཤིང་གི་ཁ་རྒྱན་ཅན་མགུལ་དང་། ཡིད་བཞིན་རིན་པོ་ཆེ་གཏེར་གྱི་འབྱུང་ཁུངས་རིན་ཆེན་དཔལ་བེའུ་ཐུགས་དང་། བསྟན་པ་མི་ནུབ་པའི་ཆོས་ཀྱི་རྒྱལ་མཚན་རིན་ཐང་དང་བྲལ་བ་སྐྱུ་དང་། སྲིད་པའི་དྲ་བ་ཉོན་མོངས་པའི་རང་བཞིན་ཅན་རྩད་ནས་གཅོད་པའི་འཁོར་ལོ་ཞབས་ལ་དབྱུལ་ཞིང་། དེའི་མཐུ་ལས་བདག་སོགས་འགྲོ་བ་ཀུན་བཀྲ་ཤིས་རྒྱ་མཚོའི་དཔལ་ལ་སྤྱོད་པར་ཤོག་ཅིག་ཅེས་པའི་དོན་ཡིན་ལ། འདིར་བུམ་པའི་དཔྱེབས་སུ་བཀོད་པ་ནི་དེ་དག་ལས་འཆི་བ་མེད་པའི་གནས་ཐོབ་པ་ནི་རབ་དང་མཆོག་གི་རྒྱུར་གྱུར་པ་ཡིན་པའི་ཕྱིར་ན། དེ་འཐོབ་བྱེད་བདུད་རྩིའི་བུམ་པ་ཡིན་པས་རྟགས་མཚན་བརྒྱད་པོ་བཀྲ་ཤིས་བུམ་པའི་རྣམ་པར་བཀོད་པ་ཡིན་ནོ། །

སྨྲས་པ།

ཚུལ་འདིར་སྤྲོ་བའི་རིགས་མཐུན་སྐལ་བ་ཅན། །
དྲིས་ལན་རོལ་རྩེད་འཛོ་བའི་ཞར་ཞོར་དུ། །
རྒྱ་ཆེའི་གཞུང་ལ་རྣམ་དཔྱོད་རྒྱས་ཀྱང་སྲིད། །
དེའི་ཕྱིར་འདི་རྣམས་ཕྱོགས་གཅིག་བསྡུས་ནས་ནི། །
སྐལ་མཉམ་རང་སློབ་རྣམས་ཀྱི་སྤྱན་སྔར་བཀྲམ། །
ལེགས་ཆ་གང་ཡོད་དགེ་བའི་བཤེས་ཀྱི་དྲིན། །
འཁྲུལ་བ་གང་མཆིས་བདག་ཉེས་སྙིང་ནས་འཆགས། །

ཕན་གྲོགས་ཡིད་ཀྱི་དགའ་སྟོན་ཞེས་བྱ་བའི་དེབ་ཕྲེང་།
（百姓益友系列丛书）

ཁག་དང་པོ།

◇མེ་ཏོག་འདེབས་གསོ་ལག་རྩལ་སྐོར་གྱི་རྒྱུན་ཤེས།
◇ལོ་ཏོག་ལེགས་ཐོན་ཡོང་ཐབས་སྐོར་གྱི་འདེབས་གསོ་ལག་རྩལ།
◇སྨན་ཆེན་སྤུས་ལེགས་ཐོན་ཚད་མཐོ་རུ་གཏོང་བའི་འདེབས་འཛུགས་ལག་རྩལ།
◇པད་ཁ་སྤུས་ལེགས་ཐོན་ཚད་མཐོ་རུ་གཏོང་བའི་འདེབས་འཛུགས་ལག་རྩལ།
◇སྤོ་ཚལ་འདེབས་གསོ་ལག་རྩལ་སྐོར་གྱི་རྒྱུན་ཤེས།
◇ཤིང་ཏོག་འདེབས་འཛུགས་ལག་རྩལ་སྐོར་གྱི་རྒྱུན་ཤེས།
◇ཞི་ཀྭ་རིགས་གསར་འདེབས་འཛུགས་ལག་རྩལ་སྐོར་གྱི་རྒྱུན་ཤེས།
◇གྲུན་འབྲུམ་རིགས་གསར་འདེབས་འཛུགས་ལག་རྩལ་སྐོར་གྱི་རྒྱུན་ཤེས།
◇ཁྱིམ་གསོ་སྒོ་ཕྱུགས་གཉེར་སྐྱོང་བྱེད་སྟངས་སྐོར་གྱི་རྒྱུན་ཤེས་ལག་དེབ།
◇ཉ་སྐོར་རྩྭ་ར་དང་ཕྱུགས་རྩྭ་འདེབས་གསོའི་ལག་རྩལ་སྐོར་གྱི་རྒྱུན་ཤེས།
◇སྒོ་ཕྱུགས་ཀྱི་རིམས་འགོག་ཉེར་སྤྱོད་ལག་རྩལ་སྐོར་གྱི་རྒྱུན་ཤེས།
◇ཞིང་སྤྱོད་འཕྲུལ་འཁོར་བེད་སྤྱོད་དང་བདག་སྐྱོང་བྱེད་སྟངས་སྐོར་གྱི་རྒྱུན་ཤེས།
◇ཁྱིམ་སྤྱོད་གློག་ཆས་བཀོལ་སྤྱོད་དང་བདག་སྐྱོང་བྱེད་སྟངས་སྐོར་གྱི་རྒྱུན་ཤེས།
◇འཚོ་བའི་རྒྱུན་ཤེས་དཀའ་གནད་ཀུན་གྲོལ།
◇བྱིས་པའི་བདེ་སྲུང་སྐོར་གྱི་རྒྱུན་ཤེས་དྲིས་ལན་བརྒྱ་རྩ་གཅིག།
◇བུད་མེད་བདེ་ཐང་སྐོར་གྱི་དྲིས་ལན་གནད་བརྒྱ་མ།
◇རང་ཁྱིམ་དུ་ནད་རིགས་འགོག་བཅོས་བྱེད་ཐབས་སྐོར་གྱི་རྒྱུན་ཤེས།
◇གྲོང་གསེབ་ཀྱི་རྒྱུན་སྤྱོད་བཅའ་ཁྲིམས་སྐོར་གྱི་རྒྱུན་ཤེས་ལག་དེབ།

◇ ཁོར་ཡུག་སྲུང་སྐྱོང་སློར་གྱི་རྒྱུན་ཤེས།
◇ ཀྲུང་ཧྭ་མི་རིགས་ཀྱི་སྲོལ་རྒྱུན་སྤྱོད་བཟང་།

ཁག་གཉིས་པ།

◇ བོད་ཡིག་ཚིག་སྦྱོར་བསླབ་པའི་ཐབས་མཆོག།
◇ བོད་ཀྱི་ཐང་ག་བཞེངས་རྩལ་སློར་གྱི་རྒྱུན་ཤེས།
◇ བོད་ཀྱི་བཟའ་བཏུང་རིག་གནས་སློར་གྱི་རྒྱུན་ཤེས།
◇ བོད་སྨོས་ཀྱི་རྒྱུན་ཤེས་གསལ་བའི་འཇུག་ངོགས།
◇ བོད་ལུགས་འཚེམ་བཟོའི་ལག་རྩལ་སློར་གྱི་རྒྱུན་ཤེས།
◇ གྲོང་གསེབ་ཀྱི་རྒྱུན་སྤྱོད་སྲིད་ཇུས་སློར་གྱི་དཀའ་གནད་གསལ་འགྲེལ།
◇ ཁྱིམ་སྤྱོད་གློག་ཆས་གྲོང་གསེབ་ཏུ་སྤེལ་རྒྱུའི་སྲིད་ཇུས་རྒྱུན་ཤེས་སློར་གྱི་དྲི་བ་དྲིས་ལན།
◇ ལྷུན་གྲུབ་མཚོ་མོའི་གཏམ་རྒྱུད།
◇ བྱ་དེ་གསོ་ཐབས་སློར་གྱི་རྒྱུན་ཤེས།
◇ ཕག་པ་གསོ་ཐབས་སློར་གྱི་རྒྱུན་ཤེས།
◇ གཟན་ཆག་དང་ཕག་གསོའི་རྒྱུན་ཤེས་ལག་དེབ།
◇ འགྲིག་ཤོག་ཀྲོད་ཁང་ཆེན་པོ་དང་ཉེ་འོད་ཀྲོད་ཁང་དུ་ཞི་ཀཱ་འདེབས་གསོ་བྱེད་ཐབས་སློར་གྱི་རྒྱུན་ཤེས།
◇ ཚོ་གྲུ་མེད་པའི་ཞི་ཀཱ་འདེབས་གསོ་ལག་རྩལ་སློར་གྱི་རྒྱུན་ཤེས།
◇ ཞི་ཀཱ་གསབ་སྦྱོར་འདེབས་གསོ་སློར་གྱི་རྒྱུན་ཤེས།
◇ སྲུས་ལེགས་པད་ཁའི་ནད་སྐྱོན་དང་དེའི་འགོག་བཅོས་སློར་གྱི་རྒྱུན་ཤེས།
◇ བོད་ཀྱི་གསོ་བ་རིག་པའི་བྱུང་བ་བརྗོད་པ་དཔྱོད་ལྡན་གསར་བུའི་མགུལ་རྒྱན།
◇ བདུད་རྩི་སྨན་ལུམས་ཀྱི་རྣམ་བཤད།
◆ **གསོ་བ་རིག་པ་ལས་བརྩམས་པའི་དྲིས་ལན་དཔག་བསམ་ལྗོན་པ།**
◇ ཁབ་བཙའི་གདབ་ཐབས་དང་ཕན་ནུས།
◇ སྨུག་པོའི་རང་གནས་བཞི་ཡི་བརྟག་བཅོས་རྒྱ་མཚོའི་ཆུ་ཐིགས།

◇ནུས་པའི་གནས་ལུགས་དང་ནུས་ཚག་བརྟག་བཅོས་སྐོར་གྱི་རྒྱུན་ཤེས།

◇གྲུབ་པ་ལུས་སྐོར་གྱི་རྒྱུན་ཤེས།

◇ནད་ཐོག་རིག་པ་སྐོར་གྱི་རྒྱུན་ཤེས།

◇བརྟག་ཐབས་རིག་པ་སྐོར་གྱི་རྒྱུན་ཤེས།

◇གསོ་ཐབས་རིག་པ་སྐོར་གྱི་རྒྱུན་ཤེས།

◇སྨན་རྫས་རིག་པ་སྐོར་གྱི་རྒྱུན་ཤེས།

◇སྨན་སྦྱོར་རིག་པ་སྐོར་གྱི་རྒྱུན་ཤེས།

◇འདུལ་སྐྱོང་རིག་པ་སྐོར་གྱི་རྒྱུན་ཤེས།

◇བོད་ལུགས་གསོ་རིག་གི་རྒྱུན་སྤྱོད་བདེ་སྡུད་ཤེས་བྱའི་ལག་དེབ།

◇འཕེལ་འགྲིབ་ནད་སྐོར་གྱི་རྒྱུན་ཤེས།

◇བོད་ལུགས་གསོ་རིག་གི་མི་བཙའི་གདབ་ཐབས་སྐོར་གྱི་རྒྱུན་ཤེས།

◇དཔྱད་མཆོག་གཏར་གའི་ལག་ལེན་རབ་གསལ་ཤེལ་གྱི་མེ་ལོང་།

◇དཔྱད་བཅོས་རིག་པ་སྐོར་གྱི་རྒྱུན་ཤེས།

◇སྐྱོང་བྱེད་རིག་པ་སྐོར་གྱི་རྒྱུན་ཤེས།

◇བྱ་བྱེད་སྨན་པའི་སྐོར་གྱི་རྒྱུན་ཤེས།

གསོ་བ་རིག་པ་ལས་བརྩམས་པའི་དྲིས་ལན་དཔག་བསམ་ལྗོན་པ།

རྟ་མགྲིན་རྒྱལ་དང་བཀྲ་ཤིས་དོན་གྲུབ་ཀྱིས་བརྩམས།
《ཕན་གྲོགས་ཡིད་ཀྱི་དགའ་སྟོན་》དཔེ་ཚོགས་རྩོམ་སྒྲིག་ཚུ་ལྷན་གྱིས་བསྒྲིགས།

དཔེ་སྒྲིག་འགན་ཁུར་པ།	གཡུ་སྒྲོན།
མཉན་ཞིབ་རྩིས་འགོད་པ།	ལི་ཅན་ཞུང་།
པར་སྐྲུན་འགྲེམ་སྤེལ།	ཀྲུང་གོའི་བོད་རིག་པ་དཔེ་སྐྲུན་ཁང་།
པར་སྒྲིག	པེ་ཅིན་ཡེ་ཀྲི་ཀྲོའུ་རིག་གནས་སྐྲུན་སྦྱོར་ཚད་ཡོད་ཀུང་སི།
པར་འདེབས།	ལང་ཧྥང་གྲོང་ཁྱེར་ཧྭ་དབྱི་པར་ལས་ཚད་ཡོད་ཀུང་སི།
དེབ་ཚད།	787mm×1092mm 1/32
དཔར་ཤོག	8.75
པར་གཞི།	2023ལོའི་ཟླ་11པར་པར་གཞི་དང་པོ་བསྒྲིགས།
	2023ལོའི་ཟླ་11པར་པེ་ཅིན་དུ་པར་ཐེངས་དང་པོ་བཏབ།
དཔེ་རྟགས།	ISBN 978-7-5211-0116-4
རིན་གོང་།	28.00